医宗金鉴白话解及医案助读丛书

医宗金鉴刺灸心法要诀
白话解及医案助读

总主编　吴少祯

主　编　张　波

中国健康传媒集团

中国医药科技出版社

内 容 提 要

《医宗金鉴》系清代吴谦等人所编，是清代学习中医的教科书，也是现代学习中医的一部重要读物，特别是其中各科的心法要诀，简明扼要，提纲挈领，朗朗上口，便于记诵，深受广大读者欢迎。《刺灸心法要诀》是其中的一部分，本次白话解主要是对原文进行逐句语译，对其中比较难解的名词术语作适当注释，并对每条歌诀进行医理阐述和临床应用的探讨。本书广泛适用于初学中医者和基层临床工作者参考使用。

图书在版编目（CIP）数据

医宗金鉴刺灸心法要诀白话解及医案助读/张波主编 . —北京：中国医药科技出版社，2020.8

（医宗金鉴白话解及医案助读丛书）

ISBN 978 - 7 - 5214 - 1796 - 8

Ⅰ . ①医… Ⅱ . ①张… Ⅲ . ①刺法 ②灸法 Ⅳ . ①R245

中国版本图书馆 CIP 数据核字（2020）第 074441 号

美术编辑　陈君杞

版式设计　易维鑫

出版　**中国健康传媒集团** | 中国医药科技出版社
地址　北京市海淀区文慧园北路甲 22 号
邮编　100082
电话　发行：010 - 62227427　邮购：010 - 62236938
网址　www. cmstp. com
规格　710 × 1000mm ¹⁄₁₆
印张　21¾
字数　360 千字
版次　2020 年 8 月第 1 版
印次　2023 年 4 月第 2 次印刷
印刷　三河市万龙印装有限公司
经销　全国各地新华书店
书号　ISBN 978 - 7 - 5214 - 1796 - 8
定价　**52.00 元**

版权所有　盗版必究
举报电话：010 - 62228771
本社图书如存在印装质量问题请与本社联系调换

获取新书信息、投稿、为图书纠错，请扫码联系我们。

《医宗金鉴白话解及医案助读丛书》

编 委 会

总主编 吴少祯

编 委 (按姓氏笔画排序)

王 飞　王 敏　石 强　李禾薇

李超霞　杨凤云　杨文龙　吴晓川

邹国明　张 波　张光荣　张芳芳

范志霞　金芬芳　胡小荣　饶克瑯

贾清华　常 地　谢静文

《医宗金鉴刺灸心法要诀白话解及医案助读》

编 委 会

主　编　张　波

编　委　王　瑶　成　锐　应文强

　　　　周崇秀　高文娟　涂艳艳

　　　　彭桂秀　廖慧慧　谭文华

　　　　谭艳丽

前言

　　《医宗金鉴》是清乾隆四年由太医吴谦负责编修的一部医学教科书，也是一套综合性的医书。全书内容全面，分类综述，精要系统，编撰得当，通俗易懂。其中，对于针灸学内容的总结、阐述和发挥，主要集中在卷七十九至卷八十六，为《刺灸心法要诀》，其特点是将针灸学的基本知识编成歌诀，并附以注文和图，便于学习者诵读、记忆，是学习针灸较好的参考书籍之一。

　　《医宗金鉴·刺灸心法要诀》主要取材于明代张介宾《类经图翼》，并参考《针灸大成》等书，节录合编而成，内容涉及脏腑、经络、腧穴、刺灸法等。其中，卷七十九介绍九针、针刺手法、特定穴及其主治，卷八十介绍周身名位骨度、十四经穴总体分布，卷八十一至八十三介绍十二经脉及其腧穴，卷八十四介绍奇经八脉及其腧穴，卷八十五分部介绍十四经要穴的主治及针灸方法，卷八十六介绍常用穴的位置、主治、灸法及针灸禁忌。

　　本书将《医宗金鉴·刺灸心法要诀》原著中歌诀翻译为现代白话文，同时联系临床实际进行全面解读，以帮助读者理解记忆。每个歌诀共分七个部分，分别为原文、原文注、提要、注释、白话文、解读、医案助读。全书通俗易懂，实用性强，适合中医学习者阅读参考。

　　由于学识所限，书中不妥之处在所难免，诚恳期待读者朋友们提出宝贵意见。

编　者
2020 年 1 月

目录

医宗金鉴卷七十九

九针原始歌

【原文】　　　　　九针因何而有名，原于天地大数生。

始于一而终于九，天地人时①音②律③星④。

风⑤野⑥九九八十一，针应其数起黄钟⑦。

皮肉筋脉声阴阳，齿⑧气九窍关节通。

〖注〗《灵枢·九针》帝曰：九针焉生，何因有名。岐伯曰：天地之大数也，始于一终于九。一法天，二法地，三法人，四法时，五法音，六法律，七法星，八法风，九法野。九针者，圣人起天地之数，始于一而终于九，九而九之，九九八十一，以起黄钟之数，针之数应之，而人之身形亦应之。皮应天，肉应地，血脉应人，筋应时，声应音，阴阳应律，齿面目应星，气应风，九窍三百六十五络应九野，此天人相通之道也。故一针皮，二针肉，三针脉，四针筋，五针骨，六针调阴阳，七针益精，八针除风，九针通九窍、除三百六十五节气，各有所主也。

【提要】　本条歌诀重点阐述了九针命名来源、含义及与天、地、人体之间的相互关系。

【注释】

①时：指四时，春、夏、秋、冬四季。

②音：指五音，分别为宫、商、角、徵、羽五音。

③律：古代的六个音律，通常是就阴阳各六的十二律而言的。六阳律为黄钟、太簇、姑洗、蕤宾、夷则、无射，六阴律为大吕、夹钟、仲吕、林钟、南吕、应钟。

④星：指北斗七星，即天枢、天璇、天玑、天权、玉衡、开阳、摇光。

⑤风：指八风。一种解释为八方之风，在《吕氏春秋》、《淮南子》、《说文解字》、《左传·隐公五年》等中都有记载；另一种解释为八种季候风，在《易纬通卦验》记载有："八节之风谓之八风。立春条风至，春分明庶风至，立夏清明风至，夏至景风至，立秋凉风至，秋分阊阖风至，立冬不周风至，冬至广莫风至。"（编者认为，此处八风应为八种季候风。）

⑥野：指九州，分别为冀、兖、青、徐、荆、扬、豫、梁、雍九州。

⑦黄钟：黄钟为十二律之一，在宫、商、角、徵、羽五音之中，宫属于中央黄钟，五音十二律由此而分。黄钟数，我国古代作计量用。《淮南子》将黍之纵长度来作分，九分为一寸，九寸（八十一个黍）为黄钟数。九是最大数，也是最基本的数。

⑧齿：代表五官七窍。

【白话文】

九针是根据什么来命名的？九针的产生，取法于天地间普遍的数理关系。天地间的数理，从一起始，到九而终止。九种针法，分别取法于天、地、人、四时、五音、六律、七星、八风、九野。古代圣人创立自然数理，以九为单数中的最大值，九九相乘，得八十一，象征数值中的最大数，称为黄钟数。对人体而言，皮肤对应天，肌肉对应地，血脉对应人，筋对应四时，声音对应五音，阴阳对应十二律，五官七窍对应北斗七星，气对应八种季候风，九窍三百六十五络对应九州，此为天人相应相通之道。九针效法自然数理，用于人体，九针分调皮肤、肌肉、筋、血脉、声音、阴阳、五官七窍、气及九窍三百六十五络。这就是九针的命名依据及由来。

【解读】

九针的来源都法于自然之理，天地大数，始于一，终于九，因此设有九针，一法天、二法地、三法人、四法时、五法音、六法律、七法星、八法风、九法野。人体身形同样有所对应，皮法天，肉法地，血脉法人，筋法四时，音法五音，阴阳法十二律，五官七窍法北斗七星，气法季风，九窍法九州，这就是天人相应的道理。

九针式图并九针主治法歌

一曰：镵针式图

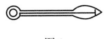

图1

〖注〗经之一曰：镵针者，取法于巾针，去末寸半，卒锐之长一寸六分。镵者，锐也；卒者，尾也。谓此针长一寸六分，上去末寸半，下只留一分之锋，欲浅刺不令深入也。

镵针主治法歌

【原文】　　　　镵针①即今箭头针，主刺皮肤邪肉侵。

毋令深入泻阳气，邪正相安荣卫均。

〖注〗镵针即今箭头针也。主刺邪热病在头身皮肤之证。毋令深入，深则有伤阳气。故必分许浅浅刺之，使邪去而正不伤，荣卫得和，则病除矣。

【提要】本条歌诀重点阐述了镵针的形态、功能及针法要点。

【注释】

①镵针：《广雅·释诂四》："镵，锐也。"因其针尖锐，故名镵针。

【白话文】

镵针即现在的箭头针，主要治疗头身皮肤之邪热病证。针刺时不能深入，深入则会伤及阳气，而应浅刺以祛除表邪，使邪去而不伤正气，荣卫调和，则针到病除。

【解读】

九针之一镵针，形状如弓箭，针长 1.6 寸，针头大，针尖锐利部分长 1 分，应用时宜浅刺皮肤 1 分左右，以祛除头身皮肤的邪热病证，祛邪而不伤正，使荣卫调和而疾病得治。镵针针刺不能深入，以免伤及正气。

二曰：员针式图

图 2

〔注〕经之二曰：员针者，取法于絮针，筒其身而卵其锋，长一寸六分。筒身卵锋者，谓身直如竹筒，末锋员如卵锐也。

员针主治法歌

【原文】　　　　　员针取法于絮针，主治邪气侵肉分。

　　　　　　　　筒身卵锋不伤正，利导分肉邪自平。

〔注〕员针即絮针也。主治邪气在分肉之间，盖筒身卵锋，利导分肉，能使邪气行而不伤于肌肉之正气也。

【提要】本条歌诀重点阐述了员针的的形态、作用及针法要点。

【白话文】

员针取法于絮针，身直如竹筒，针尖椭圆如卵形，可做按摩之用。主治邪入分肉之间的疾患。用时，不致损伤肌肉，而得以疏泻分肉之间的邪气。

【解读】

员针取法于絮针，针长 1.6 寸，主治外邪在肌肉的病证，能够利导肌肉，排邪不伤正。

三曰：鍉针式图

图 3

〖注〗经之三曰：鍉针者，取法于黍粟之锐，长三寸半。黍粟之锐者，员而微尖，利于用补者也。

鍉针主治法歌

【原文】　　　　　鍉针之锐如黍粟，恐其深入伤肌肉。
　　　　　　　　　按脉勿陷以致气，刺之邪气使独出。

〖注〗鍉针之锋，如黍粟之锐。主治邪在脉中。不欲深入，只按脉以候气至，刺脉中之邪气，使独出也。若深按陷至肌肉，邪气虽出，而肌肉之正气必伤矣。

【提要】　本条歌诀重点阐述了鍉针的形态、功能及针法要点。

【白话文】

鍉针像黍粟一样微尖，不致刺入太深损伤肌肉。主要用作按摩经脉，流通气血，但用时不宜陷入肌肉，使正气溢出。使用鍉针针刺应只令邪气出而不损正气。

【解读】

鍉针取法于麦芒，长 3.5 寸，麦尖上锐下圆，利于补益。主治邪在经脉，不可深刺，须按住经脉候气，气至后刺中经脉中的邪气，使邪气从脉中出。

四曰：锋针式图

图 4

〚注〛经之四曰：锋针者，取法于絮针，刃三隅，长一寸六分，其上去八分，下留八分。刃三隅者，盖直壮而锐，可以泻热出血也。

锋针主治法歌

【原文】　　　　锋针即今三棱名，主刺瘤邪时气壅。

　　　　　　　　发于经络痼不解，泻热出血荣卫通。

〚注〛锋针即今三棱针。主刺时气温热瘤邪也。凡发于经络中壅痼不解之病，用三棱针之锋利，以泻热出血，使经络开通，荣卫调和，而壅痼之疾愈矣。

【提要】　本条歌诀重点阐述了锋针的形态与功能。

【白话文】

　　锋针即今天的三棱针，三面有锋棱，主要治疗热毒痈疡或经络久痹的顽固性疾病。凡是壅滞于经络中难以解决的病证，用三棱针点刺泻热出血，则经络开通，荣卫调和。

【解读】

　　锋针取法于絮针，长1.6寸，针身呈三棱形，三面有刃，针尖锋利。主要用于热邪壅滞经络。用锋针刺血络，以泻热出血，调和营卫，壅滞之邪随血而出，疾病自然痊愈。

五曰：铍针式图

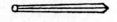

图 5

〚注〛经之五曰：铍针者，取法于剑锋者，广二分半，长四寸。其必广二分半长四寸，末如剑锋者，取其能开通也。

铍针主治法歌

【原文】　　　　　铍针之锋末如剑，主刺寒热两相搏。

　　　　　　　　　合而为痈脓已成，大脓一泻实时和。

〖注〗铍针之锋末如剑者，主刺寒热相搏，或邪气郁于荣卫，凝滞不通，发为痈疽，其脓已成，用此开之，以取大脓。大脓泻则阴阳和，而痈热愈矣。

【提要】本条歌诀重点阐述了铍针的形态与功能。

【白话文】

铍针针形如宝剑，针尖如剑锋，两面有刃。主要治疗寒热相争引起的痈疽脓疡。多用于外科，以刺破痈疽，排出脓血，则阴阳平和，而痈热自愈。

【解读】

铍针取法宝剑形状，长4寸，针尖如剑锋，双面开刃。主要用于治疗痈疽脓疡。用针尖刺破痈疽，排出脓血，调和阴阳，则痈疽自然痊愈。

六曰：员利针式图

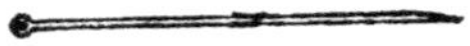

图6

〖注〗经之六曰：员利针者，取法于氂针，微大其末，反小其身，长一寸六分。其取法于氂者，以毛之强者曰氂，用其细健可稍深也。

员利针主治法歌

【原文】　　　　　员利针形尖如氂，主治虚邪客于经。

　　　　　　　　　暴痹走注历节病，刺之经络即时通。

〖注〗员利针，尖其形如氂，员而且锐。主治虚邪客于经络而为暴痹与走注历节疼痛等病。以此刺之，则经络流通，而虚邪自去矣。

【提要】 本条歌诀重点阐述了员利针的形态与功能。

【白话文】

员利针是一种针体细小而尖微大圆利的针具，主要治疗虚邪停留于经络，致暴痹、走注历节疼痛等病，深刺治疗则经络通。

【解读】

员利针针体细小、针尖圆利。主要用于治疗虚邪留于经络，经络不通则发暴痹、历节走窜疼痛等疾病，用员利针深刺治疗，可以疏通经络。

七曰：毫针式图

图7

【注】经之七曰：毫针者，尖如蚊虻喙，取法于毫毛，长三寸六分。其必尖如蚊虻喙者，取其微细徐缓也。

毫针主治法歌

【原文】　　　　　毫针主治虚痹缠，养正除邪在徐缓。

寒热痛痹浮浅疾，静入徐出邪正安。

【注】毫针者，因取法于毫毛，故名之也。主刺邪客经络，而为痛痹邪气轻浅者也。凡正气不足之人，用此针刺之，静以徐往，渐散其邪，微以久留，缓养正气，则寒邪痛痹浮浅之在络者，皆可平也。

【提要】 本条歌诀重点阐述了毫针的形态、功能及针法要点。

【白话文】

毫针主治虚痹、痛痹邪气轻浅者，功能养正除邪。可以用来轻轻刺入皮肉，轻微地提插，久留其针，则正气得以充实，邪气得以消散，真气随之恢复。

【解读】

毫针长3.6寸，针尖如蚊虻的喙，针身细长。主要用于治疗邪气较轻浅者。轻刺激手法，留针时间稍长，用以补正气以祛邪气，使邪去正安。

八曰：长针式图

图 8

〖注〗经之八曰：长针者，取法于綦针，长七寸，为其可以取深邪远痹也。

长针主治法歌

【原文】　　　　　长针主治虚邪伤，内舍骨解节腠殃。

　　　　　　　　　欲取深邪除远痹，刺法得宜始可康。

〖注〗长针即今环跳针也。主虚邪深入，内舍于骨解、腰脊、节腠之间。凡欲取深远疼痛之邪，必得身长末锋之针，如法以刺之，方能使深邪出，远痹解，而得安康也。

【提要】　本条歌诀重点阐述了长针的形态与功能。

【白话文】

长针主要治疗虚邪入里的病证，如骨缝、关节中的病痛，解决腰脊部肌肉腠理之间的顽证。适用于深刺，以治疗深部的病痛，按照这样的方法刺入，方可让虚邪外出以达到康复的目的。

【解读】

长针长 7 寸，如今之芒针。用以治疗虚邪入里，留于骨缝、关节中及腰脊肌肉腠理之间的病证。针法应深刺，才可以治疗深部的病痛。

九曰：大针式图

图 9

〖注〗经之九曰：大针者，取法于锋针，其锋微员，长四寸，尖形如梃，粗而且巨，可以泻通机关也。

大针主治法歌

【原文】　　　　大针主刺周身病，淫邪溢于肌体中。

　　　　　　　　为风为水关节痹，关节一利大气通。

〖注〗大针者，即古人之燔针也。凡周身淫邪，或风或水，溢于肌体，留而不能过于关节，壅滞为病者，以此刺之，使关节利，大气通，则淫邪壅于经络、风虚肿毒伤于肌体者，皆可去也。

[按] 此九针，皆本于《灵枢经》中大小、长短之法，无有异也。但细玩经中九针之用，凡所取者，皆言有余之实邪，则针之不宜于治虚也，从可知矣。

【提要】本条歌诀重点阐述了大针的形态与功能。

【白话文】

大针主要治疗全身的疾病，由于外邪停留于肌体中，或风邪湿邪侵犯关节，致关节痹痛，邪气出了则关节通。

【解读】

大针长4寸，针尖稍圆利，针身稍粗。可治疗全身的病证，如外邪留滞肌体，或风湿关节痹痛等，可达到通利关节的作用。

行针次第手法歌

【原文】　　　　行针手法口诀多，撮要编为十二歌。

　　　　　　　　取穴持①温②进指摄，退搓捻留③摇拔④合。

〖注〗十二字分次第手法歌诀，始自三衢杨继洲。后之诸家，口诀虽多，皆不免于繁杂。今撮其要，仍编为十二歌诀，庶简明切当，便于后学。

【提要】本条歌诀重点阐述了行针的手法要点。

【注释】

①持：指以手持针。

②温：指进针前用口将针含热（已不用）。

③留：指出针前稍作停留。

④拔：指起针。

【白话文】

行针手法口诀很多，摘取要点编成十二字分次第手法歌诀，包括爪切、指持、口温、进针、指循、爪摄、针退、指搓、指捻、指留、针摇、指拔十二法。

【解读】

将行针手法编为十二字分次第手法歌诀，下面按取穴、持针、温针、进针、指循、摄法、退针、搓针、捻针、留针、摇针、拔针等十二法分别阐述。

一、取穴歌

【原文】　　　　取穴先将爪①切深，须教毋外慕其心。

令彼荣卫无伤碍，医者方堪入妙针。

〔注〕凡下针，用左手大指爪甲，重切所针之穴，令气血开，教病者心专于内，不要外驰，然后下针，使针不伤荣卫，方堪入妙也。

【提要】本条歌诀重点阐述了取穴的手法要点。

【注释】

①爪：爪者，掐也，用左手大指甲着力掐穴。

【白话文】

下针之时，用两手大指甲，于穴旁上下、左右四围，掐而动之，如刀切割之状，令血气宣散，再用左手大指甲着力掐穴。指导病者心专于内，不要外驰，使针刺不伤荣卫，医生才可以进针。

【解读】

医者持针，须明气血，刺荣勿伤卫，刺卫勿伤荣。此歌诀以爪切法使荣卫不伤。

二、持针歌

【原文】　　　　持针之士要心雄，手如握虎莫放松。

欲识机关三部奥，须将此理再推穷。

【注】凡下针之士，须心小力雄，以右手持针于穴上，势若握虎，不敢放松，着力旋插，直至应止之处，吸气三口，然后提针，徐徐而用。凡机关三才奥理，欲识于心而行于针者，须将此再三推穷可也。

【提要】本条歌诀重点阐述了持针的手法要点。

【白话文】

针灸医生在给病人做治疗时心情一定要坚定不移，进针的手握住针像抓住老虎一样，一定不能放松。想熟练地运用进针的手法，须将握针、着力旋插、进而进针等这三部曲牢牢掌握反复推敲。

【解读】

医者持针，重在守神，下针之时须守神，下针之后须辨天、地、人三部。

三、温针歌

【原文】　　　　温针之理最为良，口内温和审穴方。

毋令冷热相争搏，荣卫宣通始安祥。

【注】凡下针，必先将所用之针，入于口中，使之温热，审定穴所，方可与刺。勿令冷热相争，庶血气调和，而得安祥也。

【提要】本条歌诀重点阐述了温针的手法要点。

【白话文】

温针的道理最好理解，将即将要用的针放置于口中，不要让忽冷忽热的温度影响针的温度，这样进针对调和气血平衡才能起到作用。

【解读】

针入皮内，因冷热相争亦致疟，故以温针之法，调和阴阳，勿令冷热相争，血气调和。

四、进针歌

【原文】　　　　进针理法取关机，失经失穴最不宜。

　　　　　　　　阳经取陷阴经脉，三思已定针之愈。

〖注〗凡下针，要病人神气定、息数匀，医者亦如之。关机最密，切勿太忙，须细审经络穴所在何部分，不可轻施其针，失于经络穴所也。如在阳部，必取筋骨间陷下之处，则不伤于筋骨；如在阴分郄腘之内动脉相应间，则以爪重切经络，少待片时，方可进针，而不伤于荣卫。又必三思已定，然后下针，病可愈矣。

【提要】本条歌诀重点阐述了进针的手法要点。

【白话文】

进针的道理与方法一定要讲究时机，穴位与经络不正确是最大的失误。如取阳经上的穴位必定取筋骨之间凹陷的地方，则不会弄伤筋骨；如取阴经上的穴位则必须分清腘动脉之间的位置，用指甲切入经络，过一会儿再进针，则不会弄伤卫表气血。再经大脑三思过后下针，病情就会有所好转。

【解读】

进针之时须明辨腧穴经络，阴经阳经各有所宜，须辨其理。

五、指循歌

【原文】　　　　部分经络要指循，只为针头不紧沉。

　　　　　　　　推则行之引则止，调和血气使来临。

〖注〗凡下针，若气不至，用指于所属部分经络之路，上下、左右推而行之，引而止之，往来循之，使气血上下均匀，针下自然气至沉紧，得气即泻之意也。

【提要】本条歌诀重点阐述了指循的手法要点。

【白话文】

一部分经络需要用手指去循其轨迹，是因为针尖处没有紧滞感，上下、左右推动则可使气血上下均匀，针下气至沉紧。

【解读】

指循法主要为导气法，使聚于针尖的邪气顺着手指，沿着经络流散，使气血调和。

六、摄法歌

【原文】　　　　　摄法原因气滞经，大指爪甲切莫轻。

　　　　　　　　　以指摄针待气至，邪气流行针自轻。

〖注〗凡摄针者，因针下邪气滞涩不行也。随经络上下，用大指爪甲重切之，使正气流行，则邪气不能滞涩，而针下自觉活动矣。

【提要】本条歌诀重点阐述了摄针的手法要点。

【白话文】

摄针法使用的根本原因是因为经络的气血阻滞、不通畅，用大指甲用力切于肌肤处，双指摄住针身等待气到此穴处，重下针，使正气流行，邪气无法滞涩体内而自然轻松了。

【解读】

摄法主要用于经络气滞，气血不通，以大指指甲重切肌肤，使气机通畅。

七、退针歌

【原文】　　　　　退针手法理要和，三才诀内总玄机。

　　　　　　　　　一部六数三吸气，须臾疾病自然愈。

〖注〗凡退针，全在手法，三才之内，皆有要诀玄机，不可不知。如欲退针，必须缓缓而出，自地部退至人部，再渐退至天部，俱用少阴之六数泻之，每一部六数，须要少停，三部共行三六一十八数，令病患吸气三口，随吸随提，徐徐退至天部，其疾病自然除矣。

【提要】 本条歌诀重点阐述了退针的手法要点。

【白话文】

退针的手法要讲究一个平和出针的原则，三才之内都有要诀，不能不知。即将出针时，必须缓缓而出，一部六数，三部总共三六一十八数，然后让病人吸三口气，边吸气时边将针提一下，慢慢提至天部，随即出针，不过多久疾病自然就痊愈了。

【解读】

进针有法，退针同样有法，进退之时首先要明辨天地人三才，随呼吸而进退，吸气时退针。这是源于《内经》中呼吸补泻中的补法，呼气时进针，吸气时退针。

八、搓针歌

【原文】　　　　　搓针泻气最为奇，气至针缠莫就移。

　　　　　　　　　浑如搓线攸攸转，急则缠针肉不离。

〖注〗搓针者，凡进、退、搓、捻，皆催其气至以泻邪气也。如觉针下气紧，切勿就移，须用泻法，但微微动转，如搓线之状，若转之太紧，必致肉缠针头，邪气滞涩，而不能除矣。

【提要】 本条歌诀重点阐述了搓针的手法要点。

【白话文】

搓针法泻气效果最为神奇，当觉气至时（针下气紧），就不要移动，须用泻法，微微动转，如搓线一样。若转之太紧，则皮肉会缠住针身，邪气会停滞于体内，而不能祛除。

【解读】

此歌诀为捻转补泻的应用之一，催气、气至后，以泻法微微转动，催行邪气，达到泻邪气的效果。

九、捻针歌

【原文】　　　　　捻针指法不相同，一般在手两般功。

　　　　　　　　　内外转移行上下，助正伏邪疾自轻。

【注】凡捻针时，虽一般在手，而指法不同，故功有两般也。如欲治上，则大指向外捻，外捻者令其气向上也；如欲治下，则大指向内捻，内捻者令其气至下也。内捻为之补，外捻为之泻。如经络向下者，转针头逆之则为迎也；经络向上者，移针头顺之则为随也。指法得宜，则正气自复，而邪气自退矣。

【提要】本条歌诀重点阐述了捻针的手法要点。

【白话文】

捻针的手法不同，虽然都在手中捻转，指法不同而功效不同。向内捻为之补，向外捻为之泻。如经络向下者，转针头朝相反方向则为泻；经络向上者，针头顺着经络方向则为补。用法得当则正气恢复，邪气自会祛除。

【解读】

本歌诀主要阐释捻转补泻的具体操作，内捻为补、外捻为泻，迎随补泻。

十、留针歌

【原文】　　　　　留针取气候沉浮，出入徐徐必逗留。

　　　　　　　　　能令荣卫纵横散，巧妙玄机在指头。

【注】留针者，凡出针至于天部，入针至于地部，须在皮肤肌肉间徐徐容留，令荣卫宣散方可出针入针。若出针太急，则血随针出，反伤荣卫，其巧妙玄机，全在指头也。

【提要】本条歌诀重点阐述了留针的手法要点。

【白话文】

留针时需要候气，气机离入出合，进针出针时需要在天地人三才交界处分别逗留一会，这样能令荣卫自然调和，巧妙之处全在指尖。

【解读】

留针法重在说明进出针时需要于天地人三才处停留，荣卫调和后再进行下一步操作，切勿进针出针过急而损伤荣卫。

十一、摇针歌

【原文】　　　　摇针三部皆六摇，依次推排在指梢。

孔穴大开无窒碍，邪气退除病自消。

〔注〕摇针者，如出针三部欲泻之际，每一部摇二三摇，多者不过六摇而已。以指捻针，如扶人头摇之之状，使孔穴开大，无有窒碍，庶邪气退除而病愈矣。

【提要】 本条歌诀重点阐述了摇针的手法要点。

【白话文】

摇针是指天地人三部，每部都须摇动针柄六次，依次以指捻针，就像扶人头摇晃一样，使孔穴大开畅通无阻，邪气退除，病自然就痊愈了。

【解读】

摇针法为泻法之一，"白虎摇头"即与此法雷同，即三部之内，每部用手指捻针环形摇动，令邪气出而病自消。

十二、拔针歌

【原文】　　　　拔针之时切勿忙，闭门存神要精详。

不沉不紧求针尾，此诀须当韫锦囊。

〔注〕凡针毕拔针，最要精详，不可轻率忙乱也。如欲出针，须待针下气缓，不沉不紧，觉轻松滑快，方以右指捻住针尾，以左手大指按其针穴及穴外之皮，令针穴门户不开，神气内存，然后拔针，庶不至于出血。此针家要诀，须当韫于锦囊也。

【提要】 本条歌诀重点阐述了拔针的手法要点。

【白话文】

拔针时切忌不要太匆忙，要精通闭穴留神的道理，针下不沉不紧，才可以捻住针尾拔针，这个针法要诀，应当存于心中。

【解读】

拔针法重在闭穴留神，忌拔针太匆忙致正气外泄，因此拔针时应该按照一定的章法操作。

行针分寸法歌

【原文】　　　　行针分寸中指传，屈指中节两纹尖。

男左女右童稚一，长短肥瘦审经权。

〔注〕行针取分寸法，以同身寸法为准，男左手，女右手，以中指第二节，屈指两纹尖，相去为一寸，童稚亦如之（见图10）。虽人身有长短，体有肥瘦，入针之分数不一，而身形之长者，其指节亦长，身形短者，其指节亦短，但随其长短，以取分寸，则自准矣。肥人肌肉肥厚，血气充满，宜刺三分半；瘦人肌肉瘦薄，血气未盛，宜刺二分。然虽如此，犹当有经有权，不可执一而论，如遇不肥不瘦之人，只在二三分之间，酌量取之可也。

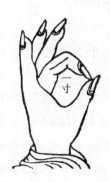

图10　中指定同身寸图

男左女右手中指第二节，屈指两纹尖相去一寸。取稻秆心量，或薄篾量，皆以折而不伸缩为准，用绳则伸缩不便，故多不准。

【提要】本条歌诀重点阐述了同身寸法。

【白话文】

针刺定位应当采用分寸法，以同身寸法为准，以中指第二节，屈指时两纹尖定为一寸，男的取左手，女的取右手，儿童也是如此。虽然人有高矮胖瘦之分，其指节的长短也随自己的身形，所有以病人自己的手指为标准即可。

【解读】

针刺定位的标准须因人而异，故采用同身寸法定位既能兼顾个体差异，又能确立明确的定位标准，形成了穴位定位的通用标准。

十二经井荥俞经合原刺浅深歌

【原文】
　　　　　　　　出井流荥注为俞，行经入合脏俞原。
　　　　　　　　春宜针荥夏针俞，秋宜针合冬井间。
　　　　　　　　脏病针俞腑病合，脏腑有病皆针原。
　　　　　　　　凡诸井穴肌肉浅，不宜深针自古传。

〔注〕井、荥、俞、经、合、原，十二经穴名也。手足阳经有原穴，手足阴经无原穴，阴之俞穴，即阴之原穴也。所出为井，井者如水之出也；所流为荥，荥者如水之流也；所注为俞，俞者如水之注也；所行为经，经者如水之行也；所入为合，合者如水之会也；原者如水之源也。

夫春针荥者，取络脉在分肉间，刺之浅者也；夏针俞者，取孙络在肌肉皮肤之上也；秋针合者，亦取络脉在分肉间，故如春时之所刺；冬针井者，取络脉孙络之下，比他时所刺，则深而留之，以冬气入脏故也。经原之原，手足阴阳之经，诸病皆宜刺入，但所刺有深有浅，不能枚举。此四时针刺之大旨，自古相传者也。

【提要】本条歌诀重点阐述了十二经脉中的井、荥、俞、经、合、原穴的应用。

【白话文】

经气所出，像水的源头，称为"井"。经气所流，像刚出的泉水微流，称为"荥"。经气所注，像水流由浅入深，称为"俞"。经气所行，像水在通畅的河中流过，称为"经"。最后经气充盛，由此深入，进而汇合于脏腑，恰像百川汇合入海，称为"合"。春天宜针刺荥穴，夏天针刺俞穴，秋天针刺合穴，冬天针刺井穴；五脏的疾病针刺俞穴，六腑的疾病针刺合穴，脏腑都有病则针刺其原穴。所有的井穴都在肌肉表浅，都不宜针刺过深。

【解读】

"五输穴"包括"井、荥、俞、经、合"穴。古人把经气在四肢运行的过程比作水流由小到大、由浅入深，将五输穴的顺序从四肢末端向肘膝方向排列；而脏腑原气输注、经过和留止的部位，称为原穴。临床应用时，可春刺荥穴、夏刺俞穴、秋刺合穴、冬刺井穴，五脏病取俞穴，六腑病取合穴，脏腑皆病取原穴。所有井穴皆应浅刺。

五脏井荥俞经合歌

【原文】　　　太阴肺脉井少商，鱼际之穴号荥乡。

太渊一穴名为俞，经渠经合尺泽当。

太阴脾井隐白穴，流于大都荥来接。

太白为俞经商丘，阴陵泉与合为穴。

少阴心脉井少冲，寻至少府即名荥。

神门一穴为俞穴，经合灵道少海真。

少阴肾脉井涌泉，然谷为荥本天然。

太溪为俞经复溜，阴谷为合踝前旋。

厥阴心包井中冲，掌中劳宫即为荥。

大陵穴取名为俞，间使经合曲泽终。

厥阴肝脉井大敦，行间之穴便为荥。

太冲之处为俞穴，经合中封曲泉名。

【提要】　本条歌诀分别阐述了五脏所属经脉的井荥俞经合穴。

手太阴肺经的井穴是少商，荥穴是鱼际，俞穴为太渊，经穴为经渠，合穴为尺泽。

足太阴脾经的井穴是隐白，荥穴是大都，俞穴为太白，经穴为商丘，合穴为阴陵泉。

手少阴心经的井穴是少冲，荥穴是少府，俞穴为神门，经穴为灵道，合穴为少海。

足少阴肾经的井穴是涌泉，荥穴是然谷，俞穴为太溪，经穴为复溜，合穴为阴谷。

手厥阴心包经的井穴是中冲，荥穴是劳宫，俞穴为大陵，经穴为间使，合穴为曲泽。

足厥阴肝经的井穴是大敦，荥穴是行间，俞穴为太冲，经穴为中封，合穴为曲泉。

【解读】

介绍了六阴经的五输穴穴名。

六腑井荥俞原经合歌

【原文】　　　　阳明大肠井商阳，二间为荥俞三间。

合谷原经阳溪取，曲池为合正相当。

阳明胃脉井厉兑，内庭为荥须要会。

陷谷名俞冲阳原，经合解溪三里位。

太阳小肠井少泽，流于前谷为荥穴。

后溪为俞原腕谷，经合阳谷小海歌。

太阳膀胱井至阴，通谷为荥亦穴名。

束骨为俞原京骨，昆仑为经合委中。

少阳三焦井关冲，寻至液门号为荥。

俞原中渚阳池取，经合支沟天井中。

少阳胆脉井窍阴，侠溪为荥是穴名。

俞原临泣丘墟穴，经归阳辅合阳陵。

【提要】本条歌诀分别阐述了六腑所属经络的井荥俞原经合穴。

【白话文】

手阳明大肠经的井穴是商阳，荥穴是二间，俞穴为三间，原穴是合谷，经穴为阳溪，合穴为曲池。

足阳明胃经的井穴是厉兑，荥穴是内庭，俞穴为陷谷，原穴是冲阳，经穴为解溪，合穴为足三里。

手太阳小肠经的井穴是少泽，荥穴是前谷，俞穴为后溪，原穴是腕谷，经穴为阳谷，合穴为小海。

足太阳膀胱经的井穴是至阴，荥穴是通谷，俞穴为束骨，原穴是京骨，经穴为昆仑，合穴为委中。

手少阳三焦经的井穴是关冲，荥穴是液门，俞穴为中渚，原穴是阳池，经穴为支沟，合穴为天井。

足少阳胆经的井穴是足窍阴，荥穴是侠溪，俞穴为临泣，原穴是丘墟，经穴为阳辅，合穴为阳陵泉。

【解读】

介绍了六阳经五输穴穴名。

十二经表里原络总歌

【原文】　　　　脏腑有病均宜刺，原络表里相随看。

肺原太渊大偏历，大肺合谷列缺端。

脾原太白胃丰隆，胃脾冲阳公孙间。

心原神门小支正，小心腕骨通里边。

肾原太溪膀飞扬，膀肾京骨大钟班。

三焦阳池包内关，包原大陵焦外关。

胆原丘墟肝蠡沟，肝胆太冲光明闲。

【注】凡脏腑有病，均可以刺之，即《难经》云：五脏六腑有病，皆取其原者是也。盖各经有所主之病，必随其各经表里，先主后客并刺之。主者原穴也，客者络穴也。如手太阴肺经病，可刺本经里之原穴，即太渊穴也，复刺大肠表之络穴，即偏历穴也；手阳明大肠经病，可刺本经表之原穴，即合谷穴也，复刺肺经里之络穴，即列缺穴也；足太阴脾经病，可刺本经里之原穴，即太白穴也，复刺胃经表之络穴，即丰隆穴也；足阳明胃经病，可刺本经表之原穴，即冲阳穴也，复刺脾经里之络穴，即公孙穴也；手少阴心经病，可刺本经里之原穴，即神门穴也，复刺小肠经表之络穴，即支正穴也；手太阳小肠经病，可刺本经表之原穴，即腕骨穴也，复刺心经里之络穴，即通里穴也；足少阴肾经病，可刺本经里之原穴，即太溪穴也，复刺膀胱经表之络穴，即飞扬穴也；足太阳膀胱经病，可刺本经表之原穴，即京骨穴也，复刺肾经里之络穴，即大钟穴也；手少阳三焦经病，可刺本经表之原穴，即阳池穴也，复刺心包络经里之络穴，即内关穴也；手厥阴心包络经病，可刺本经里之原穴，即大陵穴也，复刺三焦经表之络穴，即外关穴也；足少阳胆经病，可刺本经表之原穴，即丘墟穴也，复刺肝经里之络穴，即蠡沟穴也；足厥阴肝经病，可刺本经里之原穴，即太冲穴也，复刺胆经表之络穴，即光明穴也。此十二经主病之原穴为主，络穴为客，随表随里之刺法也。

【提要】本条歌诀重点阐述了十二经脉表里经的原穴与络穴。

【白话文】

凡脏腑有病，均可以刺其原穴和络穴，各经脉的病证，根据其经脉的表里经，先取其本经的原穴，再取其表里经的络穴治疗。手太阴肺经病，可刺本经的原穴太渊，再刺与其相表里的大肠经的络穴偏历；手阳明大肠经病，可刺本经的原穴合谷，再刺肺经的络穴列缺；足太阴脾经病，可刺本经的原穴太白，再刺胃经的络穴丰隆；足阳明胃经病，可刺本经的原穴冲阳，再刺脾经的络穴公孙；手少阴心经病，可刺本经的原穴神门，再刺小肠经的络穴支正；手太阳小肠经病，可刺本经的原穴腕骨，再刺心经的络穴通里；足少阴肾经病，可刺本经的原穴太溪，再刺膀胱经的络穴飞扬；足太阳膀胱经病，可刺本经的原穴京骨，再刺肾经的络穴大钟；手少阳三焦经病，可刺本经的原穴阳池，再刺心包络经的络穴内关；手厥阴心包络经病，可刺本经的原穴大陵，再刺三焦经的络穴外关；足少阳胆经病，可刺本经的原穴丘墟，再刺肝经的络穴蠡沟；足厥阴肝经病，可刺本经的原穴太冲，再刺胆经的络穴光明。

【解读】

阐述十二经的原穴和络穴及主治脏腑病证。

肺经表里原络穴主治歌

【原文】

　　　　肺经原络应刺病，胸胀溏泻小便频。

　　洒淅寒热咳喘短，木痛皮肤肩缺盆①。

〖注〗肺经里之原穴太渊，大肠表之络穴偏历，二穴应刺之证即：胸胀，溏泻，小便频数，洒洒恶寒，翕翕发热②，咳嗽，喘促，短气，皮肤、肩背、缺盆麻木疼痛。皆肺、大肠经病也。（见图11）

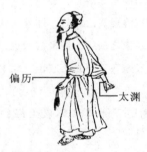

图11　肺经表里原络穴图

【提要】 本条歌诀重点阐述了肺经与其表里经脉的原络穴配伍的主治。

【注释】

①缺盆：足阳明胃经的常用腧穴之一，出自于《素问·气府论》，别名天盖。位于锁骨上窝中央，胸正中线旁开4寸处。

②翕翕发热：一种中医证名。表热不甚，如羽毛之拂，称为翕翕发热，乃形容热候之轻微。

【白话文】

肺经原络配穴主治病证：胸部胀满，泄泻，小便频数，洒洒恶寒，翕翕发热，咳嗽，气喘，皮肤、肩背及缺盆麻木疼痛。

【解读】

原络配穴即原穴与相表里经的络穴配伍。手太阴肺经与手阳明大肠经相表里，故上述肺经原穴为太渊，配伍大肠经络穴偏历穴可治疗肺经及大肠经循行部位的疾病。

大肠经表里原络穴主治歌

【原文】 大肠原络应刺病，大（指）次（指）不用肩臂疼。

气满皮肤木不仁，面颊腮肿耳聋鸣。

〖注〗大肠表之原穴合谷，肺经里之络穴列缺，二穴应刺之证即：手之大指次指不用，肩臂疼痛，皮肤麻木不仁，面颊腮肿，耳鸣，耳聋。皆大肠、肺经病也。（见图12）

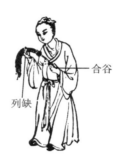

图12 大肠经表里原络穴图

【提要】 本条歌诀重点阐述了大肠经与其表里经脉的原络穴配伍的主治。

【白话文】

大肠经的原络配穴主治的病证：手的食指活动不利，肩臂疼痛，皮肤麻木不仁，面颊腮肿，耳鸣，耳聋。

【解读】

大肠经原穴为合谷穴，手阳明大肠经相表里的经络为手太阴肺经，其络穴为列缺，故大肠经原络配穴为合谷配列缺，可治大肠经及肺经循行部位的疾病。

脾经表里原络穴主治歌

【原文】　　　　脾经原络应刺病，重倦面黄舌强疼。

腹满时痛吐或泻，善饥不食脾病明。

〖注〗脾经里之原穴太白，胃经表之络穴丰隆，二穴应刺之证即：身重，倦怠，面黄，舌强而疼，腹满时时作痛，或吐、或泻，善饥而不欲食。皆脾、胃经病也。（见图13）

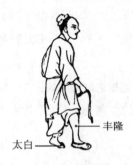

丰隆

太白

图13　脾经表里原络穴图

【提要】本条歌诀重点阐述了脾经与其表里经脉的原络穴配伍的主治。

【白话文】

脾经的原穴太白，胃经的络穴丰隆，二穴配伍主治的病证：身体困重，倦怠乏力，面色黄，舌体强硬而疼，腹满时时作痛，或呕吐、或腹泻，容易饿而不想吃饭，都是脾、胃经病证。

【解读】

足太阴脾经与足阳明胃经相表里，脾经原穴太白与胃经络穴丰隆原络配穴，可以治疗脾、胃相关疾病。

胃经表里原络穴主治歌

【原文】　　　胃经原络应刺病，项[①]膺[②]股[③]胻[④]足跗[⑤]疼。

狂妄高歌弃衣走，恶闻烟火木音惊。

【注】胃经表之原穴冲阳，脾经里之络穴公孙，二穴应刺之证即：项、颈、胸、膺、胯、股、胫、胻、足跗疼痛，发狂妄言，高歌弃衣而走，恶烟火，闻木音即惊。皆胃、脾经病也。（见图14）

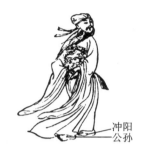

图14　胃经表里原络穴图

【提要】本条歌诀重点阐述了胃经与其表里经脉的原络穴配伍的主治。

【注释】

①项：本义指头的后部，泛指颈部。

②膺：胸部。

③股：大腿。

④胻：小腿。

⑤足跗：脚背。

【白话文】

胃经的原穴冲阳，脾经的络穴公孙，二穴配伍主治的病证：颈部、胸部、大腿、小腿、足背部疼痛，发狂妄言，边唱歌边脱衣而走，讨厌看到烟火和听到木棒的敲击声。

【解读】

足阳明胃经与足太阴脾经相表里，胃经原穴冲阳配伍脾经络穴公孙，可治疗脾、胃经主治的疾病。

心经表里原络穴主治歌

【原文】　　　　　心经原络应刺病，消渴背腹引腰疼。

　　　　　　　　　眩仆咳吐下泄气，热烦好笑善忘惊。

〖注〗心经里之原穴神门，小肠表之络穴支正，二穴应刺之证：饮水即消，背腹引腰作痛，眩晕仆倒，上咳吐，下泄气，热而心烦，好笑善忘，多惊。皆心与小肠经病也。（见图15）

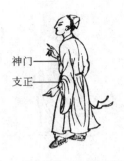

神门——

支正——

图15　心经表里原络穴图

【提要】本条歌诀重点阐述了心经与其表里经脉的原络穴配伍的主治。

【白话文】

心经的原穴神门，小肠经的络穴支正，二穴配伍主治的病证：多饮、多食、多尿、消瘦，背腹部、腰部疼痛，眩晕仆倒，咳嗽呕吐，泄泻，热而心烦，好笑健忘，容易受惊。

【解读】

手少阴心经与手太阳小肠经相表里，心经原穴神门与小肠经络穴支正配伍，可治疗心与小肠相关病证。

小肠经表里原络穴主治歌

【原文】　　　　　小肠原络应刺病，颧颌①耳肿苦寒热。

肩臑②肘臂内外廉，痛不能转腰似折。

〖注〗小肠表之原穴腕骨，心经里之络穴通里，二穴应刺之证即：颧颌耳肿，苦寒热，肩、臑、肘、臂内外侧痛、不能转动，腰痛似折。皆小肠、心经病也。（见图16）

【提要】本条歌诀重点阐述了小肠经与其表里经脉的原络穴配伍的主治。

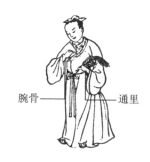

腕骨 —— 通里

图 16　小肠经表里原络穴图

【注释】

①颔：下巴。

②臑：人的上肢。

【白话文】

小肠经的原穴腕骨，心经的络穴通里，二穴配伍主治的病证：颧骨、下巴、耳朵肿痛，苦寒热，肩关节、上肢、肘关节、前臂内外侧疼痛、不能转动，腰痛好似要折断。

【解读】

手太阳小肠经与手少阴心经相表里，小肠经原穴腕骨穴与心经络穴通里穴配伍，可治疗小肠经与心经循行部位的各种疼痛。

肾经表里原络穴主治歌

【原文】　　　　　肾经原络应剌病，大小腹痛大便难。

　　　　　　　　　脐下气逆脊背痛，唾血渴热两足寒。

〖注〗肾经里之原穴太溪，膀胱表之络穴飞扬，二穴应剌之证即：大腹、少腹、脊背疼痛，大便结燥，脐下气逆上冲，口渴吐血，两足寒冷。皆肾、膀胱经病也。（见图17）

【提要】　本条歌诀重点阐述了肾经与其表里经脉的原络穴配伍的主治。

【白话文】

肾经的原穴太溪，膀胱经的络穴飞扬，二穴配伍主治的病证：大腹、小腹疼痛，大便结燥难解，脐下气逆上冲，脊背疼痛，口渴、吐血，两脚寒冷。

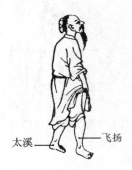

图 17　肾经表里原络穴歌

【解读】

足少阴肾经与足太阳膀胱经相表里，肾经原穴太溪与膀胱经络穴飞扬配伍，可治疗肾经与膀胱经循行部位的病证。

膀胱经表里原络穴主治歌

【原文】　　　　膀胱原络应刺病，目脱泪出头项疼。

　　　　　　　　脐突大小腹胀痛，按之尿难溲血脓。

〖注〗膀胱表之原穴京骨，肾经里之络穴大钟，二穴应刺之证即：目胞①脱陷泪出，头项疼痛，脐突，大腹、少腹胀痛，按之其尿难出，而溲血脓。皆膀胱、肾经病也。（见图18）

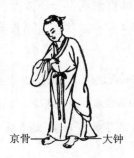

图 18　大肠经表里原络穴图

【提要】 本条歌诀重点阐述了膀胱经与其表里经脉的原络穴配伍的主治。

【注释】

①目胞：为人体部位名。目胞又名目裹，即胞睑。俗称眼胞，现称眼睑。

【白话文】

膀胱经的原穴京骨，肾经的络穴大钟，二穴配伍主治的病证：眼睑脱陷泪出，头项疼痛，脐部突出，大腹、少腹胀痛，按之尿难以排出，见脓血尿。

【解读】

足太阳膀胱经与足少阴肾经相表里，膀胱经原穴京骨与肾经络穴大钟配伍，可治疗膀胱经与肾经的病证。

三焦经表里原络穴主治歌

【原文】　　　　　三焦原络应刺病，小指次指如废同。

　　　　　　　　　目眦耳后喉肿痛，自汗肩臑内外疼。

〖注〗三焦表之原穴阳池，心包里之络穴内关，二穴应刺之证即：手之小指次指如废而不能用，目眦、耳后、咽喉肿痛，自汗，肩臑内外侧疼。皆三焦、包络经病也。（见图19）

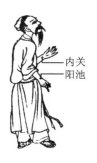

图19　三焦经表里原络穴图

【提要】 本条歌诀重点阐述了三焦经与其表里经脉的原络穴配伍的主治。

【白话文】

三焦经的原穴阳池，心包经的络穴内关，二穴配伍主治的病证：无名指活动不利或不能用，目眦、耳后、咽喉肿痛，自汗，肩部、上肢内外侧疼痛。

【解读】

手少阳三焦经与手厥阴心包经相表里，三焦经的原穴阳池与心包经的络穴内关配伍，可治疗三焦、心包经的病证。

【医案助读】

腕关节疼痛　某某，女，48 岁。双侧腕关节疼痛 3 个月余，阴雨天及做家务时加重，持物无力，双腕部透视未见异常。患处外贴膏药治疗无明显疗效。双侧单取阳池穴，进针后有酸、胀、麻等针感后进行捻转提插，泻法运针约 1 分钟，留针 20 ~ 30 分钟，每隔 5 分钟，再运针 1 次，每日治疗 1 次。如上述方法治疗 3 次后，症状消失，随访 3 个月无复发。[陈登旗. 针刺阳池穴治疗腕关节疼痛 14 例. 福建中医药，2005，(5)：54.]

心包络经表里原络穴主治歌

【原文】　　　　心包原络应刺病，面红目赤笑不休。
　　　　　　　　心中动热掌中热，胸腋臂手痛中求。

〔注〕心包里之原穴大陵，三焦表之络穴外关，二穴应刺之证即：面红目赤，好笑不休，心中动悸，内热，手心热，胸腋与臂手疼痛。皆心包络、三焦经病也。(见图 20)

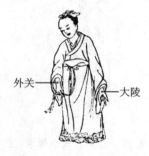

外关———　　———大陵

图 20　心包络经表里原络穴图

【提要】　本条歌诀重点阐述了心包经与其表里经脉的原络穴配伍的主治。

【白话文】

心包经的原穴大陵，三焦经的络穴外关，二穴配伍主治的病证：面目潮红，笑不停，心中悸动不安，发热，手掌心发热，胸部、腋下与手臂疼痛。

【解读】

手厥阴心包经与手少阳三焦经相表里，心包经原穴大陵与三焦经络穴外关配伍，可以治疗心包、三焦经的病证。

【医案助读】

失眠 陈某，女，20岁，学生。主诉：失眠1个月，伴发热1周。病人近1个月以来，由于实习繁忙，休息时间较少，心情较郁闷，夜间睡眠不佳，入睡困难，睡眠较浅，睡后易醒，夜间潮热，手心发热汗出，白天精神不佳，易疲惫，活动后易出汗，伴口干口渴，月经期延长，痛经，经量增多，色质淡，无血块。复诊：面色苍白，舌体小、舌尖红、苔少，脉细弱。中医诊断：不寐（气阴两虚）。治应益气滋阴。取穴：大陵、神门、印堂、足三里、复溜。操作：以1寸针快速刺入以上穴位，得气后，大陵穴用泻法，足三里用补法，温针灸复溜，神门、印堂平补平泻，留针30分钟。针刺结束当晚，病人22时左右便入睡，睡眠深沉，晨起后精神较好。此后隔日针刺一次，一周后，病人夜间睡眠正常，潮热症状消失，白天精神佳。[陈鑫，钟兰. 针刺大陵穴为主治疗失眠体会. 河南中医，2013，33（4）：589－590.]

胆经表里原络主治歌

【原文】　　　　胆经原络应刺病，口苦胸胁痛不宁。
髀①膝外踝诸节痛，太息②马刀侠瘿瘤③。

〖注〗胆经表之原穴丘墟，肝经里之络穴蠡沟，二穴应刺之证即：口苦，胸、胁、髀、膝、外踝诸节疼痛，太息，马刀瘿瘤。皆胆、肝经病也。（见图21）

【提要】 本条歌诀重点阐述了胆经与其表里经脉的原络穴配伍的主治。

【注释】

①髀：大腿。

②太息：又名叹息、叹气，指情志抑郁。

③瘿瘤：又称甲状腺肿瘤。

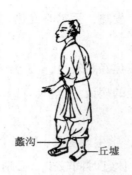

蠡沟 —— —— 丘墟

图21 胆经表里原络穴图

【白话文】

胆经的原穴丘墟，肝经的络穴蠡沟，二穴配伍主治的病证：口苦，胸、胁疼痛，大腿、膝关节、外踝关节疼痛，叹气，腋下、颈部结核，甲状腺肿瘤。

【解读】

足少阳胆经与足厥阴肝经相表里，胆经原穴丘墟与肝经络穴蠡沟配伍，可治疗胆经、肝经循行部位的病证。

【医案助读】

肋间神经痛 俞某，女，30岁。自诉于半月前举重物引起右侧胸部烧灼样疼痛，历时数秒，以后每日多次发作疼痛，每昼夜可发作多达60余次，咳嗽、深呼吸、举臂均可诱发疼痛。曾服利眠宁、安乃近、泼尼松及中药治疗，均未见效。检查右侧第四肋下缘锁骨中线处及腋中线处压痛明显，余无特殊发现。运用针刺丘墟穴治疗。操作前常规消毒，针刺入得气后行泻法，持续大幅度捻转，运行10分钟后起针。再在胸痛处拔一火罐。每日1次，7次为1个疗程。按上述方法针刺丘墟穴2次后，右侧胸痛消失。［张林灿.针刺丘墟穴为主治疗肋间神经痛20例.中国民间疗法，1995，(5)：32.］

肝经表里原络穴主治歌

【原文】   肝经原络应刺病，头痛颊①肿胁疝②疼。

妇人少腹胞中痛，便难溲淋怒色青。

〖注〗肝经里之原穴太冲，胆经表之络穴光明，二穴应刺之证即：头痛，颊肿，胁疝疼痛，妇人少腹胞中疼痛，大便难，小便淋，好怒色青。皆肝、胆经病也。（见图22）

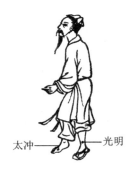

太冲————光明

图22　肝经表里原络穴图

【提要】　本条歌诀重点阐述了肝经与其表里经脉的原络穴配伍的主治。

【注释】

①颊：脸的两侧，面颊。

②疝：疝气。

【白话文】

肝经的原穴太冲，胆经的络穴光明，二穴配伍主治的病证：头痛，两颊肿，胁肋疝气疼痛，妇人小腹疼痛，大便难解，小便淋漓不尽，喜欢发怒，面色发青。

【解读】

足厥阴肝经与足少阳胆经相表里，肝经原穴太冲与胆经络穴光明配伍，可治疗肝、胆经的病证。

【医案助读】

眼痛　某某，女，25岁。因长时间看手机，10天前开始出现眼痛、眼干、眼涩。曾到某医院治疗，点眼药水、眼药膏，口服杞菊地黄丸等，眼痛始终未愈。病人自诉整只眼睛皆痛。先用三棱针点刺少商穴出血，病人自述眼角痛消失；再针刺光明穴，病人自述眼尾痛消失，仅有眼干涩；再针刺太溪穴，留针约15分钟，病人自述眼干涩消失。第2日再针一次，未再复发。[陈智华．针刺少商、光明穴治疗眼痛．中国民间疗法，2018，26（6）：16．]

八脉交会八穴歌

【原文】　　　　公孙冲脉胃心胸，内关阴维下总同。

临泣胆经连带脉，阳维目锐外关逢。

后溪督脉内眦颈，申脉阳跷络亦通。

列缺任脉行肺系，阴跷照海膈喉咙。

〖注〗公孙二穴，是足太阴脾经穴也，通于冲脉；内关二穴，此二穴是手厥阴心包络穴也。四穴通于阴维脉。四经会合循行之处，在胃、心、胸之间，故主治胃与心、胸之病也。临泣二穴，是足少阳胆经穴也，通于带脉；外关二穴，此二穴是手少阳三焦经穴也。四穴通于阳维脉。四经会合连络之处，在于目锐眦、耳后、颊、颈、肩之间，故主治目锐眦、耳后、颊、颈、肩之病也。后溪二穴，是手太阳小肠经穴也，通于督脉；申脉二穴，此二穴是足太阳膀胱经穴也。四穴通于阳跷脉。四经会合别络之处，在于目内眦、颈、项、耳、肩、膊、小肠、膀胱之间，故主治目内眦、颈、项、耳、肩、膊、小肠、膀胱之病也。列缺二穴，是手太阴肺经穴也，通于任脉；照海二穴，此二穴是足少阴肾经穴也。四穴通于阴跷脉。四经会合系络之处，在于肺系、咽喉、胸膈之间，故主治肺系、咽喉、胸膈之病也。

【提要】　本条歌诀重点阐述了八脉交会穴的主治。

【白话文】

公孙通冲脉、内关通阴维脉，主治心、胸、少腹、胃肠等病证；足临泣通带脉、外关通阳维脉，主治目外眦、耳后、肩部、面颊、肝胆部病证；后溪通督脉、申脉通阳跷脉、主治目内眦、颈项、耳、肩、脊中、小肠、膀胱等疾病；列缺通任脉、照海通阴跷脉，主治肺系、喉咙、胸膈等病证。

【解读】

八脉交会穴是奇经八脉与十二经之气相交会的 8 个腧穴，主治奇经病证。这是因为阴维脉通于内关、冲脉通于公孙，这两脉合于心、胸、胃所以就治疗心、胸、胃的疾病；任脉通于列缺、阴跷脉通于照海，任脉、阴跷脉合于肺系、咽喉、胸膈，所以就治疗肺系、咽喉、胸膈等病证。

【医案助读】

不寐　某某，女，49 岁。入睡难 1 年余，期间服阿普唑仑、甜梦口服液效果不明显。刻下症：入睡困难，头晕，乏力，烦躁，纳差，脘痞，大便黏腻不畅，小便可，舌淡胖有齿痕，苔白腻，脉滑。病机辨为脾胃不和。治疗：主穴取后溪、列缺、申脉、照海、神门，配穴选内关、足三里、阴陵泉。操作：病人取仰卧位，选择 0.30mm×50mm 一次性无菌针灸针，使用 75% 乙醇消毒皮肤后进针，神门直刺 8～13mm，后溪、内关直刺 13～20mm，列缺向上斜刺 13～25mm，申脉、照海直刺 25～30mm，阴陵泉、足三里直刺 25～38mm，得气后申脉行补法，照海行泻法，余穴行平补平泻法，留针 30 分钟，每 15 分钟行针 1 次。疗程：每日 1 次，每周治疗 5 天后休息 2 天，10 次为 1 个疗程，治疗 2 个疗程。疗程结束后，病人睡眠明显改善，已能安然入睡，且心情舒畅，头晕、乏力好转，大便较前顺畅，食欲增加，胃脘无不适感。［甘艳艳，樊小闯，邢奥静，等．八脉交会穴为主治疗不寐验案浅析．中国民间疗法，2019，27（13）：97－98．］

冲脉公孙穴主治歌

【原文】　　　　　九种心疼①病不宁，结胸翻胃食难停。

酒食积聚肠鸣见，水食气疾②膈脐疼。

腹痛胁胀胸膈满，疟疾肠风③大便红。

胎衣不下血迷心，急刺公孙穴自灵。

〔注〕九种心疼者：曰饮、曰食、曰风、曰冷、曰热、曰悸、曰虫、曰注、曰去来痛。结胸者，胸满硬痛也。翻胃者，朝食暮吐，食难停留也。伤酒④，伤食，积滞，肠胃雷鸣，水食，气疾，膈间脐腹疼痛，两胁作胀，胸膈满闷，疟疾肠风，大便下血，以及妇人胞衣不下，瘀血上攻迷心，皆宜刺此公孙穴，则立应也。（见图 23）

【提要】　本条歌诀重点阐述了公孙穴的主治。

【注释】

①九种心疼：泛指上腹脘部和前胸部的疼痛。

②气疾："气"是中医学术语，指脉气和营卫。气疾即呼吸系统疾病。

③肠风：为便血的一种，指因外感得之，血清而色鲜，多在粪前，自大肠气分而来的便血。临床所见多为实证。

④伤酒：是一种病证名，饮酒过度所致的病证。

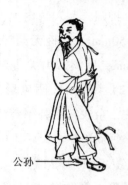

公孙

图 23　冲脉公孙穴图

【白话文】

上腹脘部和前胸部的疼痛，胸满硬痛，早上吃晚上吐、食物难以停留在胃中，伤酒，伤食，胃肠积滞，肠鸣音亢进，水食，呼吸系统疾病，膈间脐部腹部疼痛，两边胁肋胀痛，胸膈满闷，疟疾肠风大便带血，以及妇人胞衣不下，瘀血上攻迷心，都应该刺此公孙穴，则病除。

【解读】

公孙穴通冲脉。主治上腹胃脘痛，前胸痛，胸腹满痛，朝食暮吐，伤酒，伤食，胃肠积滞，腹痛肠鸣，腹胀痛，泄泻，痢疾，胸膈满闷，妇人胞衣不下而致瘀血上攻于心、发狂妄言。

【医案助读】

1. 附件炎　何玲娜等取公孙为主穴，针刺配艾灸治愈脾肾阳虚、痰瘀内阻型附件炎 1 例。提示：针刺公孙穴具有调补脾肾、祛痰化湿从而加速妇科炎症消退之作用。［何玲娜，蒋振亚．公孙穴的临床应用．陕西中医，2000，21（5）：225.］

2. 急性腹痛　陈苏华取内关、公孙穴治疗急性腹痛病人 59 例，采用双侧内关、公孙穴快速进针，行泻法强刺激进行一次性治疗，止痛疗效甚佳。表明内关、公孙配伍可以通过疏调肠胃、行气活血、解痉止痛，达到"通而痛止"的目的。[陈苏华．针刺内关、公孙穴治疗急性腹痛59例．中国中医急症，2002，11（6）：492．]

阴维内关穴主治歌

【原文】　　　　中满心胸多痞胀，肠鸣泄泻及脱肛。
　　　　　　　　食难下膈伤于酒，积块坚硬横胁旁。
　　　　　　　　妇女胁疼并心痛，里急腹痛势难当。
　　　　　　　　伤寒不解结胸病，疟疾内关可独当。

〔注〕中满心胸痞胀，谓腹满胸痞胀不通快也。肠鸣泄泻，谓暴泻脱肛也。食难下膈伤于酒者，谓呕吐食不能下，或因酒伤也。积块坚硬、横冲于胁，妇女心胁疼痛，里急胀痛，伤寒结胸硬痛，疟疾，里实等病，皆刺内关，无不愈矣。（见图24）

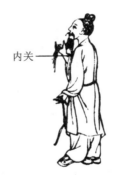

内关——

图24　阴维内关穴图

【提要】　本条歌诀重点阐述了内关穴的主治。

【白话文】

腹部胀满，胸部痞闷胀痛不通，肠鸣音亢进泄泻，暴泻脱肛，呕吐食物不能下行，饮酒过度而伤胃，胁肋处积块坚硬，妇女心、两胁疼痛，里急后重，腹部胀痛难忍，伤寒邪气结于胸中硬痛，疟疾，里实，等等，都应刺内关，没有不治愈的。

【解读】

内关穴通阴维脉。主治心痛，心悸，胸闷胸痛，胃痛胃胀，肠鸣泄泻，呕吐，呃逆，脱肛，胁肋积块坚硬不消，胁痛，伤寒邪气所致结胸痛，疟疾，等等。

【医案助读】

眩晕 某某，女，45岁。2017年6月19日就诊。反复头晕、恶心、呕吐1个月，加重2天。病人1个月前因劳累后出现头晕、视物旋转、恶心、呕吐，行走活动时加重。中医诊断：眩晕（气虚血瘀）；西医诊断：颈源性眩晕。予以双侧内关穴慢进针，缓慢提插捻转，引导手厥阴心包经逆乱之经气，1分钟后病人诉感头晕症状减轻。让病人平卧留针30分钟后缓慢出针，治疗后病人可自行行走活动，无视物旋转感。

2017年6月21日复诊，病人行走活动自如，但诉长时间埋头后有头晕、恶心感，继续行上述方法治疗1次。

2017年6月23日复诊，病人平素已无明显头晕、恶心感，但快速转动颈部时有眩晕感。再次予以上述方法治疗1次，并在医师的指导下行颈肩部肌力锻炼。

2017年6月26日复诊，病人述头晕、恶心、呕吐已完全消失，颈部活动自如。查体显示病人颈部压痛消失，旋颈试验（−）。[杨艳芳，林国华.林国华教授针刺内关穴治疗颈源性眩晕临床经验.中国社区医师，2019，35（12）：110.]

带脉临泣穴主治歌

【原文】　　　　中风手足举动难，麻痛发热筋拘挛。
　　　　　　　　头风①肿痛连腮项，眼赤而疼合头眩。
　　　　　　　　齿痛耳聋咽肿证，游风②瘾痒筋牵缠。
　　　　　　　　腿疼胁胀肋肢痛，针入临泣病可痊。

〔注〕中风手足举动难，谓手足不遂也。若疼痛麻木拘挛，兼发热者，风热也。头风旋晕及肿痛连腮、项、目、牙齿、两耳、咽喉皆赤肿痛，游风瘾痒，筋脉牵引，腰、胁、四肢

与肋疼痛等证，皆宜刺此临泣穴，立时有奇功也。（见图25）

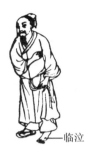

——临泣

图 25　带脉临泣穴图

【提要】　本条歌诀重点阐述了足临泣穴的主治。

【注释】

①头风：病证名。经久难愈之头痛。

②游风：一种急性的以皮肤表现为主的风证。

【白话文】

中风后手脚活动困难，疼痛麻木痉挛兼发热者，头痛眩晕、肿痛连及颈部、眼睛发红，牙齿疼痛，耳聋，咽喉肿痛，皮肤瘙痒，筋脉牵引，腰部、胸胁、四肢与肋间疼痛等证，都应该刺足临泣穴，这些病证可以痊愈。

【解读】

足临泣穴通带脉。主治中风后手脚活动困难，手足麻木疼痛，肌肉痉挛，头痛，目赤肿痛，头晕，腮及耳后连及颈部肿痛，牙痛，耳聋，咽喉肿痛，皮肤瘙痒，胁肋及四肢疼痛等。

【医案助读】

无名指挫伤　胡某某，男，75 岁。1989 年 11 月 22 日就诊。病人上楼不慎跌仆，左手着地，无名指及小指挫伤，局部疼痛明显，活动不能，摄片检查排除了骨折。检查见中渚穴压痛明显，局部肿胀较明显，略有青紫。采用手足同名经交叉刺，即取右侧足临泣穴，手法以泻为主，3 ~ 5 分钟行针 1 次，在行针的同时，属病人活动患处，留针 1 小时，取针后当即两手指活动自如，疼痛大减。次日又巩固治疗 1 次，临床告愈。[庞俊.足临泣穴的临床运用.上海针灸杂志，1994，13（3）：122 - 123.]

阳维外关穴主治歌

【原文】　　　　　　肢节肿疼与膝冷，四肢不遂合头风。

背胯内外筋骨痛，头项眉棱病不宁。

手足热麻夜盗汗，破伤跟肿目睛红。

伤寒①自汗烘烘热，惟有外关针极灵。

〖注〗四肢骨节肿痛，两膝痹冷，手足不遂，偏正头风，脊背、腰胯、筋骨、头项、眉棱疼痛，手足发热麻木，夜间盗汗，及破伤游风，脚跟肿痛，两眼赤红，伤寒阳明自汗，蒸热烘烘，皆宜刺外关穴，其病立已。（见图26）

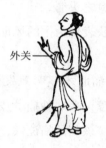

外关

图26　阳维外关穴图

【提要】　本条歌诀重点阐述了外关穴的主治。

【注释】

①伤寒：一种外感疾病。

【白话文】

四肢骨关节肿痛，两膝关节痹冷痛，四肢活动不利，难以治愈的头痛，脊背、腰胯、筋骨、头颈部、眉棱骨处疼痛，手足发热麻木，夜间盗汗，破伤风，脚跟肿痛，两眼赤红，外感疾病，自汗，蒸热烘烘，都应该针刺外关穴，效果很显著。

【解读】

外关通阳维脉。主治四肢关节肿痛，两膝冷痛，四肢活动不利，顽固性头痛，背腰部疼痛，头颈痛，眉棱骨疼，手足麻木痹痛，盗汗，目赤肿痛，伤寒后自汗烘热等。

【医案助读】

急性腰扭伤 某某，男，36 岁，工人。因搬桌子用力不当而致腰部疼痛，活动困难，症状逐渐加重，剧痛难忍。既往无腰痛病史。查体：强迫体位，起、坐及行走均困难，腰前屈约 20°，后伸和侧屈各约 15°，尤以右侧为重，且右侧腰肌紧张压痛明显。诊断：急性腰扭伤。取右侧外关穴进针得气后行提插捻转泻法，病人即感轻松，留针配合腰部活动治疗 10 分钟后，病人可站立行走，疼痛减轻，且腰部活动前屈达 60° 以上，后伸 30°，无明显痛感，侧屈达 30°，有稍许酸胀感。经 3 次治疗后病人症状消失而愈。[洪媚，宋双临. 针刺外关穴配合腰部运动治疗急性腰扭伤 50 例. 中国中医急症，2012，21（9）：1494 – 1495.]

督脉后溪穴主治歌

【原文】　　　　手足拘挛战掉眩，中风不语并癫痫。

头疼眼肿涟涟泪，背腰腿膝痛绵绵。

项强伤寒病不解，牙齿腮肿喉病难。

手足麻木破伤风，盗汗后溪穴先砭。

〖注〗手足拘挛者，屈伸难也。战掉者，手足颤摇不能握也。眩者，晕也。中风卒然昏仆，不能语言，癫痫不省人事，瘈疭抽掣，头痛及暴发火眼，热泪常流，行痹，腿、膝、背、腰、历节、周身疼痛，项强，伤寒感冒，汗不出、不能解，上下牙齿、腮、龈、咽、喉肿疼，手足麻木不仁，破伤受风，寝汗等证，先砭后溪穴，开通脉道，无不愈矣。（见图 27）

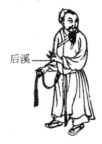

后溪

图 27　督脉后溪穴图

【提要】 本条歌诀重点阐述了后溪穴的主治。

【白话文】

手脚痉挛、屈伸困难，手脚颤抖不能握住东西，眩晕，中风突然昏倒、不能说话，癫痫不省人事，头痛，眼睛肿，热泪常流，腿、背、腰疼痛，项背强直，伤寒感冒，汗不出、不能自行缓解，上下牙齿、腮颊、牙龈、咽喉肿痛，手脚麻木不仁，破伤风，夜间盗汗等证，先针刺后溪穴开通脉道，没有不能治愈的。

【解读】

后溪穴通督脉。主治手脚痉挛，颤抖，眩晕，中风后失语，癫痫，头痛，目肿流泪，背、腰、腿疼痛，头颈强痛，伤寒发热无汗，牙痛，腮肿，咽喉肿痛，手足麻木，疟疾，盗汗等。

【医案助读】

落枕 李某，男，42 岁。病人诉 2016 年 11 月 21 日早晨起床后，右侧颈部出现疼痛、活动受限等不适，每当头颈部向右侧轻轻转动时右侧颈部的疼痛明显加剧，疼痛难忍，甚至牵拉放射到右侧肩臂部，不能向后顾看。查体：头右旋转及低头时，颈部疼痛难忍。诊断：落枕。针刺右侧后溪穴，采用中强刺激手法，提插旋转，用泻法。病人自述右掌穴位处有局部酸、胀、麻感，有触电样感并有向上放射传感，同时让病人慢慢地左右前后活动颈部，颈部活动的程度及范围逐渐变大，15 分钟后，颈项部疼痛明显减轻，颈部活动明显改善。30 分钟后取针，然后对着右侧手掌后溪穴施艾灸，灸 5 分钟后，嘱病人头颈部左右前后慢慢活动 1 分钟，如此反复，20 分钟后颈部疼痛消失，颈部活动自如，治愈。[龚平，刘汝专，万能文，等．针灸后溪穴治疗落枕 68 例的临床观察．世界最新医学信息文摘（电子版），2019，(24)：148.]

阳跷申脉穴主治歌

【原文】　　　　腰背脊强足踝风，恶风自汗或头痛。
　　　　　　　　手足麻挛臂间冷，雷头①赤目眉棱痛。
　　　　　　　　吹乳耳聋鼻衄血，癫痫肢节苦烦疼。
　　　　　　　　遍身肿满汗淋漓，申脉先针有奇功。

〖注〗腰背脊强，不能俯仰也。足内踝红肿，名绕踝风也。足外踝红肿，名穿踝风也。恶风自汗与雷头风痛，暴发火眼，眉棱骨痛，手足麻木拘挛，臂冷，及妇人吹乳、乳房红肿（未产者名内吹，已产者名外吹也）、耳聋鼻衄，癫痫抽搐，肢节烦疼，遍身肿满，头汗淋漓等证，此皆风热痰饮，流注攻冲为病，并宜先针申脉，立时有功。（见图28）

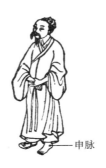

——申脉

图28　阳跷申脉穴图

【提要】本条歌诀重点阐述了申脉穴的主治。

【注释】

①雷头：即雷头风，中医病名。指头痛兼有似雷鸣之响声，而头面则起核块或肿痛红赤的病证，由湿毒郁结于上所致。

【白话文】

腰背脊柱强直、不能俯卧仰卧，足内外踝关节红肿疼痛，怕风、自汗头痛，手足麻木痉挛，手臂怕冷，头痛兼有似雷鸣之响声，眼睛红肿，眉棱骨疼痛，乳房红肿，耳聋，流鼻血，癫痫抽搐，肢体关节疼痛，遍身肿痛胀满，大汗淋漓等证，宜先针刺申脉，有奇特的功效。

【解读】

申脉通阳跷脉。主治腰背痛，足踝肿痛，汗出恶风，头痛，手足麻木痉挛，目赤痛，眉棱骨痛，乳腺炎，耳聋，鼻衄，癫痫，四肢关节酸痛，水肿胀痛伴大汗淋漓等。

【医案助读】

慢性结肠炎　某某，男，50岁。2005年9月5日就诊。主诉：腹痛、腹泻6年，加重2周。病史：6年前渐渐出现腹胀、腹痛、肠鸣，大便每天2~3次，质烂或间有黏液或脓血样便，每进食油腻之物后症状加重。诊见病人消瘦，面色少华，形寒肢冷，神疲乏力，舌质淡边有齿痕、苔白腻，脉象濡细。大便常规检查：白细胞（++），红细胞（++）。纤维结肠镜：乙状结肠黏膜明显充血水肿，并可见2个绿豆大小溃疡面。诊断：慢性溃疡性结肠炎。予温灸申脉穴治疗，14天为1个疗程。1个疗程后腹痛、腹胀、便溏、形寒肢冷等诸症明显改善。第2个疗程结束后，症状消失，大便每日1次、成形。结肠镜检结果显示肠黏膜正常，无糜烂及溃疡面；大便常规正常。半年后随访未复发。[徐豫珏，褚芹．温灸申脉穴治疗慢性结肠炎60例．中国针灸，2008，28（8）：616.]

任脉列缺穴主治歌

【原文】　　　　　痔疮肛肿泄痢缠，吐红溺血①嗽咳痰。

牙痛喉肿小便涩，心胸腹疼噎咽难。

产后发强不能语，腰痛血疾脐腹寒。

死胎不下上攻膈，列缺一刺病乃痊。

〖注〗内痔肛肿，泄痢赤白，咳痰唾血、溺血，及牙龈、咽喉肿痛，小便赤涩艰难，心胸腹痛，噎咽不快；产后败血，上干心气，身发强直，不能言语；或瘀滞腰痛，脐腹间寒，子死腹中，胎衣不下，上攻膈塞，并刺列缺，其证必痊。（见图29）

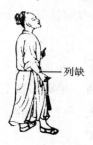

图29　任脉列缺穴图

【提要】本条歌诀重点阐述了列缺穴的主治。

【注释】

①溺血：证名。指尿中有血。

【白话文】

痔疮、肛门肿痛，泄痢赤白脓血，吐血，尿中有血，咳嗽咯痰，牙龈咽喉肿痛，小便排出困难不畅通，心胸腹痛，吞咽不畅；产后败血上扰心气，身体强直，不能说话；或血瘀积滞导致腰痛，脐部、腹部寒冷，胎死腹中，胞衣不下、上攻胸膈闭塞，针刺列缺，这些病证便会痊愈。

【解读】

列缺通任脉。主治痔疮，肛门肿痛，泄泻，痢疾，吐血，尿血，咳嗽咯痰，牙痛，咽喉肿痛，小便不利，胸闷胸痛，腹痛，吞咽困难，产后失语，腰痛，胎死腹中，胞衣不下等。

【医案助读】

癃闭 某某，女，45岁。2014年8月23日就诊，主诉：持续尿闭半月余。病人半月前因工作压力大，精神紧张，突发尿潴留，就诊于当地医院予导尿术以解除痛苦，为撤除导尿管，遂来天津中医药研究院附属医院就诊。刻诊：神弱少言，腹部膨隆，腹胀如鼓，腹肌略紧张，轻微压痛，无反跳痛，移动性浊音阳性。排尿困难，点滴不出，呼吸短促，舌淡、苔薄黄，脉细数。中医诊断：癃闭，肺失肃降、水道失调证；西医诊断：精神源性尿潴留。使用导尿管把尿液排净后，选双侧列缺穴，沿经脉向心性斜刺，针刺深度以得气为度，逆时针单向捻，意守针尖，直至病人感觉咽喉部痒胀不舒，继而咳嗽时停止捻转。留针30分钟，其间每隔5分钟行针1次。针刺治疗1小时后病人自主排尿200ml。随访无复发。[张建宾，张智龙．针刺列缺穴治疗急性尿潴留验案一例．中华针灸电子杂志，2015，4（5）：241－242．]

阴跷照海穴主治歌

【原文】　　　　　喉闭淋涩与胸肿，膀胱气痛并肠鸣。

食黄酒积脐腹痛，呕泻胃翻及乳痛①。

便燥难产血昏迷，积块肠风下便红。

膈中不快梅核气②，格主照海针有灵。

【注】上焦火盛，咽喉闭塞不通；下焦热结，膀胱气痛，小便淋涩，胸中肿痛；或食积酒积，内蓄伤脾，发黄；或脐腹痛；或呕泻，胃翻吐食，乳痛，大便燥结，及妇人生产艰难，瘀血块痛，昏迷；肠风下血不已；或膈中之气，怏怏不快，如梅核气格塞咽喉之间，咯之不出、咽之不下等疾，急刺照海穴，则诸证自散。（见图30）

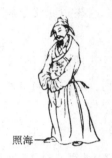

照海

图30　阴跷照海穴图

【提要】 本条歌诀重点阐述了照海穴的主治。

【注释】

①乳痈：是乳房红肿疼痛，乳汁排出不畅，以致结脓成痈的急性化脓性病证。多发于产后哺乳的产妇，尤其是初产妇更为多见。

②梅核气：中医病证名，指因情志不遂，肝气郁滞，痰气互结，停聚于咽所致，以咽中似有梅核阻塞、咯之不出、咽之不下、时发时止为主要表现的疾病。临床以咽喉中有异常感觉，但不影响进食为特征。

【白话文】

咽喉闭塞不通，下焦热结，膀胱气痛，腹痛肠鸣；或食积酒积，内蓄伤脾，发黄；或脐腹疼痛；或呕吐泄泻，胃内翻滚呕吐食物；乳房红肿疼痛，大便干燥秘结，及妇人生产艰难，昏迷；肠风便血；或膈中有气，不通畅，咽中似有梅核阻塞、咯之不出、咽之不下、时发时止等。以上疾病急刺照海穴，则病证消散。

【解读】

照海通阴跷脉。主治咽干咽痛，小便不利，小便频数，肠鸣腹痛，呕吐，乳痈，便秘，难产，便血，梅核气，月经不调等。

【医案助读】

夜磨牙症　吴某某，女，29岁。2013年1月22日初诊。主诉：夜磨牙10余年。10余年前原因不明地出现夜晚入睡后磨牙，白日紧张后夜间磨牙症状加重。曾经予以中药平肝息风、清胃安神治疗无效。查体：颌关节发育正常，咀嚼功能正常，无明显阳性病理体征。舌质淡红、苔薄白，脉细弦。诊断：夜磨牙症。采用针刺治疗。取穴：右侧照海穴。直刺，留针30分钟，用捻转手法平补平泻，每5分钟行针1次，共行针6次。6天为1个疗程，每日15～17时治疗1次。针刺3次后，病人夜间磨牙消失。继而巩固治疗1个疗程结束。随访3个月未见复发。［尤虎．针刺照海穴治疗夜磨牙症的理论探讨．中国中西医结合耳鼻咽喉科杂志，2014，22（2）：142－143.］

手足十二经所属歌

【原文】

五脏六腑共包络，手足所属三阴阳。

太阴足脾手肺脏，阳明足胃手大肠。

少阴足肾手心脏，太阳足膀手小肠。

厥阴足肝手包络，少阳足胆手焦当。

【注】五脏：心、肝、脾、肺、肾。六腑：胆、胃、大肠、小肠、膀胱、三焦。共包络分属手足三阴三阳，为十二经也。如肺手太阴、心手少阴、心包络手厥阴，手之三阴也；手太阳小肠、手阳明大肠、手少阳三焦，手之三阳也；足太阳膀胱、足阳明胃、足少阳胆，足之三阳也；足太阴脾、足少阴肾、足厥阴肝，足之三阴也。

【提要】本条歌诀重点阐述了手足十二经脉的脏腑所属。

【白话文】

五脏六腑加上心包络，分属手足三阴三阳。足太阴属脾，手太阴属肺，足阳明属胃，手阳明属大肠，足少阴属肾，手少阴属心，足太阳属膀胱，手太阳属小肠，足厥阴属肝，手厥阴属心包络，足少阳属胆，手少阳属三焦。

天干十二经表里歌

【原文】 甲胆乙肝丙小肠，丁心戊胃己脾乡。

庚属大肠辛属肺，壬属膀胱癸肾脏。

三焦阳腑须归丙，包络从阴丁火旁。

阳干①为表阴干②里，脏腑表里配阴阳。

[按] 旧云：三焦亦向壬中寄，包络同归入癸方。夫三焦为决渎之官，犹可言壬，而包络附于心主，乌可云癸？况二脏表里，皆相火也，故改正之。

【注】甲、丙、戊、庚、壬阳干也，乙、丁、己、辛、癸阴干也。阳干为表为腑，阴干为里为脏，故曰：脏腑表里配阴阳也。

【提要】本条歌诀重点阐述了天干与十二经脉所属关系。

【注释】

①阳干：十天干各有阴阳所属，其中甲、丙、戊、庚、壬为阳。

②阴干：十天干各有阴阳所属，其中乙、丁、己、辛、癸为阴。

【白话文】

甲归属胆，乙归属肝，丙归属小肠，丁归属心，戊归属胃，己归属脾，庚归属大肠，辛归属肺，壬归属膀胱，癸归属肾脏，三焦阳腑应该归属于丙，心包络从阴归属于丁。阳干为表，阴干为里，脏腑表里相配阴阳。

按：古书上说：三焦也可以归属于壬，心包络也可归属于癸。三焦为决渎之官，犹可言壬，而心包络依附于心，是否又可归属于癸？况三焦、心包络相为表里，都为相火，所以改正。

地支十二经流注歌

【原文】 每日寅时从肺起，卯时流入大肠经。

辰胃巳脾午心火，未时应注小肠经。

申属膀胱酉属肾，戌走包络亥焦宫。

子胆丑肝寅又肺，十二经脉周环行。

〖注〗人有十二经，昼夜有十二时，每一经主一时。先从寅时入肺起，卯入于大肠，辰入于胃，巳入于脾，午入于心，未入于小肠，申入于膀胱，酉入于肾，戌入于包络，亥入于三焦，子入于胆，丑入于肝，至于寅时，则又从肺起，此十二经与十二时，相循环而行者也。

【提要】本歌诀重点阐述了十二经脉与时辰对应的流注关系。

【白话文】

每天寅时即 3 点到 5 点，肺经开始流注；卯时即 5 点到 7 点，大肠经开始流注；辰时即 7 点到 9 点，胃经开始流注，巳时即 9 点到 11 点，脾经开始流注；午时即 11 点到 13 点，心经开始流注；未时即 13 点到 15 点，小肠经开始流注；申时即 15 点到 17 点，膀胱经开始流注；酉时即 17 点到 19 点，肾经开始流注；戌时即 19 点到 21 点，心包经开始流注；亥时即 21 点到 23 点，三焦经开始流注；子时即 23 点到 1 点，胆经开始流注；丑时即 1 点到 3 点，肝经开始流注；寅时 3 点到 5 点，肺经又开始流注。如此十二经脉循环流注。

十二经相传次序歌

【原文】　　　　　　肺大胃脾心小肠，膀肾包焦胆肝续。

　　　　　　　　　　手阴脏手阳手头，足阴足腹阳头足。

〖注〗人身正脉，十有二经，每于平旦寅时，营气始于中焦，上注于手太阴肺经，自胸中而出于中府，至于少商，以次行于手阳明大肠等十二经，终于足厥阴肝经，而复始于太阴肺经也。凡手之三阴，从脏走手；手之三阳，从手走头；足之三阴，从足走腹；足之三阳，从头走足。周流不息，循环无端也。

【提要】本条歌诀重点阐述了十二经脉的循环流注次序。

【白话文】

手太阴肺经，手阳明大肠经，足阳明胃经，足太阴脾经，手少阴心经，手太阳小肠经，足太阳膀胱经，足少阴肾经，手厥阴心包经，手少阳三焦经，足少阳胆经，足厥阴肝经接续肺经，手三阴经从脏走手，手三阳经从手走头，足三阴经从足走腹，足三阳经从头走足。

【解读】

介绍十二经脉的经气循环流注是从肺经开始到肝经为止。十二经脉的经气循行方向是：手三阴经从胸走手，手三阳经从手走头，足三阳经从头走足，足三阴经从足走胸腹。

十二经起止歌

【原文】　　　　肺起中府止少商，大肠商阳止迎香。

胃起承泣终厉兑，脾起隐白大包乡。

心起极泉少冲止，小肠少泽止听宫。

膀胱睛明止至阴，肾起涌泉俞府终。

包络天池中冲止，三焦关冲止竹空。

胆瞳子髎止窍阴，肝起大敦止期门。

【提要】　本条歌诀重点阐述了十二经脉的起止穴位。（见图31、图32）

【白话文】

手太阴肺经起于中府穴而止于少商穴，手阳明大肠经起于商阳穴而止于迎香穴。足阳明胃经起于承泣穴而止于厉兑穴，足太阴脾经起于隐白穴而止于大包穴。手少阴心经起于极泉穴而止于少冲穴，手太阳小肠经起于少泽穴而止于听宫穴。足太阳膀胱经起于睛明穴而止于至阴穴，足少阴肾经起于涌泉穴而止于俞府穴。手厥阴心包经起于天池穴而止于中冲穴，手少阳三焦经起于关冲穴而止于丝竹空穴。足少阳胆经起于瞳子髎而止于足窍阴，足厥阴肝经起于大敦穴而止于期门穴。

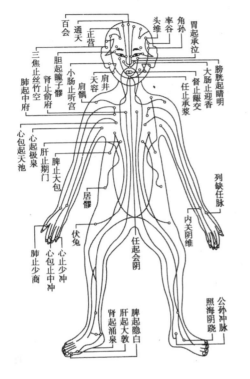

图 31　仰人诸经起止全图

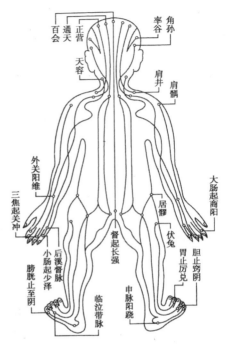

图 32　俯人诸经起止全图

十二经穴周流歌

【原文】

中府为初注少商，少商别络注商阳。

商阳复向迎香走，香接头维至库房。

维下降兮趋厉兑，兑传隐白至胸乡。

隐白上升达大包，大包仍续极泉场。

泉贯少冲心部井，少泽相连即小肠。

泽会听宫睛明分，睛明下造至阴强。

至阴斜出涌泉底，泉穴还归俞府脏。

俞府天池横络截，池出中冲心主张。

中冲并与关冲合，关冲宛转丝竹傍。

丝竹更贯瞳髎穴，瞳髎下入窍阴方。

窍阴横亘大敦井，敦上期门肝脉当。

期门历遍还中府，经络周流仔细详。

【提要】本条歌诀重点阐述了十二经脉经穴的流注。

【白话文】

中府穴为经气初发之处，流注至少商穴，通过别络流注于商阳穴，商阳一直走向鼻翼旁迎香穴，迎香连接头维穴至库房穴，头维沿胃经下降至厉兑穴，厉兑别络注于隐白穴，上沿足太阴脾经至胸乡穴，同时隐白上升到大包穴，大包连接极泉穴，极泉流注至手少阴心经的井穴少冲穴，少冲别络于少泽穴，少泽连于听宫穴，连于足太阳膀胱经睛明穴，睛明穴下行到膀胱经的止点至阴穴，至阴从旁斜出至涌泉穴，涌泉穴到达俞府穴，俞府连接于天池穴，天池到达中冲穴，中冲通过别络与关冲穴相合，关冲到达丝竹空，丝竹空相连于瞳子髎，瞳子髎下行于足少阳胆经的足窍阴穴，足窍阴横向连于肝经井穴大敦穴，大敦上行连于期门穴，期门连接于中府穴。经络循环流注，仔细详明。

【解读】

详细介绍了十二经脉经气循环流注的起始穴位、交接穴位及止点穴位，如环无端的传流循环。

十二经气血多少歌

【原文】　　　　多气多血惟阳明，少气太阳厥阴同。

二少太阴常少血，六经气血要分明。

〖注〗手阳明大肠、足阳明胃，此二经多气多血之经也；三焦、胆、肾、心、脾、肺，六经多气少血也；心包络、膀胱、小肠、肝，此四经乃多血少气也。

【提要】本条歌诀重点阐述了十二经脉气血的多少。

【白话文】

多气多血的经脉有手阳明大肠经、足阳明胃经，多血少气的经脉有手太阳小肠经、足太阳膀胱经、手厥阴心包经，足厥阴肝经，多气少血的经脉有三焦经、胆经、肾经、心经、脾经、肺经，十二经脉气血多少要分明。

【解读】

介绍十二经脉的经气特点。阳明经多气多血，太阳、厥阴经多血少气，少阴、少阳及太阴经多气少血。

医宗金鉴卷八十

周身名位骨度

【原文】

头　　　〖注〗头者，人之首也。凡物独出之首，皆名曰头。

脑　　　〖注〗头者，头骨之髓也。俗名脑子。

颠①　　〖注〗颠者，头顶也。颠顶之骨，俗名天灵盖。

囟②　　〖注〗囟者，颠前之头骨也。小儿初生未阖名曰囟门，已阖名曰囟骨，即天灵盖后合之骨。

面　　　〖注〗凡前曰面，凡后曰背。居头之前，故曰面也。

颜　　　〖注〗颜者，眉目间名也。

额颅　　〖注〗额前发际之下，两眉之上，名曰额。一曰颡者，亦额之谓也。

头角　　〖注〗额两旁棱处之骨也。

鬓骨　　〖注〗即两太阳之骨也。

目　　　〖注〗目者，司视之窍也。

目胞　　〖注〗目胞者，一名目窠，一名目裹，即上下两目外卫之胞也。

目纲　　〖注〗目纲者，即上、下目胞之两睑边，又名曰睫，司目之开阖也。

目内眦　〖注〗目内眦者，乃近鼻之内眼角。以其大而圆，故又名大眦也。

目外眦　〖注〗目外眦者，乃近鬓前之眼角也。以其小而尖，故称目锐眦也。

目珠　　〖注〗目珠者，目睛之俗名也。

目系	〔注〕目系者，目睛入脑之系也。
目眶骨	〔注〕目眶者，目窠四围之骨也。上曰眉棱骨，下即頄骨，頄骨之外即
颧骨。	
頄③	〔注〕目下之眶骨，颧骨内下连上牙床者也。
頞④	〔注〕頞者，鼻梁，即山根也。
鼻	〔注〕鼻者，司臭之窍也。两孔之界骨，名曰鼻柱；下至鼻之尽处，名曰 准头。
頄⑤	〔注〕頄者，頄内鼻旁间，近生门牙之骨也。
颧	〔注〕颧者，面两旁之高起大骨也。
䫜⑥	〔注〕䫜者，俗呼为腮，口旁颊前肉之空软处也。
耳	〔注〕耳者，司听之窍也。
蔽⑦	〔注〕蔽者，耳门也。
耳郭	〔注〕耳郭者，耳轮也。
颊⑧	〔注〕颊，耳前颧侧面两旁之称也。
曲颊⑨	〔注〕曲颊者，颊之骨也。曲如环形，受颊车骨尾之钩者也。
颊车	〔注〕颊车者，下牙床骨也。总载诸齿，能咀食物，故名颊车。
人中	〔注〕人中者，鼻柱之下，唇之上。穴名水沟。
口	〔注〕口者，司言食之窍也。
唇	〔注〕唇者，口端也。
吻	〔注〕吻者，口之四周也。
颐⑩	〔注〕颐者，口角后䫜之下也。
𬡪⑪	〔注〕𬡪者，口之下唇至末之处，俗名下把壳也。
颔⑫	〔注〕颔者，𬡪下结喉上，两侧肉之空软处也。
齿	〔注〕齿者，口龈所生之骨也，俗名曰牙。有门牙、虎牙、槽牙、上下尽 根牙之别。
舌	〔注〕舌者，司味之窍也。
舌本	〔注〕舌本者，舌之根也。
颃颡⑬	〔注〕颃颡者，口内之上二孔，司分气之窍也。
悬雍垂	〔注〕悬雍垂者，张口视喉上，似乳头之小舌，俗名碓嘴。

会厌	〔注〕	会厌者，覆喉管之上窍，似皮似膜，发声则开，咽食则闭，故为声音之户也。
咽	〔注〕	咽者，饮食之路也，居喉之后。
喉	〔注〕	喉者，通声息之路也，居咽之前。
喉咙	〔注〕	喉咙者，喉也，肺之系也。
嗌⑭	〔注〕	嗌者，咽也，胃之系也。
结喉	〔注〕	结喉者，喉之管头也。其人瘦者多外见颈前，肥人则隐于肉内，多不见也。
胸膺	〔注〕	胸者，缺盆下腹之上，有骨之处也；膺者，胸前两旁高处也，一名曰臆，胸骨肉也，俗名胸膛。
髑骬⑮	〔注〕	髑骬者，胸之众骨名也。
乳	〔注〕	乳者，膺上突起两肉有头，妇人以乳儿者也。
鸠尾⑯	〔注〕	鸠尾者，即蔽心骨也。其质系脆骨，在胸骨之下岐骨之间。
膈	〔注〕	腹者，胸下腹上之界内之膜也，俗名罗膈。
腹	〔注〕	腹者，膈之下曰腹，俗名曰肚；脐之下曰少腹，亦名小腹。
脐	〔注〕	脐者，人之初生胞蒂之处也。
毛际	〔注〕	毛际者，小腹下横骨间丛毛之际也。下横骨俗名盖骨。
篡	〔注〕	篡者，横骨之下，两股之前，相合共结之凹也。前、后两阴之间，名下极穴，又名屏翳穴、会阴穴，即男女阴气之所也。
睾丸	〔注〕	睾丸者，男子前阴两丸也。
上横骨	〔注〕	上横骨在喉前宛宛中，天突穴之外，小湾横骨旁，接拄骨之骨也。
拄骨	〔注〕	拄骨者，膺上缺盆之外，俗名锁子骨也。内接横骨，外接肩解也。
肩解	〔注〕	肩解者，肩端之骨节解处也。
髃骨	〔注〕	髃骨者，肩端之骨也，即肩胛骨头臼之棱骨也。其臼接臑骨上端，俗曰肩头。其外曲卷翅骨，肩后之棱骨也。其下棱骨，在背肉内。
肩胛	〔注〕	肩胛者，即髃骨之末成片骨也。亦名肩髆，俗名锨板子骨。
臂	〔注〕	臂者，上身两大肢之通称也。一名曰肱，俗名胳膊；胳膊中节上、下骨交接处，名曰肘；肘上之骨曰臑骨；肘下之骨曰臂骨。臂骨有正、辅二骨，辅骨在上，短细偏外；正骨居下，长大偏内，俱下接腕骨也。

腕	〔注〕腕者，臂掌骨接交处，以其宛屈故名也。当外侧之骨，名曰高骨，一名锐骨，亦名踝骨。
掌骨	〔注〕掌者，手之众指之本也。掌之众骨名壅骨，合凑成掌，非块然一骨也。
鱼	〔注〕鱼者，在掌外侧之上陇起，其形如鱼，故谓之鱼也。
手	〔注〕手者，上体所以持物也。
手心	〔注〕手心者，即掌之中也。
手背	〔注〕手背者，手之表也。
指骨	〔注〕指者，手指之骨也。第一大指名巨指，在外二节，本节在掌；第二名食指，又名大指之次指，三节在外，本节在掌；第三中指名将指，三节在外，本节在掌；第四指名无名指，又名小指之次指，三节在外，本节在掌；第五指为小指，三节在外，本节在掌。其节节交接处，皆有碎骨筋膜联络。
爪甲	〔注〕爪甲者，指之甲也，足趾同。
岐骨	〔注〕岐骨者，凡骨之两叉处，皆名岐骨，手足同。
臑	〔注〕臑者，肩髆下内侧对腋处，高起软白肉也。
腋	〔注〕腋者，肩之下胁之上际，俗名胳肢窝。
胁肋	〔注〕胁者，腋下至肋骨尽处之统名也。曰肋者，胁之单条骨之谓也，统胁肋之总，又名曰胠。
季胁	〔注〕季胁者，胁之下小肋骨也，俗名软肋。
眇⑰	〔注〕眇者，胁下无肋骨空软处也。
脑后骨	〔注〕脑后骨者，俗呼脑杓。
枕骨	〔注〕枕骨者，脑后骨之下陇起者是也。其骨或棱、或平、或长、或圆不一。
完骨	〔注〕耳后之棱骨，名曰完骨，在枕骨下两旁之棱骨也。
颈项	〔注〕颈项者，颈之茎也。又曰颈者，茎之侧也；项者，茎之后也。俗名脖项。
颈骨	〔注〕颈者，头之茎骨，肩骨上际之骨，俗名天柱骨也。
项骨	〔注〕项骨者，头后茎骨之上三节圆骨也。

背	〔注〕背者，后身大椎以下，腰以上之通称也。
膂	〔注〕膂者，夹脊骨两旁肉也。
脊骨	〔注〕脊骨者，脊膂骨也，俗名脊梁骨。
腰骨	〔注〕腰骨者，即脊骨十四椎下，十五、十六椎间，尻上之骨也。其形中凹、上宽、下窄，方圆二三寸许，两旁四孔，下接尻骨上际也。
䐜[18]	〔注〕䐜者，腰下两旁，髁骨上之肉也。
臀	〔注〕臀者，䐜下尻旁大肉也。
尻骨[19]	〔注〕尻骨者，腰骨下十七椎、十八椎、十九椎、二十椎、二十一椎五节之骨也。上四节纹之旁，左右各四孔，骨形内凹如瓦，长四五寸许，上宽下窄，末节更小，如人参芦形，名尾闾，一名骶端，一名橛骨，一名穷骨；在肛门后，其骨上外两旁形如马蹄，附着两髁骨上端，俗名骻骨。
肛	〔注〕肛者，大肠下口也。
下横骨、 髁骨、 楗骨	〔注〕下横骨在少腹下，其形如盖，故名盖骨也。其骨左右二大孔，上两分出向后之骨，首如张扇，下寸许附着于尻骨之上，形如马蹄之处，名曰髁骨。下两分出向前之骨，末如楗柱，在于臀内，名曰楗骨，与尻骨成鼎足之势，为坐之主骨也。妇人俗名交骨；其骨面名曰髋，夹髋之曰名曰机，又名髀枢；外接股之髀骨也，即环跳穴处，此一骨五名也。
股	〔注〕股者，下身两大肢之通称也，俗名大腿小腿。中节上、下交接处，名曰膝。膝上之骨曰髀骨，股之大骨也；膝下之骨曰胻骨，胫之大骨也。
髀骨	〔注〕髀骨者，膝上之大骨也。上端如杵，接于髀枢，下端如锤，接于胻骨也。
胻骨[20]	〔注〕胻骨者，俗名臁胫骨也。其骨两根，在前者名成骨，又名骭骨，形粗，膝外突出之骨也；在后者名辅骨，形细，膝内侧之小骨也。
伏兔	〔注〕伏兔者，髀骨前膝之上，起肉似俯兔，故曰伏兔。
膝解	〔注〕膝解者，膝之节解也。
膑骨	〔注〕膑骨者，膝上盖骨也。
连骸	〔注〕连骸者，膝外侧二高骨也。

腘　　　〖注〗腘者，膝后屈处，俗名腿凹也。

腨㉑　　〖注〗腨者，下腿肚也，一名腓肠，俗名小腿肚。

踝骨　　〖注〗踝者，胻骨之下，足附之上，两旁突出之高骨，在外为外踝，在内
　　　　为内踝也。

足　　　〖注〗足者，下体所以趋走也，俗名脚。

跗骨　　〖注〗跗者，足背也，一名足跌，俗称脚面。跗骨者，足趾本节之众骨也。

足心　　〖注〗足心者，即踵之中也。

跟骨　　〖注〗跟，足后根之骨也。

趾　　　〖注〗趾者，足之指也，其数五，名为趾者，别于手也。居内之大者名大
　　　　趾，第二趾名大趾之次趾，第三趾名中趾，第四名小趾之次趾，第
　　　　五居外之小者名小趾。足之指节与手指节同，其大趾之本节后内侧，
　　　　圆骨形突者，名核骨。

三毛　　〖注〗足大趾爪甲后为三毛，毛后横纹为聚毛。

踵㉒　　〖注〗踵者，足下面着于地之谓也，俗名脚底板。（见图33、34）

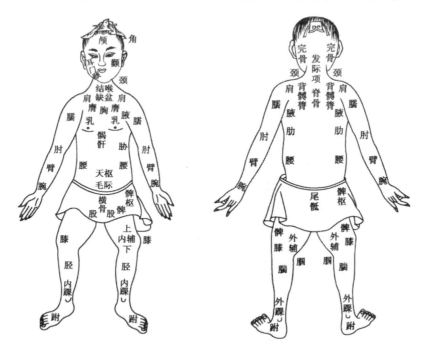

图33　正面骨度部位图　　　　　图34　背面骨度部位图

【提要】列举身体各部位的名称。

【注释】

①颠：同"巅"，是指头顶。

②囟：读音 xìn，巅顶前的头骨。

③䪼：读音 zhuō，眼眶周围骨之下眶骨骼。

④頞：读音 è，指鼻梁。

⑤頄：读音 qiú，鼻翼旁靠近门牙生长的骨头。

⑥顑：读音 kǎn，同"颔"，即两腮。

⑦蔽：指两耳屏，即耳门。

⑧颊：为位于耳前颧部的两侧脸部。

⑨曲颊：下颌后方之下颌骨的弯曲处，在耳垂的下方。

⑩颐：读音 yí，即口角后方、腮部之下的部位。

⑪颏：读音 kē，即下巴，指由下唇以下至下颌骨下缘的部位。俗称下巴。

⑫颔：读音 hàn，指颈部喉结上方、下颌下方的柔软处。

⑬颃颡：读音 háng sǎng，即咽部。

⑭嗌：即咽，指食道的上口。

⑮𩩳骭：读音 hé gàn，指胸骨和肋骨。

⑯鸠尾：即蔽心骨，今称剑突。胸骨之下岐骨之间。此岐骨指胸骨和剑突的联合中点。岐骨与歧骨不同，歧骨指两骨末端互相交合部分，状如支枝。

⑰䏚：读音 chǎo，指胁下肋间部分。

⑱䐴：读音 shèn，指骶椎两侧髂嵴以内的肌肉部分。

⑲尻骨：尻，读音 kāo，屁股。尻骨，指骶椎和尾骨。

⑳胻骨：胻，读音 héng。胻骨，指胫骨。

㉑腨：读音 shuàn，指小腿后侧腓肠肌处，又名小腿肚。

㉒踵：读音 zhǒng，指足跟部。

【白话文】

人之首，为头；头骨之内是脑；头顶为巅；头顶之前的头骨为囟；面指脸，或身体之前；颜为两眉之间；额颅为前额发际之下，两眉之上；头角指额角，前额上缘的两端处；鬓骨为眼眶的后方，太阳穴部位；目指眼睛；目胞即指上下眼睑；目纲即眼睑边，又叫睫；目内眦是指内眼角，目外眦即外眼角；目珠即眼球；目系指眼球内连于脑的组织；目眶骨指眼眶周边的骨骼；眼眶下方之骨骼为頄；頞是指两目内眦间的鼻梁部分；鼻指鼻子，两鼻孔的分界骨叫做鼻柱，向下到鼻的尖部高处，名为鼻准或鼻尖；頄是位于鼻翼旁边靠近门牙的骨头；颧即颧骨；颙即两腮；耳为两耳朵，耳屏称为蔽，外耳部称耳廓；颊为位于耳前颧部的两侧脸部；下颌后方之下颌骨的弯曲处，在耳垂的下方，称为曲颊；颊车是指下牙床骨，即下颌骨；人中是指在鼻下方、唇上方的皮肤纵沟部；口即指嘴，嘴的边缘红色部分为唇，口的四周部位为吻；颐即口角后方、腮部之下的部位；颏即下巴；颔指颈部喉结上方、下颌下方的部位；齿为牙齿；舌为舌头，舌头的根部称为舌本；颃颡即咽部；悬雍垂，俗称小舌，在口腔中软腭后缘正中悬垂的肌肉小突起，略呈圆锥形；会厌在气管和食管的交汇处，是覆盖气管的一个器官，形如一树叶，柄在下，能张能收，呼吸语言时会厌开启，饮食吞咽或呕吐时，则会厌关；咽是饮食和呼吸的共同通道，位于鼻腔与口腔后部；喉是发音器官，上通咽，下接气管，是呼吸出入之门户，在咽的前面；喉咙为咽喉之俗称，指气管，与肺相连接；嗌即咽，指食道的上口；结喉即喉结，指颈部正前方向前突起的软骨，现称甲状软骨。

胸，位于缺盆以下，腹部以上，有骨头分布的地方；膺，为前胸左右两侧的肌肉隆起处，即胸大肌部位，又称胸膛。髑骭指胸骨和肋骨；乳即乳房；鸠尾指胸骨剑突；膈即横膈膜；腹指腹部；脐指脐部，又称神阙；毛际就是指小腹下耻骨部阴毛的边缘；篡指会阴部；睾丸，简称睾，为男性主要生殖器官；上横骨为胸骨柄；拄骨即锁骨；肩解即肩胛关节；髃骨是肩关节上肩胛骨肩峰处；肩胛是指肩胛骨；臂是指双上肢；腕是指腕关节；掌骨指各手指本节后的骨头，同今之掌骨；鱼即大鱼际；手是指双手；手心即掌中，劳宫穴所在；手背同今之手背之名；指骨指手指骨；爪甲即手指甲和足趾甲；岐骨泛指骨骼连接成夹角处；臑是指上臂内侧的肱二头肌部位；腋指腋窝；胁肋在侧胸部，腋下至十二肋骨下缘部位的统称；季胁又称季肋，就是指两侧胸胁下方的软肋部；眇指胁下肋间部分。

脑后骨指头的后部，俗称后脑杓；枕骨即枕外隆突；完骨指耳后颞骨乳突；颈之前部称颈，后部称项，合称颈项；颈骨是颈椎骨的统称；项骨指枕骨至第 7 颈椎间的部分；背指躯体后面，颈以下、腰以上的部位；膂指脊柱两旁的肌肉；脊骨指脊椎骨，即第 1 胸椎棘突至第 4 骶椎；腰骨指第 3、4、5 腰椎；䏚指脊椎两侧的肌肉或髂嵴以下的肌肉部分；臀指臀部；尻骨即尾骶骨，骶骨与尾骨的合称；肛即肛门；下横骨指耻骨上支，髁骨指髋骨，楗骨即耻骨下支和坐骨；股指大腿，膝以上部分的统称；髀骨指股骨；胻骨指胫骨；伏兔指大腿前方股直肌隆起部；膝解指股骨和胫骨连接部位；膑骨即髌骨；连骸指股骨内、外上髁部位；腘指腘窝；腨指小腿后侧腓肠肌处，又名小腿肚；踝骨指踝关节内、外侧圆形的骨性隆起，内踝是胫骨的下端，外踝是腓骨的下端；足即脚；跗骨即跖骨；足心即指足底的中央部位；跟骨指足后跟骨；趾即足趾；三毛是指足大趾背面，趾甲后方，第一趾关节处，有毛的部位；踵指足跟部。

【解读】

详细列举了人体各骨度标志部位的名称，为骨度分寸法提供骨度标记。

骨 度 尺 寸

【原文】

头部：

项发以下至背骨①，长二寸半。自后发际以至大椎项骨三节处也。

［按］头部折法：以前发际至后发际，折为一尺二寸。如发际不明，则取眉心直上，后至大杼骨，折作一尺八寸，此为直寸。横寸法，以眼内角至外角，此为一寸。头部横直寸法，并依此。

督脉神庭至太阳曲差穴，曲差至少阳本神穴，本神至阳明头维穴，各开一寸半。自神庭至头维，各开四寸半。

【提要】阐述头部的骨度分寸。

【注释】

①背骨：第七颈椎棘突。

【白话文】

项后发际以下至大杼骨为 2.5 寸。

按：头部折法：从头部正中前发际到后发际是 12 寸；如果前发际线后移导致前发际不明确者，从眉心量至大椎穴作 18 寸，这种分寸法称为直寸。内、外眼角间宽度为 1 寸。此为横寸法。

督脉上的神庭穴向外旁开 1.5 寸为足太阳膀胱经上的曲差穴，曲差穴向外旁开 1.5 寸为足少阳胆经上的本神穴，本神穴向外旁开 1.5 寸为足阳明胃经上的头维穴，神庭穴旁开距离头维穴横向相开 4.5 寸。

【解读】

头部骨度分寸法，以项后发际至第七颈椎棘突为 2.5 寸，前后发际之间为 12 寸，或眉心至大椎穴 18 寸，头部两头维之间为 9 寸。

【原文】

胸腹部：

结喉以下^①至缺盆，中长四寸。此以巨骨上陷中而言，即天突穴处。

缺盆以下髑骭^②之中，长九寸。

胸围^③四尺五寸。

两乳之间，广九寸半。当折八寸为当。

髑骭中下至天枢，长八寸。天枢足阳明穴名，在脐旁，此指平脐而言。

天枢以下至横骨，长六寸半。

横骨^④横长六寸半。毛际下骨曰横骨。

［按］此古数也。以今用上、下穴法参较，多有未合，宜从后胸腹折法为当。

两髀^⑤之间，广六寸半。此当两股之中横骨两头之处，俗名髀缝。

［按］胸腹折法：直寸以中行为之，自缺盆中天突穴起，至岐骨^⑥际上中庭穴止，折作八寸四分；自髑骭上岐骨际，下至脐心，折作八寸；脐心下至毛际曲骨穴，折作五寸。横寸以两乳相去，折作八寸。胸腹横直寸法，并依此。

【提要】　阐述胸腹部及侧胸部的骨度折量法。

【注释】

①结喉以下：即喉结。

②髑骭：读 hé gàn，指"鸠尾"或"蔽心骨"，位于胸骨体的下方，即解

剖学上的胸骨剑突部分。

③胸围：胸部两乳相平部位的周圈长度。

④横骨：耻骨联合。

⑤两髀：两大腿，在文中表示两腹股沟中点之间。

⑥岐骨：指胸骨与剑突联合处。

【白话文】

从喉结至天突穴为 4 寸，从天突穴到胸骨剑突长 9 寸，胸围是 45 寸，两乳头之间 9.5 寸，从剑骨至脐中 8 寸，从脐中至耻骨联合中点长 6.5 寸，耻骨联合的长度是 6.5 寸，两腹股沟中点长 6.5 寸。

【解读】

胸腹胁部的骨度分寸法，以喉结、锁骨上窝、剑突、乳头、脐、耻骨联合为骨度分寸标志。

【原文】

背部：

脊骨①以下至尾骶，二十一节，长三尺。脊骨，脊骨也。脊骨外小而内巨，人之所以能负任者，以是骨之巨也。脊骨二十四节，今云二十一节者，除项骨三节不在内。尾骶骨男子者尖，女人者平。

腰围②四尺二寸。

[按] 背部折法：自大椎至尾骶，通折三尺。上七节各长一寸四分一厘，共九寸八分七厘。中七节各长一寸六分一厘，共一尺一寸二分七厘。第十四节与脐平，下七节各一寸二分六厘，共八寸八分二厘，共二尺九寸九分六厘。不足四厘者，有零未尽也。直寸依此，横寸用中指同身寸法。

脊骨内阔一寸。凡云第二行夹脊一寸半，三行夹脊三寸者，皆除脊一寸外，净以寸半三寸论，故在二行当为二寸，在三行当为三寸半也。

【提要】 阐述背腰部的骨度分寸。

【注释】

①脊骨：指第一胸椎棘突。

②腰围：是从脐水平线绕身一周的长度。

【白话文】

第一胸椎棘突至第四骶椎，共 21 节椎体，长 30 寸。腰围为 42 寸。

【解读】

背腰部的骨度分寸，以背部脊柱自第一胸椎至第四骶椎为 30 寸长，脐水平腰围 42 寸。

【原文】

侧部：

自拄骨①下行腋中不见者，长四寸。拄骨，颈项根骨也。

腋以下至季胁②，长一尺二寸。季胁，小肋也。

季胁以下至髀枢，长六寸。大腿曰股，股上曰髀，楗骨之下，大腿之上，两骨合缝之所曰髀枢，当足少阳环跳穴处也。

髀枢下至膝中，长一尺九寸。

横骨上廉下至内辅之上廉，长一尺八寸。骨际曰廉。膝旁之骨突出者曰辅骨，内曰内辅，外曰外辅。

内辅之上廉以下至下廉，长三寸半。上廉、下廉，可摸而得。

内辅下廉下至内踝，长一尺二寸。

内踝以下至地，长三寸。

【提要】 阐述身体侧部的骨度分寸。

【注释】

①拄骨：锁骨。

②季胁：指十一肋端。

【白话文】

锁骨到腋前纹头为 4 寸，腋窝中点以下至季胁为 12 寸，季胁以下至环跳穴为 6 寸，环跳穴至膝关节侧面中点为 19 寸，耻骨联合上缘至股骨内上髁长 18 寸，股骨内上髁上缘至胫骨内侧髁下缘长 3.5 寸，胫骨内侧髁下缘至内踝尖长 12 寸，内踝尖至足底长 3 寸。

【解读】

身体侧面的骨度分寸，以锁骨、腋横纹、腋窝、季胁、环跳穴、股骨内上髁、胫骨内侧髁、内踝为骨度分寸标志。

【原文】

四肢部：

肩至肘，长一尺七寸。

肘至腕，长一尺二寸半。臂之中节曰肘。

腕至中指本节，长四寸。臂掌之交曰腕。

本节至末，长四寸半。指之后节曰本节。

膝以下至外踝，长一尺六寸。

膝腘以下至跗属，长一尺六寸。腘，腿湾也。跗，足面也。膝在前，腘在后。跗属者，凡两踝前后胫掌所交之处，皆为跗之属也。

跗属以下至地，长三寸。

外踝以下至地，长一寸。

足长一尺二寸，广四寸半。

[按] 骨度乃《灵枢·骨度》文所论之长短，皆古数也。然骨之大者太过，小者不及，此亦但言其则耳。至于周身手足折量之法，当用前中指同身寸法为是。（见图35、36）

【提要】 阐述四肢部的骨度分寸。

【白话文】

肩峰至肘关节长17寸，肘关节至腕关节长12.5寸，腕关节至中指掌指关节长4寸，中指掌指关节至中指端长4.5寸。膝中至外踝骨尖长16寸，腘窝中点至两踝之后中点长16寸。两踝之后中点至足底长3寸，外踝向下至足底长1寸。足长12寸，宽4.5寸。

【解读】

四肢部的骨度分寸，以肩峰、肘关节、腕关节、掌指关节、膝关节、足踝等为骨度分寸标志。

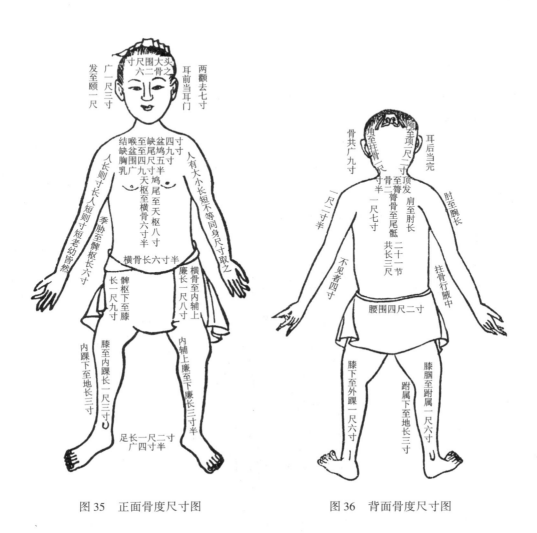

图 35　正面骨度尺寸图　　　　　图 36　背面骨度尺寸图

前头面颈诸穴行列

【原文】

头部顶中：

中行凡一穴：百会属督脉

头部前：

中行凡四穴：神庭　上星　囟会　前顶俱属督脉

两旁第二行左右凡八穴：曲差　五处　承光　通天俱足太阳穴

两旁第三行左右凡六穴：临泣　目窗　正营俱足少阳穴

正面部：

中行凡五穴：素髎　水沟　兑端　龈交俱督脉穴　承浆任脉穴

两旁第二行左右凡十穴：攒竹　睛明俱足太阳穴　迎香　禾髎俱手阳明穴　巨髎足阳明穴

两旁第三行左右凡十穴：阳白足少阳穴　承泣　四白　地仓　大迎俱足阳明穴

两旁第四行左右凡八穴：本神　瞳子髎俱足少阳穴　丝竹空手少阳穴　颧髎手太阳穴

颈部：

中行凡二穴：廉泉　天突俱属任脉（见图37）

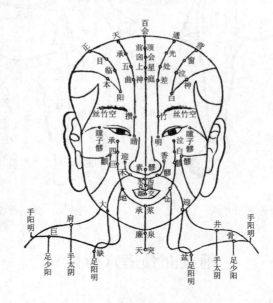

图37　前头面颈穴总图

【提要】阐述头部前侧、面部及颈部的穴位分布与归属经脉。

【白话文】

头顶部正中为百会穴，属督脉。

头部前侧正中有神庭、上星、囟会、前顶4个腧穴，属督脉。头部正中线左右两边第二条线上有曲差、五处、承光、通天，左右共8个腧穴，属足太阳膀胱经。头部正中左右两边第三条线上有头临泣、目窗、正营，左右共 6 个腧穴，属足少阳胆经。

面部正中线有督脉上的素髎、水沟、兑端、龈交，以及任脉上的承浆穴，共 5 个腧穴。面部正中线左右两边第二行上有足太阳膀胱经上的攒竹、睛明穴，以及手阳明大肠经上的迎香、禾髎穴和足阳明胃经的巨髎穴，共 10 个腧穴。面部正中线左右两边第三行上有 10 个腧穴，分别是足少阳胆经的阳白穴和足阳明胃经上的承泣、四白、地仓、大迎穴。面部正中线左右两边第四条线上有足少阳胆经的本神、瞳子髎穴，手少阳三焦经的丝竹空穴以及手太阳小肠经的颧髎穴共 8 个腧穴。

颈部中央有任脉上的廉泉、天突 2 个腧穴。

【解读】

头为诸阳之会，阳经俱上行循于头面。头部前侧、面部及颈前部，有督脉、足太阳膀胱经、足少阳胆经、手阳明大肠经、足阳明胃经、手少阳三焦经、手太阳小肠经等经脉循行，任脉行于面部下颌中线承浆穴以下及颈部前中线。各经均有穴位分布。

胸腹诸穴行列

【原文】

胸部：

中行凡七穴：天突　璇玑　华盖　紫宫　玉堂　膻中　中庭俱任脉

两旁第二行左右凡十二穴去中行任脉二寸：俞府　彧中　神藏　灵墟　神封　步廊俱足少阴

两旁第三行左右凡十二穴自气户夹俞府旁二寸，去中行四寸：气户　库房　屋翳　膺窗　乳中　乳根俱足阳明

两旁第四行左右凡十二穴自云门夹气户旁二寸，去中行六寸：云门　中府俱手太阴　周荣　胸乡　天溪　食窦俱足太阴

腹部：

中行凡十五穴：鸠尾　巨阙　上脘　中脘　建里　下脘　水分　神阙　阴

交 气海 石门 关元 中极 曲骨 会阴俱任脉

两旁第二行左右凡二十二穴自幽门夹巨阙两旁各半寸，循冲脉下行至横骨：幽门
通谷 阴都 石关 商曲 肓俞 中注 四满 气穴 大赫 横骨俱足少阴

两旁第三行左右凡二十六穴自不容夹幽门两旁各一寸五分，去中行二寸：不容
承满 梁门 关门 太乙 滑肉门 天枢 外陵 大巨 水道 归来 气冲俱
足阳明 急脉足厥阴穴，夹气冲旁各半寸，去中行二寸半

两旁第四行左右凡十四穴自期门上直两乳，夹不容旁各一寸五分，去中行三寸半：
期门足厥阴 日月足少阳 腹哀 大横 腹结 府舍 冲门俱足太阴（见图38）

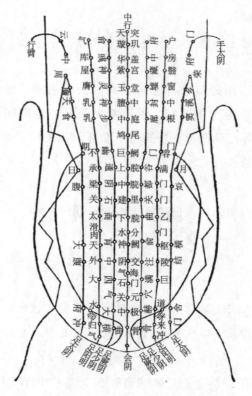

图38 胸腹部穴总图

【提要】 阐述胸、腹部的穴位分布及归属经脉。

【白话文】

在胸部正中线上有任脉 7 个腧穴，分别是天突、璇玑、华盖、紫宫、玉
堂、膻中、中庭。胸部任脉两侧各旁开 2 寸的第二条线为足少阴肾经，分布的

穴位有俞府、彧中、神藏、灵墟、神封、步廊，左右共有 12 个腧穴。胸部任脉两侧各旁开 4 寸的第三条线为足阳明胃经，分布的穴位有气户、库房、屋翳、膺窗、乳中、乳根，左右共有 12 个腧穴。胸部任脉两侧各旁开 6 寸处是第四条线，有手太阴肺经的云门、中府穴和足太阴脾经的周荣、胸乡、天溪、食窦穴，左右共 12 个腧穴。

腹部正中线为任脉，有鸠尾、巨阙、上脘、中脘、建里、下脘、水分、神阙、阴交、气海、石门、关元、中极、曲骨、会阴 12 个腧穴。腹部正中线左右两侧旁开 0.5 寸处的第二条线为足少阴肾经，有幽门、通谷、阴都、石关、商曲、肓俞、中注、四满、气穴、大赫、横骨，左右共 22 个腧穴。腹部正中线左右两侧旁开 2 寸处的第三条线上有足阳明胃经上的不容、承满、梁门、关门、太乙、滑肉门、天枢、外陵、大巨、水道、归来、气冲和足厥阴肝经上的急脉穴（腹部正中线旁开 2.5 寸处），左右共有 26 个腧穴。腹部正中线左右两侧旁开 4 寸处的第四条线上有足厥阴肝经的期门穴、足少阳胆经的日月穴和足太阴脾经的腹哀、大横、腹结、府舍、冲门穴，左右共有 14 个腧穴。

【解读】

胸、腹部主要为阴经分布，有任脉、手太阴肺经、足少阴肾经、足太阴脾经、足厥阴肝经，另外，足阳明胃经分布于胸腹部前、足少阳胆经分布于胸腹部外侧。

后头项诸穴行列

【原文】

头部后：

中行凡五穴：后顶　强间　脑户　风府　哑门俱属督脉

两旁第二行左右凡六穴：络却　玉枕　天柱俱足太阳穴

两旁第三行左右凡六穴：承灵　脑空　风池俱足少阳穴

两旁第四行左右凡四穴：完骨足少阳穴　天牖手少阳穴（见图 39）

【提要】阐述头后部及项部的穴位分布及归属经脉。

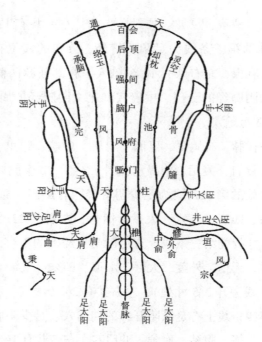

图 39　后头项穴总图

【白话文】

头部后正中线是督脉，有后顶、强间、脑户、风府、哑门 5 个腧穴。后正中线左右旁开 1.5 寸处的第二条线是足太阳膀胱经，有络却、玉枕、天柱穴，左右共 6 个腧穴。后正中线左右旁开 3 寸处的第三条线是足少阳胆经，有承灵、脑空、风池穴，左右共 6 个腧穴。头侧部第四行上左右共有 4 个腧穴，分别是足少阳胆经上的完骨穴和手少阳三焦经上的天牖穴。

【解读】

头项后部主要为阳经循行，如督脉、足太阳膀胱经、足少阳胆经和手少阳三焦经，各有穴位分布。

背穴行列

【原文】

背部：

中行凡十四穴：大椎　陶道　身柱　神道　灵台　至阳　筋缩　中枢　脊

中　悬枢　命门　阳关　腰俞　长强俱督脉

　　两旁第二行左右凡十四穴：大杼　风门　肺俞　厥阴俞　心俞　膈俞　肝俞　胆俞　脾俞　胃俞　三焦俞　肾俞　大肠俞　小肠俞　膀胱俞　中膂俞　白环俞上俱夹脊，去中行二寸　上髎　次髎　中髎　下髎上俱夹脊骨两旁，十七、十八、十九、二十椎空中　会阳夹尻骨两旁上。俱足太阳穴

　　两旁第三行左右凡二十八穴去脊中行三寸五分：附分　魄户　膏肓俞　神堂　　谚譆　膈关　魂门　阳纲　意舍　胃仓　肓门　志室　胞肓　秩边俱足太阳(见图40)

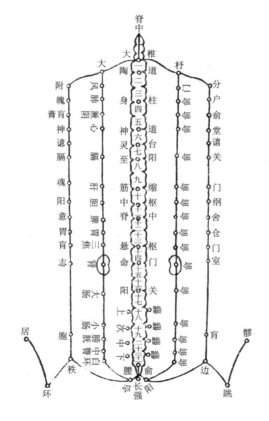

图40　背穴总图

【提要】　阐述背腰部的穴位分布及归属经脉。

【白话文】

腰背部正中线为督脉，有大椎、陶道、身柱、神道、灵台、至阳、筋缩、

中枢、脊中、悬枢、命门、阳关、腰俞、长强穴，共有 14 个腧穴。后正中线左右旁开 2 寸（依照原文）的第二行为足太阳膀胱经，有大杼、风门、肺俞、厥阴俞、心俞、膈俞、肝俞、胆俞、脾俞、胃俞、三焦俞、肾俞、大肠俞、小肠俞、膀胱俞、中膂俞、白环俞及夹脊的上髎、次髎、中髎、下髎和夹尻骨的会阳，左右各 22 个腧穴。后正中线左右旁开 3.5 寸（依照原文）的第三行为足太阳膀胱经支脉，有附分、魄户、膏肓俞、神堂、譩譆、膈关、魂门、阳纲、意舍、胃仓、肓门、志室、胞肓、秩边穴，左右各 14 个腧穴。

【解读】

腰背部主要为督脉和足太阳膀胱经循行，各有穴位分布。

侧头面颈肩诸穴行列

【原文】

侧头部：

左右凡二十八穴：头维足阳明穴　颔厌　悬颅　悬厘　曲鬓　率谷　天冲　浮白　窍阴俱足少阳穴　角孙　颅息　瘈脉　翳风　丝竹俱手少阳穴

侧面部：

左右凡十四穴：客主人　听会俱足少阳　和髎　耳门俱手少阳　听宫手太阳　下关　颊车俱足阳明穴

侧项部：

左右凡十四穴：人迎婴筋之前　水突　气舍俱足阳明穴　扶突婴筋之后　天鼎俱手阳明　天窗扶突后　天容俱手太阳穴

肩膊部：

左右凡十二穴：巨骨　肩髃　臂臑俱手阳明　肩井足少阳穴　肩髎　臑会俱手少阳穴（见图41）

【提要】阐述头、面、项和肩的侧部穴位分布及归属经脉。

【白话文】

头侧部左右共 28 个腧穴，分别是足阳明胃经上的头维穴，足少阳胆经上的颔厌、悬颅、悬厘、曲鬓、率谷、天冲、浮白、头窍阴穴和手少阳三焦经上的角孙、颅息、瘛脉、翳风、丝竹空穴。

面部左右两边共有 14 个腧穴,分别是足少阳胆经上的客主人穴和听会穴、手少阳三焦经的耳和髎和耳门穴、手太阳小肠经上的听宫穴,以及足阳明胃经上的下关和颊车穴。

颈部的左右两侧共有 14 个腧穴分布,分别是足阳明胃经上的人迎、水突、气舍穴,手阳明大肠经上的扶突、天鼎穴,手太阳小肠经上的天窗、天容穴。

左右肩部的腧穴共有 12 个,分别是手阳明大肠经上的巨骨、肩髃、臂臑穴,足少阳胆经的肩井穴,手少阳三焦经的肩髎、臑会穴。

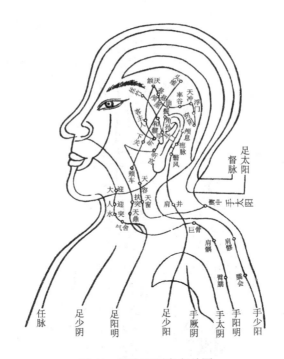

图 41 侧头面项肩穴总图

【解读】

头、面、项和肩的侧部穴位分布,主要有足阳明胃经、足少阳胆经、手少阳三焦经、手太阳小肠经和手阳明大肠经循行。

77

侧腋胁肋诸穴行列

【原文】

侧腋胁肋部：

左右凡二十穴：渊腋 辄筋俱足少阳 天池手厥阴 大包足太阴 章门足厥阴 京门 带脉 五枢 维道 居髎俱足少阳

附：两手奇俞穴

左右凡六穴：拳尖在中指本节前骨尖上，握拳取之 五虎一在手食指背间，一在无名指背间，皆在次节三节相接骨尖上各一穴，握拳取之（见图42）

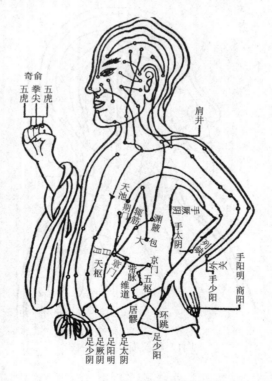

图42 侧腋胁肋穴总图

【提要】 阐述躯干侧面的穴位分布和各自归属经脉，以及双手处的奇穴分布。

【白话文】

两侧胁肋部共分布 20 个腧穴，分别是足少阳胆经上的渊腋、辄筋、京门、带脉、五枢、维道、居髎穴，手厥阴心包经上的天池穴，足太阴脾经的大包穴和足厥阴肝经上的章门穴。

双手食指、无名指二、三指交接处为五虎穴，中指二、三指交接处为拳尖穴，皆为奇穴。

【解读】

躯干侧面的穴位分布情况，并足少阳经胆经、手厥阴心包经、足太阴脾经循行。

手三阴经总穴名

【原文】

手太阴肺经，行臂内凡九穴，左右同起手大指端，行三阴之上：少商　鱼际太渊　经渠　列缺　孔最　尺泽　侠白　天府

手厥阴心包络经，行臂内凡八穴，左右同起手中指端，行三阴之中：中冲劳宫　大陵　内关　间使　郄门　曲泽　天泉

手少阴心经，行臂内凡九穴，左右同起手小指内侧端，行三阴之下：少冲　少府　神门　阴郄　通里　灵道　少海　青灵　极泉（见图43）

【提要】阐述手三阴经的分布和各经所属穴位。

【白话文】

手太阴肺经循行于手臂内外侧，左右对称各 9 个腧穴，起于大拇指的桡侧端，循走于手三阴经的前面，所属穴位有少商、鱼际、太渊、经渠、列缺、孔最、尺泽、侠白、天府。手厥阴心包经循行于手臂内侧中间，左右各有 8 个腧穴，起于手中指桡侧端，循走于手三阴经的中间，所属穴位有中冲、劳宫、大陵、内关、间使、郄门、曲泽、天泉。手少阴心经循行于手臂内侧，左右各有 9 个腧穴，起于手小指桡侧端，循走于手三阴经的后面，所属穴位有少冲、少府、神门、阴郄、通里、灵道、少海、青灵、极泉。

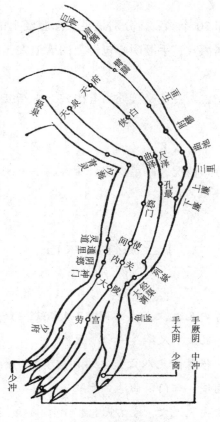

图 43　手三阴经总穴图

【解读】

手太阴肺经起于拇指的桡侧端，循行于手臂内外侧，手三阴经的前面，左右各9个腧穴。手厥阴心包经起于手中指桡侧端，循行于手臂内侧中间，手三阴经的中间，左右各有8个腧穴。手少阴心经起于手小指桡侧端，循行于手臂内侧，手三阴经的后面，左右各有9个腧穴。

手三阳经总穴名

【原文】

手阳明大肠经，行臂外，凡十四穴，左右同起手食指端，行三阳之上：商阳

二间　三间　合谷　阳溪　偏历　温溜　下廉　上廉　三里　曲池　肘髎　五里　臂臑

手少阳三焦经，行臂外凡十二穴，左右同起手无名指端，行三阳之中：关冲　液门　中渚　阳池　外关　支沟　会宗　三阳络　四渎　天井　清冷渊　消泺

手太阳小肠经，行臂外凡八穴，左右同起手小指外侧端，行三阳之下：少泽　前谷　后溪　腕骨　阳谷　养老　支正　小海（见图44）

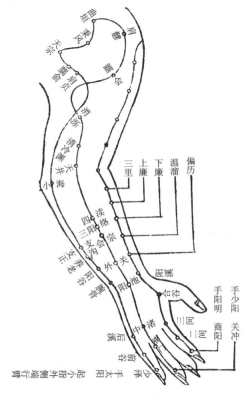

图44　手三阳经总穴图

【提要】　阐述手三阳经的分布和各经所属穴位。

【白话文】

手阳明大肠经起于食指桡侧端，循行于上肢背面，于手三阳经的前缘，左右对称，各有 14 个腧穴，即商阳、二间、三间、合谷、阳溪、偏历、温溜、下廉、上廉、手三里、曲池、肘髎、手五里、臂臑。手少阳三焦经起于手无名

指尺侧端，循行于上肢背面正中线上，于手三阳经的中间，左右对称，各有 12 个腧穴，即关冲、液门、中渚、阳池、外关、支沟、会宗、三阳络、四渎、天井、清冷渊、消泺。手太阳小肠经起于手小指尺侧端，循行于上肢背面，于手三阳经的内缘，左右对称，各有 8 个腧穴，即少泽、前谷、后溪、腕骨、阳谷、养老、支正、小海。

【解读】

手阳明大肠经起于食指桡侧端，循行于上肢背面，于手三阳经的前缘，左右对称，各有 14 个腧穴。手少阳三焦经起于手无名指尺侧端，循行于上肢背面正中线上，于手三阳经的中间，左右对称，各有 12 个腧穴。手太阳小肠经起于手小指尺侧端，循行于上肢背面，于手三阳经的内缘，左右对称，各有 8 个腧穴。

足三阴经总穴名

【原文】

足厥阴肝经，行足股内凡十一穴，左右同起足大趾端，行三阴之前：大敦　行间　太冲　中封　蠡沟　中都　膝关　曲泉　阴包　五里　阴廉

足太阴脾经，行足股内凡十一穴，左右同起足大趾内侧端，行三阴之中：隐白　大都　太白　公孙　商丘　三阴交　漏谷　地机　阴陵泉　血海　箕门

足少阴肾经，行足股内凡十穴，左右同起足心，行三阴之后：涌泉　然谷　太溪　大钟　照海　水泉　复溜　交信　筑宾　阴谷（见图45）

【提要】阐述足三阴经的分布和各经所属穴位。

【白话文】

足三阴经分布在下肢内侧的腧穴。足厥阴肝经起于足大趾爪甲后丛毛处，循行于下肢内侧，于足三阴经的前缘，左右对称，各有 11 个腧穴，即大敦、行间、太冲、中封、蠡沟、中都、膝关、曲泉、阴包、足五里、阴廉。足太阴脾经起于足大趾内侧端，循行于下肢内侧，于足三阴经的中间，左右对称，各有 11 个腧穴，即隐白、大都、太白、公孙、商丘、三阴交、漏谷、地机、阴

陵泉、血海、箕门。足少阴肾经起于起于足小趾下，斜走足心，循行于下肢内侧，足三阴经的后缘，左右对称，各有 10 个腧穴，即涌泉、然谷、太溪、大钟、照海、水泉、复溜、交信、筑宾、阴谷。

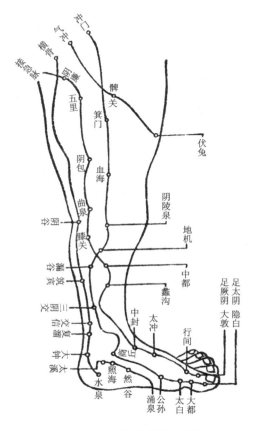

图 45　足三阴经总穴图

【解读】

　　足厥阴肝经起于足大趾爪甲后丛毛处，循行于下肢内侧，于足三阴经的前缘，左右对称，各有 11 个腧穴。足太阴脾经起于足大趾内侧端，循行于下肢内侧，于足三阴经的中间，左右对称，各有 11 个腧穴。足少阴肾经起于起于足小趾下，斜走足心，循行于下肢内侧，足三阴经的后缘，左右对称，各有 10 个腧穴。

足三阳经总穴名

【原文】

足阳明胃经，行足股外凡十五穴，左右同起足三趾端，行三阳之前：厉兑内庭　陷谷　冲阳　解溪　丰隆　下巨虚　条口　上巨虚　三里　犊鼻　梁丘阴市　伏兔　髀关

足少阳胆经，行足股外凡十五穴，左右同起足四趾端，行三阳之中：窍阴侠溪　地五会　临泣　丘墟　悬钟　阳辅　光明　外丘　阳交　阳陵泉　阳关中渎　环跳　风市

足太阳膀胱经，行足股后凡十九穴，左右同起足小趾侧端，行三阳之后：至阴通谷　束骨　京骨　金门　申脉　仆参　昆仑　跗阳　飞扬　承山　承筋　合阳委中　委阳　浮郄　殷门　承扶　会阳（见图46）

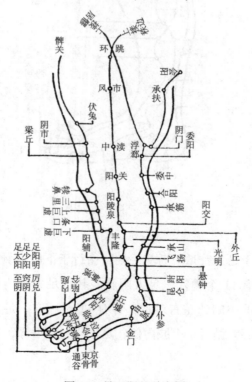

图46　足三阳经总穴图

【提要】 阐述足三阳经的分布和各经所属穴位。

【白话文】

足三阳经分布在下肢外侧的腧穴。足阳明胃经起于足大趾内侧端，循行于下肢外侧，于足三阳经的前缘，左右对称，各 15 个腧穴，即厉兑、内庭、陷谷、冲阳、解溪、丰隆、下巨虚、条口、上巨虚、足三里、犊鼻、梁丘、阴市、伏兔、髀关。足少阳胆经起于足第 4 趾末节外侧端，循行于下肢外侧中间，于足三阳经的中间，左右对称，各有 15 个腧穴，即足窍阴、侠溪、地五会、足临泣、丘墟、悬钟、阳辅、光明、外丘、阳交、阳陵泉、阳关、中渎、环跳、风市。足太阳膀胱经起于足小趾末节外侧端，循行于下肢外侧，于足三阳经的内缘，左右对称，各有 19 个腧穴，即至阴、足通谷、束骨、京骨、金门、申脉、仆参、昆仑、跗阳、飞扬、承山、承筋、合阳、委中、委阳、浮郄、殷门、承扶、会阳。

【解读】

足阳明胃经起于足大趾内侧端，循行于下肢外侧，于足三阳经的前缘，左右对称，各 15 个腧穴。足少阳胆经起于足第 4 趾末节外侧端，循行于下肢外侧中间，于足三阳经的中间，左右对称，各有 15 个腧穴。足太阳膀胱经起于足小趾末节外侧端，循行于下肢外侧，于足三阳经的内缘，左右对称，各有 19 个腧穴。

医宗金鉴卷八十一

肺脏经文

【原文】

经云：肺者，相傅之官，治节[1]出焉。其形四垂[2]，附着于脊之第三椎中。有二十四[3]空，行列分布，以行诸脏之气，为脏之长，为心之盖。

又云：是经常多气少血[4]。

《难经》曰：肺重三斤三两，六叶两耳，凡八叶，主藏魄。

《中藏经》曰：肺者生气之原，乃五脏之华盖。

张介宾曰：肺叶白莹，谓为华盖，以覆诸脏。虚如蜂窠，下无透窍，吸之则满，呼之则虚，一呼一吸，消息自然，司清浊之运化，为人身之橐籥。（见图47）

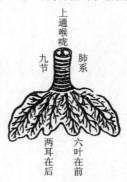

图47 手太阴肺脏图

86

【提要】 阐述肺的形态与功能。

【注释】

①治节：治理调节。肺主气而朝百脉，有辅助心脏而治理调节脏腑气血的功能。

②四垂：指肺叶从四面垂下。

③二十四：虚指，译为众多。

④多气少血：属于描述十二经气血多少的理论。

【白话文】

《内经》言：肺犹如宰相辅佐君主，起着治理调节全身的作用。肺的形态是从四面而垂下，附着于脊椎的第三胸椎之中，其间有很多中空之处，纵横交错地分布着，又因其辅助心脏而治理调节各脏腑之气血，故称之为各脏之先导，心脏之棚盖。

又有言：肺脏常常是多气而少血。

【解读】

《黄帝内经》中的《素问·灵兰秘典论》中以古代官职为比较，论述肺如同朝廷中的宰相，辅佐君主；治节为治理调节之意，调治脏腑的气血营卫。肺被称为五脏之长，从一方面而言是其位置处于五脏的最高位；一方面是从其生理功能而言，主一身之气，朝百脉而主治节。肺经为多气少血之经，此气血多少的理论为针灸的补泻提供基础，《素问·血气形志》提出了多血少气可泻血勿伤其气、多气少血可泻气勿伤其血的针刺大法。

肺经循行经文

【原文】

肺手太阴之脉，起于中焦，下络①大肠，还循②胃口③，上膈属④肺，从肺系⑤横出腋下，下循臑⑥内，行少阴⑦心主⑧之前，下肘中循臂内上骨⑨下廉，入寸口上鱼，循鱼际⑩出大指之端；其支者，从腕后直出次指内廉⑪，出其端。（见图48）

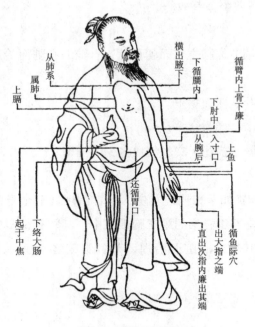

图 48　肺经循行图

【提要】　阐述手太阴肺经循行分布规律。

【注释】

①络：联络，这里指与本经相表里的脏腑联络。

②还循：还，指经脉去而复返；循，沿着。

③胃口：指胃之上口，贲门部。

④属：联络。凡经脉与其所发出的脏腑相连曰属，与其他经脉相通络。

⑤肺系：喉咙，兼指气管。

⑥臑：上臂肩至肘的部位。

⑦少阴：指手少阴心经而言。

⑧心主：指手厥阴心包经而言。

⑨上骨：指桡骨。

⑩鱼际：经穴名，位于第1掌骨桡侧中点赤白肉际处。

⑪廉：边缘或边侧。

【白话文】

手太阴肺经起于中焦，下则联络大肠，回过来沿着胃上口，穿过膈肌联络肺脏，从气管、喉咙部出来而横行出于腋下，向下循行于上臂内侧前缘，行于手少阴心经以及手厥阴心包经的前侧，向下经过肘中而循行于前臂内侧桡骨桡侧缘，经过寸口，循行过鱼际而止于大拇指桡侧端；分支从腕后分出，而止于食指桡侧端。

【解读】

手太阴肺经所主之病，有胸肺部疾病如肺部胀闷、喘促咳嗽等；也可主治经脉循行部位的疾患如咽喉肿痛、前臂部因气血阻逆引起的厥冷、麻木、疼痛等。当气盛有余时，可见肩背酸痛、感受风寒而汗出、伤风、小便频数、张口呼气；当气虚不足时，则可见肩背冷痛、气短、小便颜色异常等。

肺经循行歌

【原文】　　　手太阴肺中焦生，络肠循胃散流行[①]。

上膈属肺从肺系，横出腋下臑肘中。

循臂寸口上鱼际，大指内侧爪端通。

支络还从腕后出，接次指属阳明经。

〔注〕手太阴肺经之脉，起于中焦者，言起于任脉中脘穴也。下络大肠，还循胃口者，谓本经之络，散布流行，下则络于大肠，还上而循胃口，非上膈属肺直行之经也。夫经络流行，循还无端。故手太阴之脉，必自足厥阴经之支者期门穴，循行中脘穴，上膈属肺，以交于手太阴肺经也。从肺系横出腋下，至于中府、云门穴，下循于臑内天府、侠白穴；从侠白行少阴心主经脉之前，下行肘中尺泽穴；从尺泽循臂内上骨下廉孔最穴，从孔最入寸口列缺、经渠、太渊穴；从太渊上鱼入鱼际穴；从鱼际出大指之端少商穴而终焉。其支者从腕后直出，循行次指内廉出其端，以交于手阳明大肠经也。

【提要】　本歌诀归纳手太阴肺经的循行分布规律。

【注释】

①散流行：散布循行。

【白话文】

手太阴肺经起始于中焦，联络大肠，沿着胃上口散布循行，上过膈肌属于肺脏。并继续向上循行至气管喉咙处，从气管喉咙横出于腋下，向下循行于上臂内侧前缘，向下经过肘中而循行于前臂内侧桡骨桡侧缘，循小臂寸口过鱼际而止于大拇指桡侧端；分支从腕后分出，至食指桡侧端与手阳明大肠经交接。

【解读】

介绍手太阴肺经在体表的循行部位。联系的脏腑器官包括：肺、大肠、胃、肺系（喉咙、气管）、膈。

肺 经 穴 歌

【原文】　　　　手太阴肺十一穴，中府云门天府列。

　　　　　　　　次则侠白下尺泽，又次孔最与列缺。

　　　　　　　　经渠太渊下鱼际，抵指少商如韭叶①。

【提要】列出手太阴肺经各腧穴。

【注释】

①韭叶：韭叶的宽度。

【白话文】

手太阴肺经共有 11 穴，中府穴、云门穴和天府穴，然后又有侠白穴、尺泽穴，又有孔最穴与列缺穴、经渠穴、太渊穴和鱼际穴，以及指端离指甲韭叶宽的少商穴。

【解读】

手太阴肺经起于中府止于少商，共 11 穴。中府为募穴、手足太阴交会穴，孔最为郄穴，列缺为络穴、八脉交会穴、通于任脉，少商、鱼际、太渊、经渠、尺泽分别是井荥俞经合五输穴，其中太渊亦为原穴、八会穴之脉会。本经部分腧穴除了主治肺系疾病、皮肤病证、经络循行部位的其他病证外，还有特殊作用。如尺泽治疗胃肠疾病，孔最治疗咯血，列缺治疗头项病痛，太渊治疗无脉症，少商治疗急症、热病等。

肺经分寸歌

【原文】　　　　太阴中府三肋①间，上行云门寸六许。

云在任玑②旁六寸，大肠巨骨下二骨。

天府腋三③动脉求，侠白肘上五寸主。

尺泽肘中约纹是，孔最腕上七寸拟。

列缺腕上一寸半，经渠寸口陷中取。

太渊掌后横纹头，鱼际节后散脉里。

少商大指端内侧，鼻衄刺之立时止。

〖注〗中府在任脉中行华盖穴旁，直开去六寸，乳上三肋间陷中，动脉应手，仰而取之，是其穴也。上直行一寸六分，在手阳明大肠经巨骨之下陷中，动脉应手，举臂取之，云门穴也。从云门穴下循臑内，腋下三寸动脉陷中，以鼻尖点墨取之，天府穴也。从天府穴下行肘中，约纹上去五寸动脉中，侠白穴也。从侠白穴下行肘中，约纹上屈肘横筋骨罅中，动脉应手，尺泽穴也。从尺泽穴下行腕前，约纹上七寸，上骨、下骨间陷中，孔最穴也。从孔最穴循外侧行腕后，侧上一寸五分，以两手交叉，当食指末筋骨罅中，列缺穴也。从列缺穴循行寸口陷中，经渠穴也。从经渠穴内循手掌后陷中，太渊穴也。从太渊穴上鱼，手大指本节后，内侧陷中散脉中白肉际，鱼际穴也。从鱼际穴循行手大指内侧之端，去爪甲角如韭叶许白肉际，少商穴也。(见图49)

【提要】　此条歌诀重点阐述了手太阴肺经各经穴及其分寸定位。

【注释】

①三肋：指乳上三肋，即第一肋间。

②任玑：指任脉，即前正中线。

③腋三：指腋下三寸。

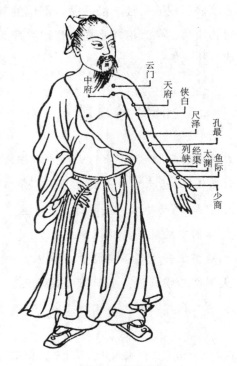

图 49　肺经穴图

【白话文】

手太阴肺经之中府穴位于乳上三肋（即第一肋间）凹陷中。向上大约 1.6 寸是云门穴，云门穴在前正中线上旁开 6 寸，在手阳明大肠经之巨骨穴下凹陷中。从云门穴下循臑内，天府穴在腋下 3 寸动脉陷中。从天府穴向下行至肘中，侠白穴在肘横纹上 5 寸动脉处。从侠白穴下行至肘中，尺泽穴在肘横纹中动脉搏动处。从尺泽穴向下行至腕前，孔最穴在腕横纹上 7 寸凹陷中。从孔最穴下行至腕后桡侧，列缺穴在腕横纹上 1.5 寸。经渠穴在寸口凹陷之中。太渊穴在掌后腕横纹桡侧凹陷中。鱼际穴在手大指本节之后散脉中赤白肉际处。少商穴在手大指端内侧缘，鼻衄病针刺于此能立刻见效。

【解读】

本经部分腧穴取穴特点：肘横纹肱二头肌腱桡侧取尺泽；尺泽与太渊连线上取孔最；桡骨茎突上方取列缺；腕横纹桡动脉搏动处取太渊；拇指桡侧甲角旁取少商。

大 肠 经 文

【原文】

经云：大肠者，传道①之官，变化②出焉。

又云：回肠当脐左回十六曲③，大④四寸，径一寸寸之少半⑤，长二丈一尺，受谷一斗，水七升半。

又云：广肠附脊以受回肠，乃出滓秽之路。大八寸，径二寸寸之大半，长二尺八寸，受谷九升三合八分合之一，是经多气少血。

《难经》曰：大肠重二斤十二两，肛门重十二两。

张介宾曰：按回肠者，以其回叠也；广肠者，即回肠之更大者；直肠者，又广肠之末节，下连肛门也。（见图50）

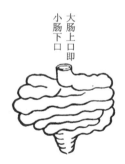

图50　手阳明大肠腑图

【提要】阐述大肠的形态与功能。

【注释】

①传道：传，驿站之意；道，通达之意。

②变化：变，更也，改变之意；化，教行于上则化成于下。

③十六曲：指十六圈。

④大：指圆周长。

⑤寸之少半：此处指三分之一寸。

【白话文】

《内经》有言：大肠为传道之官，能传送食物的糟粕，使其变成粪便排出体内。

又有言：回肠在肚脐的左侧回旋环绕 16 个弯曲。它的圆周长为 4 寸，直径 $1\frac{1}{3}$ 寸，长度为 2 丈 1 尺。能受纳谷物 1 斗，水 7.5 升。

又有言：广肠附着于脊而连接回肠，接受来自回肠的内容物，是传导出食物糟粕的通道。广肠圆周长为 8 寸，直径 $2\frac{2}{3}$ 寸，长为 28 寸。能受纳谷物 9 升 $3\frac{1}{8}$ 合，是多气少血之经。

【解读】

大肠的特征有：一是谷物在此暂留，有驿站之意；二是通道，直达出口；三是将谷物变成浊物；四是奉肺（上焦）之教化，将浊物化成于下。大肠上接阑门，与小肠相通，下连魄门（肛门），包括结肠和直肠。其功能：传化糟粕，大肠接受小肠下注的消化物，吸收剩余的水分和养料，将排泄物变为粪便，排出体外。"是经多气少血"，故当大肠为病时，治宜通导腑气、化滞消积、补气固涩等法。

大肠经循行经文

【原文】

大肠手阳明之脉，起于大指次指之端，循指上廉，出合谷两骨①之间，上入两筋②之中，循臂上廉③，入肘外廉④，上臑外前廉，上肩出髃骨⑤之前廉，上出于柱骨之上会⑥，下入缺盆，络肺下膈属大肠。其支者，从缺盆上颈贯颊，入下齿中，还出夹口，交人中，左之右，右之左，上夹鼻孔。（见图 51）

【提要】 阐述手阳明大肠经循行分布规律。

【注释】

①合谷两骨：指第一、二掌骨。

②两筋：指拇长伸肌腱、拇短伸肌腱。

③臂上廉：前臂桡侧。

④肘外廉：肘横纹外侧，约曲池穴部。

⑤髃骨：此处指肩峰部。

⑥柱骨之上会：柱骨，指颈椎；柱骨之上会，指大椎穴。

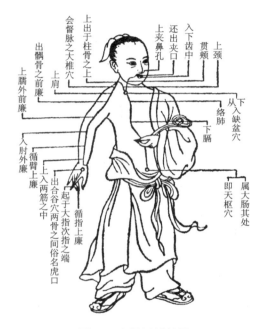

图51　大肠经循行图

【白话文】

手阳明大肠经，起于食指之端，循行于上肢外侧前缘，出于第一、二掌骨之间，向上入于拇长伸肌腱、拇短伸肌腱之中，上入于肘外侧循行于上臂外侧，上走肩端前缘会于大椎穴，从肩部向下入于缺盆之内，联络手太阴肺下膈联络大肠；分支从缺盆穴直接向上至颈部，从斜侧贯穿颊部再向前下方入于齿，从齿中环绕口唇，于人中穴而左右交接，左脉向右，右脉向左，上夹于鼻孔。

【解读】

手阳明大肠经异常，会出现齿痛、面颊部肿胀等病证。本经主治有关

"津"方面所生的病证：眼睛昏黄，口干，鼻流清涕或出血，喉咙痛，肩前、上臂部痛，食指疼痛、活动不利，等等。本经气盛有余时，经脉所过部位发热、肿胀；气虚不足时则发冷、战栗难以复温。

大肠经循行歌

【原文】　　　　　阳明之脉手大肠，次指内侧起商阳。

循指上廉出合谷，歧骨两筋循臂肪。

入肘外廉循臑外，肩端前廉柱骨旁。

从肩下入缺盆内，络肺下膈属大肠。

支从缺盆直上颈，斜贯颊前下齿当。

还出人中交左右，上夹鼻孔注迎香。

〔注〕手阳明大肠经之脉，起于大指次指内廉之端。出于大指者，谓出于大指少商穴也，本经之络。其支者，直出于次指之端，以交于手阳明大肠经之商阳穴，故曰：起于大指次指之端也。从商阳穴循食指上廉，二间、三间穴也。从三间穴循出两骨之间，合谷穴也。从合穴上两筋之间，阳溪穴也。从阳溪穴循臂上廉至偏历、温溜、下廉、上廉、三里穴也。从三里穴入肘外廉，曲池穴也。从曲池上臑外前廉，肘髎、五里、臂臑穴也。从臂臑穴上肩，肩髃穴也。从肩髃穴出髃骨之前廉，巨骨穴也。从巨骨穴上出于柱骨之会上，言会于督脉之大椎穴也；自督脉大椎穴入交足阳明胃经之缺盆中。络肺下膈属大肠者，谓其支从缺盆上颈，复循本经之天鼎穴，贯颊至扶突穴也。从扶突穴入下齿中禾髎穴，从禾髎穴还出夹口交人中，左之右，右之左，上夹鼻孔迎香穴而终，以交于足阳明胃经也。

【提要】本歌诀归纳手阳明大肠经的循行分布规律。

【白话文】

手阳明大肠经，起于食指末端商阳穴，循食指桡侧缘至合谷，出骨骼连结成夹角处的拇长伸肌腱、拇短伸肌腱之中循行于前臂外桡侧，上入于肘外侧循行于上臂外侧，上走肩端前缘会于大椎穴，从肩部向下入于缺盆之内，联络手太阴肺下膈联络大肠；其分支从缺盆穴直接向上至颈部，从斜侧贯穿颊部，再向前下方入于齿，从齿中环绕口唇，于人中穴而左右交接，上夹于鼻孔而入于迎香穴。

【解读】

本经经脉走向：从食指桡侧端，沿上肢外侧前缘经肩、颈上颜面，止于对侧鼻翼旁。体内支属大肠，络肺。联系的器官有齿（入下齿中）、口、鼻（还出夹口……上夹鼻孔）。

大肠经穴歌

【原文】　　　手阳明穴起商阳，二间三间合谷藏。
　　　　　　　阳溪偏历历温溜，下廉上廉三里长。
　　　　　　　曲池肘髎迎五里，臂臑肩髎巨骨起。
　　　　　　　天鼎扶突接禾髎，终以迎香二十止。

【提要】列出手阳明大肠经各腧穴。

【白话文】

手阳明之经穴起于商阳穴，有二间穴、三间穴和合谷穴，又有阳溪穴、偏历穴以及温溜穴，还有下廉穴、上廉穴、手三里穴、曲池穴、肘髎穴和手五里穴，还有臂臑穴、肩髎穴、巨骨穴、天鼎穴、扶突穴及口禾髎穴，以迎香穴为终止，共20穴。

【解读】

手阳明大肠经起于商阳止于迎香，共20穴。温溜为郄穴，偏历为络穴，肩髎为手阳明、阳跷交会穴，商阳、二间、三间、合谷、阳溪、曲池分别是井荥俞原经合六穴。本经部分腧穴除了主治头面五官病、热病、外经病外，还有特殊作用。如商阳治疗中风昏迷，合谷治疗滞产、经闭，曲池、肩髎治疗风疹、瘾疹，臂臑治目疾等。

关于"面口合谷收"：合谷为手阳明经原穴，大肠经的一条支脉，从缺盆上颈，通过颊部，入下齿槽，环绕口唇，于人中处交叉，左脉向右，右脉行左，至鼻旁与胃经相接。此外，手阳明经筋均行经面口，所谓合谷治面口疾病，是循经取穴之法。

大肠经分寸歌

【原文】　商阳食指内侧边，二间来寻本节前。

三间节后陷中取，合谷虎口歧骨间。

阳溪上侧腕中是，偏历腕后三寸安。

温溜腕后去五寸，池前五寸下廉看。

池前三寸上廉中，池前二寸三里逢。

曲池曲肘纹头尽，肘髎上臑外廉近。

大筋中央寻五里，肘上三寸行向里。

臂臑肘上七寸量，肩髃肩端举臂取。

巨骨肩尖端上行，天鼎喉旁四寸真。

扶突天突旁三寸，禾髎水沟旁五分。

迎香禾髎上一寸，大肠经穴自分明。

〔注〕商阳穴在手食指内侧端后，去爪甲角如韭叶许，是其穴也。从商阳穴循食指上廉，本节前内侧陷中，二间穴也。从二间穴循食指本节后，内侧陷中，三间穴也。从三间穴循行手大指次指歧骨间陷中，合谷穴也。从合谷穴循行手腕中上侧，两筋间陷中，张大指次指取之，阳溪穴也。从阳溪穴上行手腕后，上侧三寸，偏历穴也。从偏历穴上行三寸，温溜穴也。从温溜穴上行二寸五分，辅锐肉分，下廉穴也。从下廉穴上行一寸，上廉穴也。从上廉穴上行一寸，锐肉之端，按之肉起，手三里穴也。从手三里穴上二寸，以手拱胸屈肘，横纹头陷中取之，曲池穴也。从曲池穴上行大骨外廉陷中，肘髎穴也。从肘髎穴循行肘上三寸，向里大脉中央，五里穴也。从五里穴上行四寸，两筋两骨罅宛宛陷中，伸臂平手取之，臂臑穴也。从臂臑穴上行髃骨头，肩端上两骨罅陷处宛宛中，举臂取之有空，肩髃穴也。从肩髃穴上行臂端，两叉骨间陷中，巨骨穴也。从巨骨穴循颈，缺盆上直行扶突下一寸，天鼎穴也。从天鼎穴上直行曲颊下一寸，人迎后一寸五分，仰而取之，扶突穴也。从扶突穴贯颊直鼻孔下，水沟旁五分，禾髎穴也。从禾髎穴上一寸，鼻孔旁五分，迎香穴也。（见图52）

【提要】　本歌诀重点阐述了手阳明大肠经各经穴及其分寸定位。

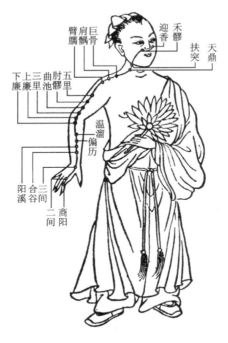

图 52　大肠经穴图

【白话文】

　　商阳穴在食指内侧（桡侧）端后；二间在食指本节前内侧凹陷之中；三间穴在食指本节之后内侧凹陷中；合谷穴在大指和次指歧骨（虎口）间凹陷中；阳溪穴在手腕中上侧、两筋之间凹陷中；偏历穴在手腕侧上 3 寸；温溜穴在手腕横纹上 5 寸；曲池穴向下 4 寸是下廉穴，下 3 寸是上廉穴，下 2 寸是手三里穴，曲池穴当曲肘在肘横纹处取；肘髎穴在肘上大骨外侧凹陷之中、肘上 3 寸；大筋之间是手五里穴；臂臑穴在肘上 7 寸；肩髃穴在肩峰，取穴时应外展手臂；巨骨穴在肩端两骨凹陷之中；从巨骨穴上颈，扶突穴下 1 寸是天鼎穴；扶突穴在天突穴旁开 3 寸；口禾髎穴在水沟穴旁 5 分；迎香穴在口禾髎上 1 寸。这些就是大肠经穴。

【解读】

　　本经部分腧穴取穴特点：食指桡侧甲角旁取商阳；第一、二掌骨间取合谷；拇短、长伸肌腱之间凹陷取阳溪；尺泽与肱骨外上髁之间取曲池；曲池下 2 寸取手三里，上 7 寸取臂臑；肩峰前下方凹陷取肩髃；鼻唇沟中取迎香。

胃 腑 经 文

【原文】

经云：脾胃者，仓廪之官，五味①出焉。

又云：胃者，水谷气血之海也。

又云：胃大一尺五寸，径五寸，长二尺六寸，横屈②，受水谷三斗五升，其中之谷常留二斗、水一斗五升而满。

又云：是经多气少血。

《难经》曰：胃重二斤一两。

张介宾曰：胃之上口名曰贲门，饮食之精气，从此上输于脾肺，宣布于诸脉。胃之下口，即小肠上口，名曰幽门。（见图53）

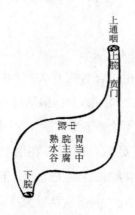

图53 足阳明胃腑图

【提要】阐述了胃腑的形态与功能。

【注释】

①五味：指酸、苦、甘、辛、咸五味。

②横屈：横，指横躺；屈，弯曲。这里指胃形弯曲，横于腹上。

【白话文】

《内经》有言：脾和胃主司饮食的受纳和布化，是仓廪之官，五味的营养靠它们的作用得以消化、吸收和运输。

又有言：胃受纳水谷，水谷之精微能化生气血，故胃为水谷气血之海。

又有言：胃圆周长 1.5 尺，直径 5 寸，长 26 寸，其形弯曲，横于腹上。能受纳水谷 3 斗 5 升，其中经常容纳 2 斗谷物、1 斗 5 升水液就满了。

又有言：是多气少血之经。

【解读】

仓廪之官，即古代管理粮食仓库的官职。五味，指水谷化生的精气。脾主运化水谷精微，胃主受纳腐熟水谷；脾主升，喜燥恶湿，胃主降，喜润恶燥。二者一脏一腑，升降斡旋，燥湿相济，以完成对饮食五味的消化功能，故称之为"仓廪之官"。《黄帝内经·素问》中形象地说："人之所受气者，谷也；谷之所注者，胃是也；胃者，水谷气血之海也。"胃主受纳、腐熟水谷，饮食入口，经过食管，容纳于胃，故称胃为"太仓"；机体的生理活动和气血津液的化生，都需要依靠后天饮食物的营养，而营养来源于容纳于胃中的饮食水谷，故又称胃为"水谷气血之海"。《素问·血气形志第二十四》中又言"阳明常多血多气"，故"刺阳明出气血"。

胃经循行经文

【原文】

胃足阳明之脉，起于鼻之交频中①，旁约②太阳之脉，下循鼻外，入上齿中，还出夹口环唇，下交承浆，却循颐③后下廉，出大迎循颊车，上耳前，过客主人④，循发际，至额颅。其支者，从大迎前下人迎，循喉咙，入缺盆，下膈，属胃，络脾。其直者，从缺盆下乳内廉，下夹脐，入气街⑤中。其支者，起于胃下口，循腹里，下至气街中而合，以下髀关抵伏兔⑥，下膝髌中，下循胫外廉，下足跗⑦，入中趾内间；其支者，下廉穴三寸而别，入中趾外间；其支者，别跗上，入大趾间，出其端。（见图54）

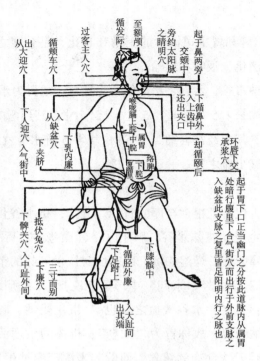

图 54　胃经循行图

【提要】　阐述足阳明胃经的循行分布规律。

【注释】

①頞中：指鼻根。

②约：原误作"纳"，指与足太阳膀胱经交会于眼睛。

③颐：口角后，下颌部。

④客主人：即上关穴，当耳前颧弓上缘。

⑤气街：此处指气冲部，当股动脉搏动处。

⑥伏兔：大腿前正中部，股四头肌隆起状如伏兔。

⑦跗：指足背。

【白话文】

胃属足阳明经，起于鼻旁，上行鼻根，沿着鼻外侧向下行，入于上齿，环绕口唇，交会于承浆穴，循行经过口角后以及大迎穴和颊车穴，上行于耳前，循发际，过额颅；它的一支分支从大迎前向下入人迎穴，抵达缺盆穴底部；下膈膜，连属胃腑而联络与本经相表里的脾脏。其直行的经脉，从缺盆下走乳内侧，一支从胃下口幽门走向腹内，下行气街与前直行的经脉会合，再下行过髀关穴而抵达膝盖中，然后沿着胫骨前外侧下行至足背，入于中趾内侧；又一支脉，从膝下 3 寸处分出，下行至中趾外侧，又一支从足背斜出而行入大趾之端。

【解读】

本经异常病候主要为肠鸣腹胀、水肿、胃痛、呕吐或消谷善饥、口渴、咽喉肿痛、鼻衄、胸及膝髌等本经循行部位疼痛、热病、发狂等"血"方面所发生的病证。本经气盛有余时常见身体前面发热，在胃肠消化方面表现为消化强而易饥、小便色黄；气虚不足时常见身体前面发冷、寒战、胃部冷痛胀满。病证概要为脾胃疾病：胃脘痛，呕吐，腹胀，肠鸣，痢疾；头面五官疾病：头痛，口眼歪斜，齿痛，面痛，牙关紧闭；外经病：乳痈，膝痛，下肢痿痹，脚气。

胃经循行歌

【原文】　　　　　胃足阳明交鼻起，下循鼻外入上齿。
　　　　　　　　　还出夹口绕承浆，颐后大迎颊车里。
　　　　　　　　　耳前发际至额颅，支下人迎缺盆底。
　　　　　　　　　下膈入胃络脾宫，直者缺盆下乳内。
　　　　　　　　　一支幽门循腹中，下行直合气街逢。
　　　　　　　　　遂由髀关抵膝髌，胻跗足趾内间同。
　　　　　　　　　一支下膝注三里，前出中趾外间通。
　　　　　　　　　一支别走足跗趾，大趾之端经尽已。

〖注〗足阳明胃经之脉，起于鼻者，是谓由迎香穴上交頞中两旁，约过足太阳脉之睛明穴，分下循鼻外，始交于足阳明之承泣、四白、巨髎穴也；从巨髎入上齿中，还出夹口之地仓穴；还绕唇下，交会任脉之承浆穴，却循颐后下廉，复交本经之大迎穴。由大迎出循颊车穴，上行耳前，过客主人穴，合少阳经，循发际至额颅两旁之悬颅穴、颔厌穴，复交足阳明之头维穴、下关穴。其支者，行大迎穴，从大迎前循人迎、水突穴、气舍穴，循喉咙入缺盆穴，下膈属胃络脾，散布脏腑。其直者，从缺盆穴直行气户、库房、屋翳、膺窗、乳中、乳根等穴，下乳内廉，不容穴也；从不容循承满、梁门、关门、太乙、滑肉门等穴下夹脐，天枢穴也；从天枢、外陵、大巨、水道、归来等穴，入气街中，气冲穴也。其支者，起于胃口，是谓前之属胃络脾之支，下循腹里，下至气街中而合气街穴，会冲脉上行者也；其下行本经者，髀关穴也。抵伏兔至伏兔穴下，从伏兔行阴市穴、梁丘穴，下膝膑中犊鼻穴，循足三里、上巨虚、条口、下巨虚等穴，下循胫外廉，丰隆穴也；从丰隆循解溪穴，下足跗，冲阳穴也；从冲阳行陷谷穴、内庭穴，入次趾内间也。其本支别支，一自下巨虚下入次趾外间；一别循跗上入大趾次趾间厉兑穴，出其端，交于足太阴脾经也。

[按] 足阳明是足大趾之次趾，不是中趾，必传写之误。

【提要】 本歌诀概括足阳明胃经的循行分布规律。

【白话文】

足阳明胃经起于鼻旁，沿着鼻外侧向下行入于上齿，于口唇绕出交会于承浆穴，循行经过口角后以及大迎穴和颊车穴，上行于耳前发际到额颅；其一分支下入人迎穴抵达缺盆穴底部，穿过膈肌连属胃腑并联络与本经相表里的脾脏。其直行的经脉从缺盆直下乳内侧，一支从胃下口幽门走向腹内，下行气街与前直行的经脉会合，再下行过髀关穴而抵达膝盖中，然后沿着胫骨前外侧下行至足背，入于中趾内侧；一支脉从膝下过足三里，下行至中趾外侧，一支从足背斜出而行入大趾之端。

【解读】

本经经脉走向：起于鼻翼旁（迎香），到目眶下沿目中线下行（四白、地仓），在下颌角前分成两支，一支上额角（颊车、下关、头维），另一支下缺盆，循乳中，夹脐旁2寸（天枢），沿下肢前侧下行（伏兔、足三里、上巨虚、下巨虚、丰隆），经足背（解溪、内庭），止于足次趾外侧端。胫部支脉从足三里到中趾外侧，跗部支脉到大趾内侧端，与足太阴脾经相接。体内路径：属胃，络脾。联系的脏腑器官包括胃、脾、膈、鼻、上齿、口唇、喉咙。

胃经穴歌

【原文】　　　　　四十五穴足阳明，承泣四白巨髎经。

地仓大迎登颊车，下关头维对人迎。

水突气舍连缺盆，气户库房屋翳寻。

膺窗乳中下乳根，不容承满出梁门。

关门太乙滑肉起，天枢外陵大巨里。

水道归来达气街，髀关伏兔走阴市。

梁丘犊鼻足三里，上巨虚连条口底。

下巨虚下有丰隆，解溪冲阳陷谷同。

内庭厉兑阳明穴，大趾次趾之端终。

【提要】列出足阳明胃经各腧穴。

【白话文】

足阳明胃经有45穴，承泣穴、四白穴、巨髎穴、地仓穴、大迎穴、颊车穴、下关穴、头维穴、人迎穴、水突穴、气舍穴连着缺盆穴，气户穴、库房穴、屋翳穴、膺窗穴、乳中穴、乳根穴、不容穴、承满穴、梁门穴、关门穴、太乙穴、滑肉门穴、天枢穴、外陵穴、大巨穴、水道穴、归来穴、气冲穴、髀关穴、伏兔穴、阴市穴、梁丘穴、犊鼻穴、足三里穴、上巨虚穴、条口穴、下巨虚穴，下面还有丰隆穴、解溪穴、冲阳穴、陷谷穴，内庭穴和厉兑穴都是阳明穴，终于足次趾之端。

【解读】

足阳明胃经起于承泣止于厉兑，共45穴。梁丘为郄穴，丰隆为络穴，承泣为足阳明、阳跷、任脉交会穴，巨髎为足阳明、阳跷交会穴，头维为足阳明、足少阳、阳维交会穴，天枢为大肠之募穴，上巨虚为大肠之下合穴，下巨虚为小肠之下合穴，厉兑、内庭、陷谷、冲阳、解溪、足三里分别为井荥俞原经合六穴，其中足三里亦为胃之下合穴。本经部分腧穴除了主治脾胃疾病、头面五官病、外经病外，还有特殊作用，如天枢治大肠病、妇科病，足三里治虚证，上巨虚治大肠病证，丰隆治痰湿证，内庭治胃火证。

胃经分寸歌

【原文】　　　胃之经兮足阳明，承泣目下七分寻。

再下三分名四白，巨髎鼻孔旁八分。

地仓夹吻四分近，大迎颌下寸三中。

颊车耳下八分陷，下关耳前动脉行。

头维神庭旁四五，人迎喉旁寸五真。

水突筋前人迎下，气舍喉下一寸乘。

缺盆舍下横骨陷，气户下行一寸明。

库房下行一寸六，屋翳膺窗乳中根。

不容巨阙旁二寸，一寸承满与梁门。

关门太乙滑肉门，天枢脐旁二寸寻。

枢下一寸外陵穴，陵下一寸大巨陈。

巨下三寸水道穴，水下二寸归来存。

气街归来下一寸，共去中行二寸匀。

髀关膝上尺二许，伏兔髀下六寸是。

阴市伏兔下三寸，梁丘市下一寸记。

犊鼻膝髌陷中取，膝眼三寸下三里。

里下三寸上廉穴，廉下二寸条口举。

再下二寸下廉穴，复上外踝上八寸。

却是丰隆穴当记，解溪则从丰隆下。

内循足腕上陷中，冲阳解下高骨动。

陷谷冲下二寸名，内庭次趾外歧骨。

厉兑大次趾端中。

【注】承泣穴，在目下七分，目下胞陷中，上直瞳子正视取之，是其穴也。从承泣直下三分，颧空骨内，亦直瞳子取之，四白穴也。从四白下行，夹鼻孔旁八分，亦直瞳子取之，

巨髎穴也。从巨髎下行，夹口吻旁四分外许，近下微有动脉，地仓穴也。从地仓行腮颔下前一寸三分，骨陷中动脉，大迎穴也。从大迎行耳下曲颊端，近前八分陷中，侧卧开口取之，颊车穴也。从颊车上行，耳前动脉，侧卧合口有空取之，下关穴也。从下关上行额角，入发际，以督脉中行神庭穴旁开四寸半，头维穴也。

从头维下行，颈下夹结喉旁一寸五分，大动脉应手，伸头取之，人迎穴也。从人迎下直行，颈大筋前内贴气喉，水突穴也。从水突下直行，颈大筋前结喉下一寸许陷中，贴骨尖上有缺处，气舍穴也。从气舍下行，肩上横骨陷中，缺盆穴也。

从缺盆下行，巨骨下一寸，旁开中行四寸陷中，仰而取之，气户穴也。从气户下行一寸六分，亦旁开中行四寸陷中，仰而取之，库房穴也。从库房下行一寸六分，亦旁开中行四寸陷中，仰而取之，屋翳穴也。从屋翳下行一寸六分，亦旁开中行四寸陷中，仰而取之，膺窗穴也。从膺窗下行，当乳头之中，乳中穴也。从乳中下行一寸六分，亦旁开中行四寸陷中，仰而取之，乳根穴也。从乳根行在第四肋端，旁开中行二寸，不容穴也。从不容穴下一寸，亦旁开中行二寸，承满穴也。从承满下一寸，亦旁开中行二寸，梁门穴也。从梁门下一寸，亦旁开中行二寸，关门穴也。从关门下一寸，亦旁开中行二寸，太乙穴也。从太乙下一寸，亦旁开中行二寸，滑肉门穴也。从滑肉门下一寸，夹脐旁二寸许陷中，天枢穴也。从天枢下一寸，亦旁开中行二寸，外陵穴也。从外陵下一寸，亦旁开中行二寸，大巨穴也。从大巨下三寸，亦旁开中行二寸，即水道穴也。从水道下二寸，亦旁开中行二寸，即归来穴也。从归来下行，在腿班中有肉核，名曰鼠溪，直上一寸，动脉应手，亦旁开中行二寸，气街穴也。

从气街下行，膝上一尺二寸许，中行左右各三指按捺，上有肉起如伏兔之状，故名伏兔。在此肉起后，交纹中，髀关穴也。从髀关下行，膝上六寸起肉间，正跪坐而取之，伏兔穴也。从伏兔下行三寸，在伏兔之下陷中，拜揖而取之，阴市穴也。从阴市下行一寸两筋间，梁丘穴也。从梁丘下行过膝盖骨，下胻骨上陷中，俗名膝眼，此处陷中两旁有空状如牛鼻在外侧者，犊鼻穴也。

从犊鼻下行，胻骨外侧大筋内宛宛中，足三里穴也。（犊鼻即膝眼处也）从足三里下行三寸，两筋骨陷中，举足取之，上巨虚穴也。从上巨虚下行二寸，举足取之，条口穴也。从条口下行一寸，两筋骨陷中，蹲地举足取之，下巨虚穴也。从下巨虚复斜向后，上行，在足外踝上八寸，胻骨外廉陷中，丰隆穴也。从丰隆内循下足腕上，中行陷中，解溪穴也。

从解溪下行足跗上，即脚面也，高骨间动脉，冲阳穴也。从冲阳下行二寸，至足大趾之次趾本节后陷中，陷谷穴也。从陷谷下至足大趾之次趾本节前歧骨外间陷中，内庭穴也。从内庭下行足大趾之次趾之端，去爪角如韭叶许，厉兑穴也。（见图 55）

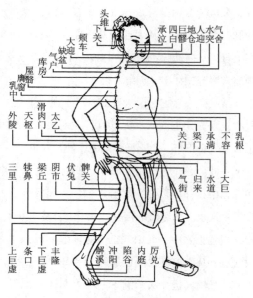

图 55　胃经穴图

【提要】　阐述足阳明胃经各经穴及其分寸定位。

【白话文】

足阳明胃经之穴，承泣穴在目下 0.7 寸，再往下 0.3 寸是四白穴。巨髎穴在鼻孔旁 0.8 寸之处。地仓穴在嘴角旁开 0.4 寸。大迎穴在颔下 1.3 寸。颊车穴在耳下 0.8 寸凹陷之中。下关穴在耳前动脉搏动处。头维穴在神庭穴旁开 4.5 寸。人迎穴在喉结旁 1.5 寸。水突穴在人迎穴下颈大筋之前。气舍穴在喉结下 1 寸许凹陷之中。缺盆穴在气舍穴之下，肩上横骨凹陷之中；再下行 1 寸是气户穴。库房穴从气户穴向下 1.6 寸；再往下 1 寸分别是屋翳穴、膺窗穴、乳中穴和乳根穴。不容穴在巨阙穴旁开 2 寸。承满穴在不容穴往下 1 寸。梁门穴在承满穴向下 1 寸。梁门穴下 1 寸是关门穴。太乙穴在关门穴下 1 寸。太乙穴往下 1 寸是滑肉门穴；再往下 1 寸，肚脐旁开 2 寸是天枢穴。天枢穴下 1 寸是外陵穴。外陵穴下 1 寸是大巨穴。大巨穴下 3 寸是水道穴。水道穴下 2 寸是归来穴。气街穴在归来穴下 1 寸，都是离前正中线 2 寸。髀关穴在膝上约 12 寸之处。伏兔穴在髀关穴下 6 寸。阴市穴在伏兔穴下 3 寸。梁丘穴在阴市穴下 1 寸。犊鼻穴在膝髌骨凹陷中取穴。膝眼下 3 寸是足三里穴。足三里下 3 寸是上巨虚穴；上巨虚穴下 2 寸是条口穴。再向下 2 寸是下巨虚穴。从下巨虚穴斜向上，足外踝上 8 寸是丰隆穴。从丰隆穴循足内侧向下，至足腕凹陷中是解溪穴。冲阳穴在解溪穴下高骨动脉搏动之处，陷谷穴在冲阳穴下 2 寸。内庭穴在足次趾歧骨外间凹陷中。厉兑穴在足次趾之端。

【解读】

本经部分腧穴取穴要点：目中线取四白、地仓；下颌角前上方取颊车；下颌切迹取下关；额角发际直上 0.5 寸取头维；脐旁 2 寸取天枢；髌底外端上方 6 寸取伏兔；胫骨前缘外一横指取足三里、上巨虚、下巨虚；踝横纹中央取解溪；第二、三趾缝纹端取内庭。

脾 脏 经 文

【原文】

经云：脾胃者，仓廪之官，五味出焉。

又云：谏议之官，知周①出焉。

又云：形如刀镰，与胃同膜，而附其上之左俞②，当十一椎下。闻声则动，动则磨胃而主运化。其合肉也，其荣唇也，开窍于口。

又云：是经常多气少血。

《难经》曰：脾重二斤三两，广扁三寸，长五寸，有散膏半斤。主裹血，温五脏，主藏意与智。

《中脏经》曰：脾主消磨五谷，养于四旁。（见图 56）

【提要】 阐述脾脏的形态与功能。

【注释】

①知周：知，通“智”。知周，指智虑周密。

②俞：背俞穴。

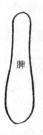

图 56　足太阴脾脏图

【白话文】

《内经》有言：脾和胃主司饮食的受纳和布化，是仓廪之官，五味的营养靠它们的作用而得以消化、吸收和运输。

又有言：谏议之官，是因其智虑周密而得名。

又有言：（脾）形状如同镰刀，和胃在同一个膜内，而附着于胃的左上方，它所对应的腧穴在第十一椎下。听到响声就会运动，运动就会推动胃消磨食物而起主宰作用，其配合在体表的组织是肌肉，其气显入于唇，在体表的空窍为口。

又有言：该经多气少血。

【解读】

脾位于中焦，在膈之下，胃的左方。《素问·太阴阳明论》说："脾与胃以膜相连。"脾的主要生理功能是主运化，统摄血液。脾胃同居中焦，是人体对饮食物进行消化、吸收并输布其精微的主要脏器。人出生之后，生命活动的继续和精气血津液的化生与充实，均赖于脾胃运化的水谷精微，故称脾胃为"后天之本"。脾气的运动特点是主升举。脾为太阴湿土，又主运化水液，故喜燥恶湿。脾在体合肌肉而主四肢，在窍为口，其华在唇，在志为思，在液为涎。足太阴脾经与足阳明胃经相互属络于脾与胃，相为表里。脾在五行属土，为阴中之至阴，与长夏之气相通应，旺于四时。"脾者，谏议之官，知周出焉"，这句话出自《黄帝内经·素问》的遗篇《刺法论》，而在《灵兰秘典论》中，脾胃被合称为"仓廪之官"。《刺法论》专门把脾分出来，说脾是"谏议之官，知周出焉"。脾主司消磨五谷而濡养四边的脏腑组织器官。君主想要统领好全身，很是需要谏议之官的辅助。因为君主没有办法面面俱到，需要谏议之官来反映身体的各种情况。那为什么谏议之官是脾来担任呢？因为脾主土，在方位上处中央，土有直、方、大的特性。而谏议之官的特征需要是正直无私，看待问题要能不偏不倚，客观公正，还要能够站在全局而不是个人好恶的角度来看问题，这样才能够把情况整体地反映给君主。

脾经循行经文

【原文】

脾足太阴之脉，起于大趾之端，循趾内侧白肉际①，过核骨②后，上内踝前廉③，上腨④内，循胫骨后，交出厥阴之前，上膝股内前廉，入腹属脾，络胃上膈，夹咽⑤连舌本⑥，散舌下。其支者，复从胃，别上膈，注心中。（见图 57）

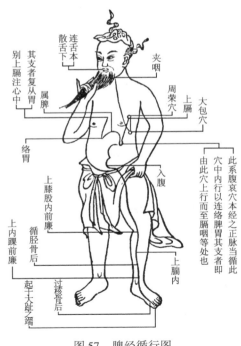

图 57　脾经循行图

【提要】　阐述足太阴脾经的循行分布规律。

【注释】

①白肉际：指足底或手掌面的边界，又称赤白肉际。

②核骨：即第一跖趾关节内侧的圆形突起。

③内踝前廉：内踝前边。

④腨：腓肠肌，俗称小腿肚。

⑤咽：指食管。

⑥舌本：指舌根部。

【白话文】

足太阴脾经起于足大趾之端，上循于内侧赤白肉际处，过第一跖趾关节内侧的圆形突起之后，向上行于内踝前缘，向上循行过膝后，行于大腿内侧前缘而入于腹中，连属脾脏而联络于与本经相表里的胃腑，上膈，过食管止于舌根部，散于舌下，其分支从胃别上膈，注于心中。

【解读】

本经异常时表现为以下病证：胃脘痛，食则呕，嗳气，腹胀便溏，黄疸，身重无力，舌根强痛，下肢内侧肿胀，厥冷。主治脾胃病：腹胀，腹痛，泄泻，便秘，肠鸣，胃痛；前阴病：月经不调，崩漏，小便不利，遗尿，遗精；外经病：下肢痿痹，脚气；脾大络病证：实证，浑身酸痛；虚证，百节松弛软弱。

脾经循行歌

【原文】　　　　　太阴脾起足大趾，上循内侧白肉际。

核骨之后内踝前，上腨循胻经膝里。

股①内前廉入腹中，属脾络胃与膈通。

夹喉连舌散舌下，支络从胃注心中。

〔注〕足太阴脾经之脉，起于足大趾之端，隐白穴也。从隐白循趾内侧白肉际，大都穴也。从大都过核骨后，太白穴也。从太白循公孙穴、商丘穴，上内踝前廉，三阴交穴也。从三阴交上腨内循胫骨后，漏谷穴也。从漏谷交出厥阴之前，地机穴、阴陵泉穴也。从阴陵泉上膝股内前廉，血海穴、箕门穴、冲门穴也。从冲门入腹，属脾络胃，循行府舍、腹结、大横、腹哀、食窦、天溪、胸乡、周荣、大包等穴而上行咽喉，夹咽，连舌本，散舌下

也。其支者，从胃之络，别行上膈，注心中，以交于手少阴心经也。

【提要】 本歌诀重点阐述了足太阴脾经的循行分布规律。

【注释】

①股：即大腿。

【白话文】

足太阴脾经起于足大趾之端，上循于内侧赤白肉际处，过核骨之后，向上行于内踝前缘，向上循行过膝后，行于大腿内侧前缘而入于腹中，连属脾脏而联络于与本经相表里的胃腑，并与胃上膈相通，过咽止于舌，散于舌下，其分支从胃注于心中。

【解读】

足太阴脾经起于足大趾内侧端，沿足内侧胫骨后缘、大腿内侧前缘，经腹、胸部，止于腋下第六肋间。体内路径：属脾络胃，有支脉夹咽喉，连舌本，散舌下；有支脉从胃上膈，流注心中。联系的脏腑器官包括：脾、胃、心、膈、咽、舌。

脾经穴歌

【原文】　　　　　足太阴脾由足踇，隐白先从内侧起。

大都太白继公孙，商丘直上三阴坶。

漏谷地机阴陵泉，血海箕门冲门前。

府舍腹结大横上，腹哀食窦天溪连。

胸乡周荣大包尽，二十一穴太阴全。

【提要】 列出足太阴脾经各腧穴。

【白话文】

足太阴脾经从足大趾起始，隐白穴先起于其内侧，接着是大都穴、太白穴，继而公孙穴、商丘穴，直行向上是三阴交穴、漏谷穴、地机穴、阴陵泉穴、血海穴、箕门穴、冲门穴、府舍穴、腹结穴、大横穴，腹哀穴、食窦穴、天溪穴、胸乡穴、周荣穴和大包穴。足太阴脾经共有21穴。

【解读】

足太阴脾经起于隐白止于大包，共 21 穴。地机为郄穴，公孙为络穴、八脉交会穴、通于冲脉，三阴交为足三阴经交会穴，府舍为足太阴、厥阴、阴维脉交穴，大横为足太阴、阴维脉交会穴，大包为脾之大络，隐白、大都、太白、商丘、阴陵泉分别为井荥俞经合五输穴，其中太白既是俞穴也是原穴。本经部分腧穴除了主治脾胃疾病、前阴病、外经病外，还有特殊作用，如隐白治血证、神志病，三阴交治难产，血海治皮肤病，大包治络脉病。

脾经分寸歌

【原文】

大趾端内侧隐白，节后陷中求大都。
太白内侧核骨下，节后一寸公孙呼。
商丘内踝微前陷，踝上三寸三阴交。
再上三寸漏谷是，踝上五寸地机朝。
膝下内侧阴陵泉，血海膝膑上内廉。
箕门穴在鱼腹上，动脉应手越筋间。
冲门横骨两端动，府舍上行七分看。
腹结上行三寸入，大横上行一寸三。
腹哀上行三寸半，食窦上行三寸间。
天溪上行一寸六，胸乡周荣亦同然。
外斜腋下六寸许，大包九肋季胁端。

〔注〕隐白穴，在足大趾内侧端后，去爪甲角如韭叶许，是其穴也。从隐白行足大趾内侧，次节末骨缝，赤白肉际陷中，大都穴也。从大都行足大趾后内侧，内踝前核骨下，赤白肉际陷中，太白穴也。从太白上行，足大趾本节后一寸，内踝前陷中，公孙穴也。从公孙上行，内踝下微前陷中，商丘穴也。从商丘上行，内踝踝尖上三寸，夹骨陷中，三阴交穴也。从三阴交上行三寸，夹骨陷中，漏谷穴也。从漏谷上行五寸，在膝下五寸内侧，夹骨陷中，伸足取之，地机穴也。从地机上行膝下，内侧曲膝横纹头陷中，阴陵泉穴也。

从阴陵泉上行，在膝膑上一寸，内廉白肉际陷中，血海穴也。从血海上行，在鱼腹上越两筋间，阴股内廉，动脉应手，不禁重按，箕门穴也。从箕门上行，横骨两端约纹中动脉，去腹中行旁开三寸半，冲门穴也。

　　从冲门上行七分，去腹中行，亦旁开三寸半，府舍穴也。从府舍上行三寸，去腹中行，亦旁开三寸半，腹结穴也。从腹结上行一寸三分，去腹中行，亦旁开三寸半，大横穴也。从大横上行三寸半，去腹中行，亦旁开三寸半，腹哀穴也。从腹哀上行三寸，或从乳上三肋间，动脉应手处，往下六寸四分，去胸中行旁开六寸，举臂取之，食窦穴也。从食窦上行一寸六分，去胸中行旁开六寸，仰而取之，天溪穴也。从天溪上行一寸六分，去胸中行亦旁开六寸，仰而取之，胸乡穴也。从胸乡上行一寸六分，去胸中行亦旁开六寸，仰而取之，周荣穴也。从周荣外斜下行，过少阳胆经渊腋穴下三寸，至腋下六寸许，出九肋间季胁端，大包穴也。（见图58）

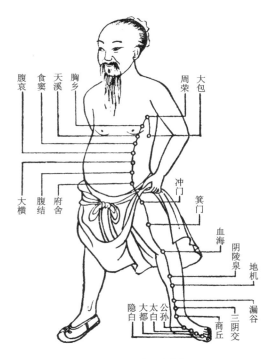

图58　脾经穴图

【提要】　此歌诀重点阐述了足太阴脾经各经穴及其分寸定位。

【白话文】

　　足大趾端内侧是隐白穴。足大趾本节节后凹陷中是大都穴。太白穴在足内侧缘核骨之下，足大趾本节节后1寸是公孙穴。商丘穴在内踝前下方凹陷中。

内踝上 3 寸是三阴交穴，再上 3 寸是漏谷穴。内踝上 5 寸是地机穴。膝内侧下方是阴陵泉穴。血海穴在髌骨内侧上方。箕门穴在大腿动脉搏动处、两筋之间。冲门穴横骨两端动脉搏动处。府舍穴在冲门穴上 0.7 分。腹结穴在府舍穴上 3 寸。大横穴在腹结穴上 1.3 寸。腹哀穴在大横穴上 3.5 寸。食窦穴在腹哀穴上行 3 寸。食窦穴上 1.6 寸是天溪穴，再上 1.6 寸是胸乡穴。胸乡穴上 1.6寸是周荣穴。从周荣穴外斜向腋下约 6 寸是大包穴，出于第九肋间季肋端。

【解读】

本经部分腧穴取穴要点：足大趾内侧甲角旁取隐白，第一跖骨基底部前下方取公孙，内踝尖上 3 寸取三阴交，胫骨内侧髁后下方凹陷取阴陵泉，髌底内端上 2 寸取血海，腋中线第六肋间隙取大包。

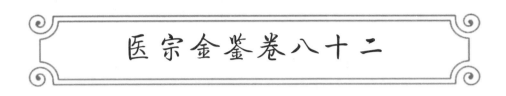

医宗金鉴卷八十二

心脏经文

【原文】

经云：心者，君主之官，神明出焉。

又云：心居肺管之下，膈膜之上，附着脊之第五椎。其合脉也，其荣色也，开窍于耳，又曰开窍[①]于舌。

又云：是经少血多气。

《难经》曰：心重十二两，中有七孔三毛，盛精汁三合，主藏神。

张介宾曰：心象尖圆，形如莲蕊。其中有窍，多寡不同，以导引天真之气。下无透窍，上通乎舌，共有四系，以通四脏。心外有赤黄脂裹，是为心包络。心下有膈膜，与脊胁周回相着，遮蔽浊气，使不得上熏心肺，所谓膻中也。（见图59）

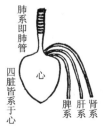

图59　手少阴心脏图

【提要】阐述心脏的解剖位置及其生理功能、特点及联系。

【注释】

①窍：孔窍，即内脏与外界的窗口。

【白话文】

《黄帝内经》说：心脏是君主之官，主宰全身生命活动和精神意识思维。

又说：心位居于支气管之下，膈膜之上，平对于脊柱第五椎体。心推动血液在脉管中运行，使面色红润，与耳窍相通，又有说与舌窍相通。

又说：是少血多气的经脉。

【解读】

心位于胸中，膈膜之上，有心包裹护于外。心为神之居、血之主、脉之宗，在五行属火，配合其他所有脏腑功能活动，起着主宰生命的作用。故说："心者，君主之官。"心的基本生理功能包括主血脉和主神志两个方面。其在志为喜，在液为汗，在体合脉，其华在面，在窍为舌。心的经脉与小肠相连，互为表里关系。

心经循行经文

【原文】

心手少阴之脉，起于心中，出属心系①，下膈络小肠。其支者，从心系上夹咽，系目系②。其直者，复从心系却上肺，下出腋下，循臑内后廉，行手太阴肺、心主之后，下肘内，循臂内后廉，抵掌后锐骨③之端，入掌内后廉，循小指之内出其端。（见图60）

【提要】 阐述手少阴心经在人体的循行路线。

【注释】

①心系：系悬心脏于胸腔中的筋脉。

②目系：指眼球后部与脑相联系的脉络组织。

③掌后锐骨：指腕后之豌豆骨部。

【白话文】

手少阴心经，起始于心中，出属心系（心与其他脏器相连的组织）；下行经过横膈，联络小肠。其支脉，从心系向上，夹着食道上行，连于目系（眼球连接到脑的组织）。其直行经脉，从心系上行到肺部，再向外下达到腋窝部，沿着上臂内侧后缘，行于手太阴经和手厥阴经的后面，到达肘窝；再沿前臂内侧后缘，至掌后豌豆骨部，进入掌内，止于小指桡侧末端。

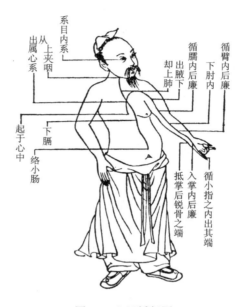

图 60　心经循行图

【解读】

本经异常病候有心痛、咽干、口渴、目黄、胁痛、上臂内侧痛、手心发热等症。本经主治，心胸病：心痛、心悸、怔忡、心烦、胸痛；神志病：不寐、健忘、癫狂痫；外经病：肘臂痛、掌心热等。

心经循行歌

【原文】　　　　手少阴脉起心中，下膈直与小肠通。

　　　　　　　　支者还从肺系走，直上喉咙系目瞳。

　　　　　　　　直者上肺出腋下，臑后肘内少海从。

　　　　　　　　臂内后廉抵掌中，锐骨之端注少冲。

〖注〗手少阴心经之脉，起于心中，出属心系，由心系下膈，络小肠。其经之支者，从心系上行夹咽，系目之系。其经之直者，复从心系退上通肺，行手太阴肺、心主之后，下出行腋下，极泉穴也。从极泉穴循臑内后廉，青灵穴也。从青灵穴下肘内循臂内后廉，少海穴也。从少海穴抵掌后锐骨之端，灵道、通里、阴郄、神门等穴也。从神门穴入掌内后廉，少府穴也。从少府穴循小指之内，出其端，少冲穴而终，以交于手太阳小肠经也。

【提要】 本条歌诀重点阐述了手少阴心经的循行路线。

【白话文】

手少阴心经，起始于心中，下行经过横膈与小肠经相通。其支脉出肺部，上经过喉咙联属目系，其直行经脉上达肺部，再向外下达到腋窝部，沿着上臂内侧后缘，到达肘窝处为少海穴；再沿前臂内侧后缘，至掌后豌豆骨部，进入掌内，到达小指桡侧末端止于少冲穴。

【解读】

本经起于心中，出属心系，下络小肠，上夹咽喉，连目系。体表路径：从腋窝循上肢内侧后缘下行，经手掌，至小指桡侧端与手太阳小肠经相接。本经联系的脏腑器官有心、小肠、肺、膈、咽、目。

心经穴歌

【原文】 　　　　手少阴心起极泉，青灵少海灵道全。

　　　　　　　　　通里阴郄神门下，少府少冲小指边。

【提要】 阐述手少阴心经所有的腧穴。

【白话文】

手少阴心经起于极泉穴，循行青灵穴、少海穴、灵道穴、通里穴、阴郄穴、神门穴、少府穴及小指指甲角旁的少冲穴。

【解读】

手少阴心经起于极泉止于少冲，共9穴。阴郄为郄穴，通里为络穴，少冲、少府、神门、灵道、少海分别为井荥俞经合五输穴，其中神门既是俞穴亦是原穴。本经部分腧穴除了主治心胸病、神志病、外经病外，还有特殊作用，如通里治舌咽病。

心经分寸歌

【原文】　　　少阴心起极泉中，腋下筋间动引胸。

青灵肘上三寸取，少海肘后端五分。

灵道掌后一寸半，通里腕后一寸同。

阴郄腕后内半寸，神门掌后锐骨隆。

少府小指本节末，小指内侧取少冲。

〖注〗极泉穴，在腋下臂内筋间动脉引胸中，是其穴也。从极泉下行至肘，在肘上三寸，伸肘举臂取之，青灵穴也。从青灵下行肘内廉，节后大骨外上去肘端五分，肘内横纹头，屈肘向头取之，少海穴也。从少海下行掌后一寸五分，灵道穴也。从灵道下行五分，循腕侧外腕后一寸陷中，通里穴也。从通里内行五分，掌后脉中腕后五分，阴郄穴也。从阴郄行掌后锐骨端陷中，神门穴也。从神门行手小指本节末，外侧骨缝陷中，少府穴也。从少府行小指内，中行去爪甲角如韭叶，少冲穴也。（见图61）

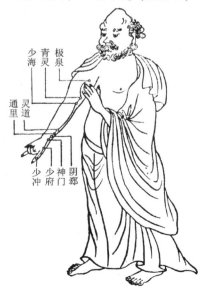

图61　心经穴图

【提要】 阐述手少阴心经腧穴的分寸定位。

【白话文】

手少阴心经起始穴为极泉穴，位于腋窝内臂筋膜间动脉引胸处。在肘窝上3寸取青灵穴。少海穴位于肘横纹内侧端0.5寸处。灵道穴位于腕掌侧远端横纹上1.5寸处，通里穴位于腕掌侧远端横纹上1寸处。阴郄穴位于腕掌侧远端横纹上0.5寸处。神门穴位于腕掌侧远端横纹腕骨隆起处。少府穴位于小指掌指关节末端。少冲穴位于小指指甲内侧。

【解读】

本经部分腧穴取穴要点：腋窝顶点取极泉，肘横纹内侧端与肱骨内上髁中点取少海，腕横纹尺侧端取神门，神门上1寸取通里。

小 肠 经 文

【原文】

经云：小肠者，受盛之官，化物出焉。

又云：小肠后附于脊，前附于脐，上左回叠，积十六曲，大二寸半，径八分分之少半①，长三丈二尺。受谷二斗四升，水六升三合合之大半②。

又云：小肠上口在脐上二寸近脊，水谷由此而入，复下一寸，外附于脐，为水分穴，当小肠下口，至是而泌别清浊，水液渗入膀胱，滓秽流入大肠。

又云：是经多血少气。

《难经》曰：小肠重二斤十四两。（见图62）

【提要】 阐述小肠的解剖位置及其生理功能、特点及联系。

【注释】

①少半：古代指三分之一。

②大半：古代指三分之二。

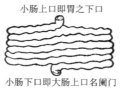

小肠上口即胃之下口

小肠下口即大肠上口名阑门

图62　手太阳小肠腑图

【白话文】

《黄帝内经》说：小肠是接受贮盛和消化食物的器官。

又说：小肠后部附着于脊部，前部附着于脐部，上部从左边迂曲回环，迭积16个弯曲，周围2.5寸，直径$8\frac{1}{3}$分，长3丈2尺。受纳谷物2斗4升，水6升$3\frac{2}{3}$合。

又说：小肠上口在脐上2寸靠近脊部，水谷在这里进入，再下1寸，外侧附着于脐部处为水分穴，为小肠的下口，到了这里泌别清浊，水液渗入膀胱，残渣下传大肠。

又说：是多血少气的经脉。

【解读】

小肠，是一个相当长的管道器官，位于腹中，其上口在幽门处与胃之下口相接，其下口在阑门处与大肠之上口相连。小肠与心有经脉互相络属，故与心相为表里。小肠的主要生理功能是受盛、化物和泌别清浊。受盛，即是接受、以器盛物的意思；化物，具有变化、消化、化生的意思。小肠的受盛功能主要体现于两个方面：一是说明小肠是接受经胃初步消化之饮食物的盛器；二是指经胃初步消化的饮食物，在小肠内必须有相当时间的停留，以利于进一步消化和吸收。小肠的化物功能，是将经胃初步消化的饮食物，进一步进行消化，将水谷化为精微。故言"小肠者，受盛之官，化物出焉"。而泌别清浊，泌，即分泌；别，即分别。小肠的泌别清浊功能，主要体现于三个方面：其一，将经过小肠消化后的饮食物，分别为水谷精微和食物残渣两个部分；其二，将水谷精微吸收，把食物残渣向大肠输送；其三，小肠在吸收水谷精微的同时，也吸收了大量的水液，故又称"小肠主液"。

小肠经循行经文

【原文】

小肠手太阳之脉，起于小指之端，循手外侧，上腕出踝①中，直上循臂骨②下廉，出肘内侧两骨③之间，上循臑外后廉，出肩解绕肩胛，交肩上，入缺盆，络心循咽，下膈抵胃，属小肠。其支者，从缺盆循颈上颊，至目锐眦，却入耳中。其支者，别颊上䪼抵鼻，至目内眦，斜络于颧。（见图63）

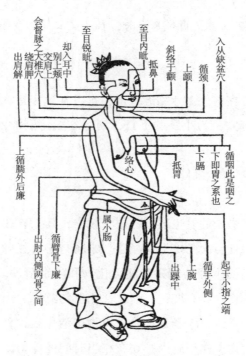

图63 小肠经循行图

【提要】 阐述手太阳小肠经的经脉循行路线。

【注释】

①踝：此指手腕后方的尺骨小头隆起处。

②臂骨：指尺骨。

③两骨：指尺骨鹰嘴和肱骨内上髁。

124

【白话文】

手太阳小肠经，起于手小指尺侧端，沿着手背外侧至腕部，出于尺骨茎突，直上沿着前臂外侧后缘，经尺骨鹰嘴与肱骨内上髁之间，沿上臂外侧后缘，到达肩关节，绕行肩胛部，交会于大椎，向下进入缺盆部，联络心，沿着食管，向下经过横膈，到达胃部，属于小肠。其支脉，从缺盆分出，沿着颈部，上达面颊，到目外眦，向后进入耳中。另一支脉，从颊部分出，上行目眶下，抵于鼻旁，至目内眦，斜行络于颧骨部。

【解读】

本经异常时可出现少腹痛、腰脊痛引睾丸、耳聋、目黄、颊肿、咽喉肿痛、肩臂外侧后缘痛等症。本经主治，头面五官疾病：耳鸣、耳聋、齿痛、头痛、目翳、咽喉痛；热病：发热、疟疾、黄疸；外经病：肘臂痛、肩背痛、颈项强痛。

小肠经循行歌

【原文】
　　　　　　手太阳经小肠脉，小指之端起少泽。
　　　　　　循手外侧出踝中，循臂骨出肘内侧。
　　　　　　上循臑外出后廉，直过肩解绕肩胛。
　　　　　　交肩下入缺盆内，向腋络心循咽嗌。
　　　　　　下膈抵胃属小肠，一支缺盆贯颈颊。
　　　　　　至目锐眦却入耳，复从耳前仍上颊。
　　　　　　抵鼻升至目内眦，斜络于颧别络接。

〔注〕手太阳小肠之脉，从小指内侧少阴之脉少冲穴循小指之端少泽穴起，循手外侧前谷、后溪穴，从后溪上腕至腕骨穴，从腕骨出踝中，入阳谷、养老穴也。从养老直上，循臂骨下廉，支正穴也。从支正出肘内侧两筋间，小海穴也。从小海上循臑外后廉，出肩解、肩贞穴，绕肩胛臑俞穴上肩，天宗穴也。从天宗循秉风、曲垣等穴，从肩中俞入缺盆穴，散而内行，络心循咽下膈，抵胃属小肠之分。其支者，从缺盆循颈入天窗、天容穴，上颊颧髎穴，至目锐眦，却入耳中聚于听宫穴也。其别支从颊上颐抵鼻，至目内眦，以交于足太

阳经。

【提要】本歌诀阐述了手太阳小肠经的经脉循行路线。

【白话文】

手太阳小肠经，起始于小指内侧端少泽穴，沿着手掌外侧腕部，出于尺骨茎突，沿着尺骨出肘内侧，向上沿着上臂外侧后缘，到达肩关节，绕行肩胛部，交会于大椎，向下进入缺盆部，联络心，沿着食管，经过横膈，到达胃部，属于小肠。其支脉，从缺盆分出，沿着颈部，上达面颊，到目外眦，向后进入耳中。另一支脉，从颊部分出，上行目眶下，抵于鼻旁，至目内眦，斜行络于颧骨部。

【解读】

手太阳小肠经从小指尺侧端，沿上肢外侧后缘上行，绕肩胛，止于耳屏前。体内路径：络心，属小肠。

小肠经穴歌

【原文】　　　　　手太阳经小肠穴，少泽先于小指设。

　　　　　　　　　前谷后溪腕骨间，阳谷须同养老列。

　　　　　　　　　支正小海上肩贞，臑俞天宗秉风合。

　　　　　　　　　曲垣肩外复肩中，天窗循次上天容。

　　　　　　　　　此经穴数一十九，还有颧髎入听宫。

【提要】列出手太阳小肠经的腧穴。

【白话文】

手太阳小肠经的腧穴，先是位于小指末端的少泽穴，有前谷穴、后溪穴、腕骨穴、阳谷穴、养老穴、支正穴、小海穴、肩贞穴、臑俞穴、天宗穴、秉风穴、曲垣穴、肩外俞、肩中俞、天窗穴、天容穴、颧髎穴、听宫穴，一共 19 个穴位。

【解读】

手太阳小肠经起于少泽止于听宫，共 19 穴。养老为郄穴，支正为络穴，臑俞为手足太阳、阳维、阳跷脉交会穴，秉风为手三阳与足少阳经交会穴，颧髎为手少阳、太阳经交会穴，听宫为手足少阳、手太阳经交会穴。少泽、前谷、后溪、腕骨、阳谷、小海分别为井荥俞原经合六穴，其中后溪亦为八脉交会穴、通于督脉。本经部分腧穴除了主治头面五官病、热病、外经病外，还有特殊作用，如后溪治疟疾，天宗治气喘、乳痈。

小肠经分寸歌

【原文】　　　　　小指端外为少泽，前谷本节前外侧。
　　　　　　　节后横纹取后溪，腕骨腕前骨陷侧。
　　　　　　　阳谷锐骨下陷肘，腕上一寸名养老。
　　　　　　　支正外侧上四寸，小海肘端五分好。
肩贞肩端后陷中，臑俞肩臑骨陷考。肩臑骨陷者，下胛骨上举臂陷中取之也
　　　　　　　天宗肩骨下陷中，秉风肩上小髃空。肩上髃骨后，举肩有空
　　　　　　　曲垣肩中曲胛陷，外俞上胛一寸从。即外肩俞，肩胛上廉，上脊三寸
　　　　　　　中俞大椎二寸旁，天窗曲颊动陷详。
　　　　　　　天容耳下曲颊后，颧髎面顴锐骨量。面顴骨下廉锐骨端陷中
　　　　　　　听宫中耳珠子上耳中珠子大如赤小豆，此为小肠手太阳。

〖注〗少泽穴，在手小指外侧端，去爪甲角一分陷中，是其穴也。从少泽上行，手小指外侧本节前陷中，前谷穴也。从前谷上行，手小指本节后，外侧横纹尖上陷中，仰手握拳取之，后溪穴也。从后溪上行，手掌外侧，腕前起骨下罅缝陷中，腕骨穴也。从腕骨上行，手掌外侧，腕下锐骨下陷中，阳谷穴也。从阳谷上行，手下锐骨上，一空腕后一寸许陷中，养老穴也。从养老上行外廉四寸，支正穴也。从支正上行，肘外大骨外，去肘端五分陷中，屈手向头取之，小海穴也。

从小海上行，肩曲胛骨下，大骨旁两骨解间，肩端后陷中，肩贞穴也。从肩贞上行肩端，臑上肩骨下，胛骨上廉陷中，举臂取之，臑俞穴也。从臑俞上行，肩骨下陷中，天宗穴也。从天宗上行，肩上小髃骨，举臂有空，秉风穴也。从秉风上行肩中央，曲胛陷中，按之应手痛，曲垣穴也。从曲垣上行，肩胛上廉，去脊旁开三寸陷中，肩外

俞穴也。从肩外俞上行，肩胛内廉，去脊督脉之大椎穴旁开二寸陷中，肩中俞穴也。从肩中俞上行，颈大筋前曲，颊下动脉应手陷中，天窗穴也。从天窗上行，耳下曲颊后，天容穴也。从天容上行，面烦骨下廉，锐骨端陷中，颧髎穴也。从颧髎上行耳中之珠，听宫穴也。(见图64)

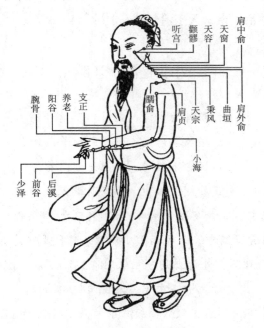

图64 小肠经穴图

【提要】 阐述手太阳小肠经腧穴的分寸定位。

【白话文】

少泽穴，在小指末节尺侧，指甲根角旁0.5寸；前谷穴，在第五掌指关节尺侧远端赤白肉际凹陷中；后溪穴，在第五掌指关节尺侧近端赤白肉际凹陷中；腕骨穴，在第五掌骨底与三角骨之间的赤白肉际凹陷中；阳谷穴，在尺骨茎突与三角骨之间的凹陷中；养老穴，在腕背横纹上1寸，尺骨头桡侧凹陷中；支正穴，在腕背侧远端横纹上5寸，尺骨尺侧与尺骨腕屈肌之间；小海穴，在肘后区，尺骨鹰嘴与肱骨内上髁之间凹陷中；肩贞穴，在肩关节后下方，腋后纹头直上1寸；臑俞穴，在腋后纹头直上，肩胛冈下缘凹陷中；天宗穴，肩胛冈中点与肩胛骨下角连线上1/3与下2/3交点凹陷中；秉风穴，在肩胛冈中点上方冈上窝中；曲垣穴，在肩胛冈内侧端上缘凹陷中；肩外俞，在脊柱区，第一胸椎棘突下，后正中线旁开 3 寸；肩中俞，在脊柱区，第七颈椎棘突下，后正中线旁开 2 寸；天窗穴，在颈部，横平喉结，胸锁乳突肌后缘；天容穴，在颈部，下颌角后方，胸锁乳突肌的前缘凹陷中；颧髎穴，在颧骨下缘，目外眦之下凹陷中；听宫穴，在耳屏正中与下颌骨髁突之间的凹陷中。

【解读】

本经部分腧穴取穴要点：掌横纹头赤白肉际取后溪，肩胛冈下窝中央取天宗，目外眦直下颧弓下取颧髎，下颌骨髁状突后缘取听宫。

膀 胱 经 文

【原文】

经云：膀胱者，州都之官，津液藏焉，气化则能出矣。

又云：膀胱当十九椎，居肾之下，大肠之前。有下口，无上口。当脐上一寸水分穴处，为小肠下口，乃膀胱上际，水液由此别回肠随气泌渗而入。其出入皆由气化，入气不化，则水归大肠，而为泄泻。出气不化，则闭塞下窍，而为癃肿也。是经多血少气。

《难经》曰：膀胱重九两二铢，纵广九寸，盛溺九升九合，口广二寸半。（见图65）

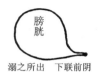

图 65　足太阳膀胱腑图

【提要】　阐述膀胱的生理功能、特性和解剖位置。

【白话文】

《黄帝内经》说：膀胱经是州都之官，为人体水液汇聚之所，肾气固摄气化正常则膀胱开合有度。

又说：膀胱平于第十九椎，位居肾脏之下，在大肠前面，有向下的开口，没有上口。平脐部1寸水分穴处，是小肠的下口，为膀胱的上缘，水液在此由回肠随着肾气的的蒸化作用降浊而渗入膀胱。膀胱的贮尿和排尿功能，都依赖于肾的固摄气化，肾气不足不能固摄水液，水液就流入大肠，就为泄泻；肾气不足不能气化水液，前阴则闭塞不通，就为癃闭。是多血少气的经脉。

【解读】

膀胱是很重要的一腑，膀胱经从足后跟一直上到脑，是贯穿人体上下的一条太阳经。《内经》云："膀胱者，州都之官，津液藏焉，气化则能出矣。"这里所说的"州都"就是水聚之处，膀胱为水府，是储水的地方，但它的功能是气化。膀胱气化不足的话，小便就少。而"津液藏焉"，是指膀胱所属的足太阳经脉的功能，它可以使"津、液"这两种物质存在于身体内。"气化则能出"，是使它们发挥正常的作用，而不仅仅是指尿液的排泄。

膀胱经循行经文

【原文】

膀胱足太阳之脉，起于目内眦，上额交巅①。其支者，从巅入络脑，还出别下项，循肩髆②，内夹脊，抵腰中，入循膂③络肾，属膀胱。其支者，从腰中下夹脊，贯臀入腘中。其支者，从髆内左右，别下贯胛，夹脊内，过髀枢④，循髀外从后廉下合腘中，以下贯腨内，出外踝之后，循京骨，至小趾外侧。（见图66）

【提要】阐述足太阳膀胱经的循行路线。

【注释】

①交巅：当百会穴处与督脉相交会。

②肩髆：指肩胛区。

③膂：夹脊两旁的肌肉。

④髀枢：髋关节部。

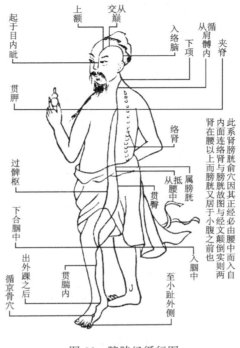

图 66　膀胱经循行图

【白话文】

足太阳膀胱经，起始于内眼角，向上过额部，与督脉交会于头顶。其支脉，从头顶分出到耳上角。其直行经脉，从头顶入颅内络脑，再浅出枕项部下行，从肩胛内侧脊柱两旁下行到达腰部，进入脊旁肌肉，入内络于肾，属于膀胱。一支脉从腰中分出，向下夹脊旁，通过臀部，进入腘窝中；一支脉从左右肩胛内侧分别下行，穿过脊旁肌肉，经过髋关节部，沿大腿外侧后缘下行，会合于腘窝内，向下通过腓肠肌，出外踝的后方，沿第五跖骨粗隆，至小趾的外侧末端。

【解读】

本经异常时可出现小便不通、遗尿、癫狂、疟疾、目痛、迎风流泪、鼻塞多涕、鼻衄、头痛，以及项、背、股、臀部和下肢后侧本经循行部位疼痛等症。主治头、项、目、背、腰、下肢部病证，以及脏腑、神志病等。

膀胱经循行歌

【原文】　　　　足太阳经膀胱脉，目内眦上起额尖。

支者巅上至耳角，直者从巅脑后悬。

络脑还出别下项，仍循肩髆夹脊边。

抵腰脊肾膀胱内，一支下与后阴连。

贯臀斜入委中穴，一支脾内左右别。

贯胛夹脊过髀枢，臂内后廉腘中合。

下贯腨内外踝后，京骨骨下趾外侧。

【注】足太阳之脉，起目内眦睛明穴，从睛明循行攒竹、曲差、五处，上额交巅，入承光穴，从承光循行通天穴。其支者，从巅至耳上角，交于足少阳之经。其直者，从通天入络于大杼穴，从大杼循行肩髆内风门穴，从风门循行肺俞穴，夹脊抵腰中厥阴俞穴，从厥阴俞穴、循行心俞、膈俞、肝俞、胆俞、脾俞、胃俞、三焦俞，入循脊络肾，从肾俞穴循行气海俞，从腰中下夹脊大肠俞穴，从大肠俞循行关元俞、膀胱俞、中膂俞、白环俞等穴，别行上髎、次髎、中髎、下髎等穴。其支者，又复上肩髆内，从附分穴循行贯胛魄户穴，从魄户循行夹脊内膏肓、神堂、譩譆、膈关、魂门、阳纲、意舍、胃仓、肓门、志室、胞肓等穴，过髀枢秩边穴，从秩边穴循髀外从后廉、承扶、浮郄、委阳穴，下合腘中委中穴，从委中循行合阳穴，从合阳下贯腨内承筋穴，从承筋循行承山、飞扬、跗阳等穴，从跗阳穴循行出外踝之后昆仑穴，从昆仑穴循行仆参、申脉、金门等穴，循京骨即本经之京骨穴也。从京骨循行束骨、通谷穴，至小趾外侧至阴穴而终，以交于足之少阴经也。

【提要】本条歌诀阐述足太阳膀胱经的循行路线。

【白话文】

足太阳膀胱经，起始于内眼角，向上过额部，与督脉交会于头顶。其支脉，从头顶分出到耳上角。其直行经脉，从头顶入颅内络脑，再浅出枕项部下行，从肩胛内侧脊柱两旁下行到达腰部，进入脊旁肌肉，入内络于肾，属于膀胱。一支脉从腰中分出，向下夹脊旁，通过臀部，进入腘窝中；一支脉从左右肩胛内侧分别下行，穿过脊旁肌肉，经过髋关节部，沿大腿外侧后缘下行，会合于腘窝内，向下通过腓肠肌，出外踝的后方，沿第五跖骨粗隆，至小趾的外侧末端。

【解读】

本经起于目内眦，上额，循头顶，夹督脉下项，分成两支，沿脊柱旁 1.5 寸及 3 寸、大腿后侧下行，会合于腘窝正中，再沿小腿后侧、足外侧下行，止于小趾外侧端。体内路径：络肾，属膀胱，联络脑。

膀胱经穴歌

【原文】　　　　足太阳经六十三，晴明攒竹曲差参。

五处承光接通天，络却玉枕天柱边。

大杼风门引肺俞，厥阴心膈肝胆居。

脾胃三焦肾俞次，大肠小肠膀胱如。

中膂白环皆二行，去脊中间二寸许。

上髎次髎中后下，会阳须下尻旁取。

还有附分在三行，二椎三寸半相当。

魄户膏肓与神堂，谚𧭎膈关魂门旁。

阳纲意舍及胃仓，肓门志室连胞肓。

秩边承扶殷门穴，浮郄相邻是委阳。

委中再下合阳去，承筋承山相次长。

飞扬跗阳达昆仑，仆参申脉过金门。

京骨束骨近通谷，小趾外侧寻至阴。

【提要】 阐述足太阳膀胱经所有的腧穴。

【白话文】

足太阳膀胱经有 63 个腧穴，为晴明、攒竹、曲差、五处、承光、通天、络却、玉枕、天柱、大杼、风门、肺俞、厥阴俞、心俞、膈俞、肝俞、胆俞、脾俞、胃俞、三焦俞、肾俞、大肠俞、小肠俞、膀胱俞 、中膂俞、白环俞、上髎、次髎、中髎、下髎、会阳、承扶、殷门、浮郄、委阳、委中、附分、魄户、膏肓俞、神堂、譩譆、膈关、魂门、阳纲、意舍、胃仓、肓门、志室、胞肓、秩边、合阳、承筋、承山、飞扬、跗阳、昆仑、仆参、申脉、金门、京骨、束骨、足通谷、至阴。

【解读】

足太阳膀胱经起于睛明止于至阴，实为 67 穴（含眉冲、督俞、气海俞、关元俞），金门为郄穴，飞扬为络穴，睛明为手足太阳、足阳明、阴跷、阳跷交会穴，大杼为八会穴之骨会、手足太阳经交会穴，风门为足太阳、督脉交会穴，膈俞为八会穴之血会，委阳为三焦的下合穴，附分为手足太阳交会穴，跗阳为阳跷脉郄穴，申脉为八脉交会穴、同于阳跷脉。至阴、足通谷、束骨、京骨、昆仑、委中别为井荥俞原经合六穴，其中委中亦为膀胱经之下合穴。本经部分腧穴除了主治头、项、目、背、腰、下肢部病证，以及脏腑、神志病外，还有特殊作用，如膈俞治血虚、血证，委中治热证，膏肓治虚证，承山治大肠病，昆仑、至阴治难产，至阴治胎位不正。

膀胱经分寸歌

【原文】　　　　足太阳兮膀胱经，目内眦角始睛明。

　　　　　　　　眉头陷中攒竹取，曲差神庭旁寸五。

　　　　　　　　五处直行后五分，承通络却玉枕穴。

　　　　　　　　后循俱是寸五行，天柱项后发际内。

　　　　　　　　大筋外廉之陷中，自此脊中开二寸。

　　　　　　　　第一大杼二风门，三椎肺俞厥阴四。

　　　　　　　　心五督六膈七论，肝九胆十脾十一。

　　　　　　　　胃俞十二椎下寻，十三三焦十四肾。

　　　　　　　　气海俞在十五椎，大肠十六小十八。

　　　　　　　　膀胱俞穴十九椎，中膂内俞二十下。

　　　　　　　　白环俞穴廿一椎，小肠俞至白环内。

　　　　　　　　腰空上次中下髎，会阳阴微尻骨旁。

背开二寸二行了，别从脊中三寸半。

第二椎下为附分，三椎魄户四膏肓。

第五椎下神堂尊，第六譩譆膈关七。

第九魂门阳纲十，十一意舍之穴存。

十二胃仓穴已分，十三肓门端正在。

十四志室不须论，十九胞肓廿秩边。

背部三行下行循，承扶臀下股上约。

下行六寸是殷门，从殷外斜上一寸。

曲膝得之浮郄寻，委阳承扶下六寸。

从郄内斜并殷门，委中膝腘约纹里。

此下三寸寻合阳，承筋脚跟上七寸。

穴在腨肠之中央，承山腿肚分肉间。

外踝七寸上飞扬，跗阳外踝上三寸。

昆仑外跟陷中央，仆参亦在踝骨下。

申脉踝下五分张，金门申脉下一寸。

京骨外侧大骨当，束骨本节后陷中。

通谷节前限中量，至阴小趾外侧端。

去爪甲之韭叶方。

〖注〗睛明穴，在目内眦外一分宛宛中，是其穴也。从睛明上行眉头陷者中，攒竹穴也。从攒竹上行发际间，夹督脉之神庭穴，旁开一寸五分，正头取之，曲差穴也。从曲差后行五分，夹督脉之上星，旁开一寸五分，五处穴也。从五处后行一寸五分，承光穴也。从承光后行一寸五分，夹督脉之百会穴，旁开一寸五分，通天穴也。从通天后行一寸五分，络却穴也。从络却后行一寸五分，玉枕穴也。从玉枕夹项后大筋外廉，下行发际陷中，天柱穴也。

从天柱下行，以项后第一椎下，两旁相去脊中各二寸陷中，正坐取之，大杼穴也。从大杼下行，二椎下两旁，各去脊中二寸，正坐取之，风门穴也。从风门行三椎下，去脊中各二寸，又以手搭背，左取右，右取左，当中指末是穴之处，正坐取之，肺俞穴也。从肺俞行四椎下，去脊中二寸，正坐取之，厥阴俞穴也。从厥阴俞行五椎下，去脊中二寸，正坐取之，心俞穴也。从心俞行六椎下，去脊中二寸，正坐取之，督俞穴也。从督俞行七椎下，去脊中二寸，正坐取之，膈俞穴也。从膈俞行九椎下，去脊中二寸，正坐取之，肝俞穴也。从肝俞行十椎下，去脊中二寸，正坐取之，胆俞穴也。从胆俞行十一椎下，去脊中二寸，正坐取之，脾俞穴也。从脾俞行十二椎下，去脊中二寸，正坐取之，胃俞穴也。从胃俞行十三椎下，去脊中二寸，正坐取之，三焦俞穴也。从三焦俞行十四椎下，与脐平，去脊中二寸，正坐取之，肾俞穴也。从肾俞行十五椎下，去脊中二寸，正坐取之，气海俞穴也。从气海俞行十六椎下，去脊中二寸，伏而取之，大肠俞穴也。从大肠俞行十七椎下，去脊中二寸，伏而取之，关元俞穴也。从关元俞行十八椎下，去脊中二寸，伏而取之，小肠俞穴也。从小肠俞行十九椎下，去脊中二寸，伏而取之，膀胱俞穴也。从膀胱俞行二十椎下，去脊中二寸，夹脊胂起肉间，伏而取之，中膂俞穴也。从中膂俞行二十一椎下，去脊中二寸，伏而取之，白环俞穴也。从白环俞行腰髁骨下一寸，夹脊两旁第一空陷中，上髎穴也。从上髎行夹脊旁第二空陷中，次髎穴也。从次髎行夹脊旁第三空陷中，中髎穴也。从中髎行夹脊旁第四空陷中，下髎穴也。从下髎行阴尾尻骨两旁五分许，会阳穴也。

自大杼别脉，其支者从肩膊内循行第二椎下，附项内廉两旁相去脊中各三寸半，正坐取之，附分穴也。从附分下行第三椎下，去脊中各三寸半，正坐取之，魄户穴也。从魄户下行第四椎下，五椎上，此穴居中，去脊中各三寸半，正坐曲脊取之，膏肓穴也。如取其穴，先令病人正坐曲脊伸两手，以臂着膝前令正，直手大指与膝头齐，以物支肘，勿令臂动，乃从胛骨上角，摸索至胛骨下头，其间当有四肋三间，依胛骨之际，相去骨际如容侧指许，按其中一间空处，自觉牵引肩，是其穴也。从膏肓下行第五椎下，去脊中各三寸半陷中，正坐取之，神堂穴也。从神堂下行第六椎下，去脊中各三寸半，正坐取之，譩譆穴也，以手重按，病人呼"譩譆"，是其穴处，盖因其痛也。从譩譆下行第七椎下，去脊中各三寸半陷中，正坐开肩取之，膈关穴也。从膈关下行第九椎下，相去脊中各三寸半陷中，正坐取之，魂门穴也。从魂门下行第十椎下，去脊中三寸半陷中，正坐取之，阳纲穴也。从阳纲下行第十一椎下，去脊中三寸半，正坐取之，意舍穴也。从意舍下行第十二椎下，去脊中各三寸半，正坐取之，胃仓穴也。从胃仓下行第十三椎下，去脊中各三寸半，正坐取之，肓门穴也。从肓门下行第十四椎下，去脊中各三寸半陷中，正坐取之，志室穴也。从志室下行第十九椎下，去脊中各三寸半，伏而取之，胞肓穴也。从胞肓下行第二十一椎下，去脊中各三寸半陷中，伏而取之，秩边穴也。

从秩边下行在尻臀下，阴股上约纹中，承扶穴也。从殷门外循斜上一寸，屈膝得之，浮郄穴也，故在委阳穴上一寸也。从浮郄下行，仍在承扶穴下六寸，屈伸取之，委阳穴也，而与会阳下合腘中也。从委阳下行，腘中央约纹动脉陷中，令人仰颏至地，伏卧取之，委中穴也。从委中下行，膝腘约纹下三寸，合阳穴也。从合阳下行，腨中央陷中，脚跟上七寸，承筋穴也。从承筋下行，腿肚下尖分肉间陷中，承山穴也。从承山斜行，足外踝后上七寸陷中，飞扬穴也。从飞扬下行，足外踝上三寸筋骨之间，跗阳穴也。从跗阳下行，足外踝后五分，跟骨上陷中，细动脉应手，昆仑穴也。从昆仑下行，足跟骨下陷中，拱足取之，仆参穴也。从仆参行足外踝下五分陷中，容爪甲许白肉际，申脉穴也。从申脉下行一寸，金门穴也。从金门行足外侧大骨下，赤白肉际陷中，京骨穴也。按而得之，小趾本节后大骨，名京骨，其穴在骨下。从京骨行足小趾外侧，本节后陷中赤白肉际，束骨穴也。从束骨行足小趾外侧，本节前陷中，通谷穴也。从通谷行足小趾外侧，去爪甲角如韭叶，至阴穴也。（见图66）

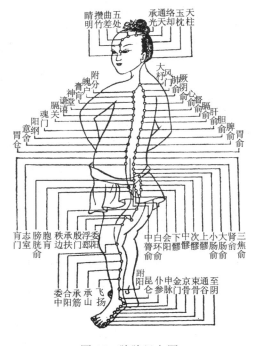

图 66　膀胱经穴图

【提要】　阐述足太阳膀胱经腧穴的定位。

【白话文】

足太阳膀胱经起于睛明穴。睛明，目内眦角上方凹陷处。攒竹，当眉头陷中，眶上切迹处。曲差，当前发际正中直上 0.5 寸，神庭穴旁开 1.5 寸，五处当前发际正中直上 1 寸，旁开 1 寸。承光，当前发际正中直上 2.5 寸，旁开

1.5寸。通天，当前发际正中直上4寸，旁开1.5寸。络却，当前发际正中直上5.5寸，旁开1.5寸。玉枕，当后发际正中直上2.5寸，旁开1.3寸，平枕外隆凸上缘的凹陷处。天柱，在项部，斜方肌外缘后发际中，约当后发际正中旁开1.3寸。

大杼，当第一胸椎棘突下，旁开1.5寸。风门，当第二胸椎棘突下，旁开1.5寸。肺俞，当第三胸椎棘突下，旁开1.5寸。厥阴俞，当第四胸椎棘突下，旁开1.5寸。心俞，当第五胸椎棘突下，旁开1.5寸。督俞，当第六胸椎棘突下，旁开1.5寸。膈俞，当第七胸椎棘突下，旁开1.5寸。肝俞，当第九胸椎棘突下，旁开1.5寸。胆俞，当第十胸椎棘突下，旁开1.5寸。脾俞，当第十一胸椎棘突下，旁开1.5寸。胃俞，当第十二胸椎棘突下，旁开1.5寸。三焦俞，当第一腰椎棘突下，旁开1.5寸。肾俞，当第二腰椎棘突下，旁开1.5寸。气海俞，当第三腰椎棘突下，旁开1.5寸。大肠俞，当第四腰椎棘突下，旁开1.5寸。（关元俞，当第五腰椎棘突下，旁开1.5寸。）小肠俞，在骶部，当骶正中嵴旁开1.5寸，平第一骶后孔。膀胱俞，在骶部，当骶正中嵴旁开1.5寸，平第二骶后孔。中膂俞，在骶部，当骶正中嵴旁开1.5寸，平第三骶后孔。白环俞，在骶部，当骶正中嵴旁开1.5寸，平第四骶后孔。上髎，在骶部，适对第一骶后孔处。次髎，在骶部，适对第二骶后孔处。中髎，在骶部，适对第三骶后孔处。下髎，在骶部，适对第四骶后孔处。会阳，在骶部，尾骨端旁开0.5寸。

附分，在背部，当第二胸椎棘突下，后正中线旁开3寸。魄户，在背部，当第三胸椎棘突下，旁开3寸。膏肓俞，在背部，当第四胸椎棘突下，旁开3寸。神堂，在背部，当第五胸椎棘突下，旁开3寸。譩譆，在背部，当第六胸椎棘突下，旁开3寸。膈关，在背部，当第七胸椎棘突下，旁开3寸。魂门，在背部，当第九胸椎棘突下，旁开3寸。阳纲，在背部，当第十胸椎棘突下，旁开3寸。意舍，在背部，当第十一胸椎棘突下，旁开3寸。胃仓，在背部，当第十二胸椎棘突下，旁开3寸。肓门，在背部，当第一腰椎棘突下，旁开3寸。志室，在背部，当第二腰椎棘突下，旁开3寸。胞肓，在臀部，平第二骶后孔，骶正中嵴旁开3寸。秩边，在臀部，平第四骶后孔，骶正中嵴旁开3寸。

承扶，在大腿后面，臀下横纹的中点。殷门，在大腿后面，当承扶与委中的连线上，承扶下 6 寸。浮郄，在腘横纹外侧端，委阳上 1 寸，股二头肌腱的内侧。委阳，在腘横纹外侧端，当股二头肌腱的内侧。委中，在腘横纹中点，当股二头肌腱与半腱肌腱的中间。合阳，在小腿后面，当委中与承山的连线上，委中下 2 寸。承筋，在小腿后面，腓肠肌肌腹中央，委中下 5 寸。承山，在小腿后面正中，腓肠肌两肌腹与肌腱交角处。飞扬，在小腿后面，当外踝后，昆仑穴直上 7 寸，承山外下方 1 寸处。跗阳，在小腿后面，外踝后，昆仑穴直上 3 寸。昆仑，在足部外踝后方，当外踝尖与跟腱之间的凹陷处。仆参，在足外侧部，外踝后下方，昆仑直下，跟骨外侧，赤白肉际处。申脉，在足外侧部，外踝直下方凹陷处。金门，在足外侧，当外踝前缘直下，骰骨下缘处。京骨，在足外侧，第五跖骨粗隆下方，赤白肉际处。束骨，在足外侧，足小趾本节（第五跖趾关节）的后方，赤白肉际处。足通谷，在足外侧，足小趾本节（第五跖趾关节）的前方，赤白肉际处。至阴，在足小趾末节外侧，距趾甲角 0.1 寸。

【解读】

本经部分腧穴取穴要点：目内眦上方取睛明，眉上切迹取攒竹，背部第一侧线取风门、肺俞、心俞、膈俞、肝俞、脾俞、胃俞、肾俞、大肠俞，背部第二侧线取膏肓、志室、秩边，第二骶后孔取次髎，腘横纹中央取委中，委中外 1 寸取委阳，腓肠肌人字沟顶点取承山，小趾外侧甲角旁取至阴。

心 包 络 解

【原文】

张介宾曰：心包一脏，《难经》言其无形。

滑寿曰：心包一名手心主，以藏象校之，在心下横膜之上，竖膜之下，其与横膜相粘，而黄脂裹者心也；脂膜之外，有细筋膜如丝，与心肺相连者，心包也。此说为是，凡言无形者非。

《灵兰秘典论》有：十二官，独少心包一官，而有"膻中者，臣使之官，喜乐出焉"二句。今考心包，脏居膈上，经始胸中，正值膻中之所，位居相火，代君行事，实臣使也。此一官即此经之谓欤。（见图67）

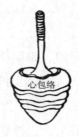

图67　手厥阴心包络图

【提要】　阐述医家对心包形态的见解及其生理功能。

【白话文】

张介宾说：《难经》里说心包脏没有具体的形态。

滑寿说：手厥阴心包经，用藏象学说解释，在心脏之下，膈膜之上，在竖膜下面，心包和膈膜相互粘连，黄色脂膜裹住的就是心脏，脂膜外面，有细小像丝状的筋膜，和心脏、肺脏相连的就是心包。这样说来，凡是认为心包没有具体形态的人都是错的。

《灵兰秘典论》中有说：十二个脏腑，唯独没有心包这一脏腑，只有"膻中，臣使之官，喜乐出焉"这句话。现在考证心包，脏腑位居于膈膜之上，经络起始于胸中，正好是膻中的位置，位居于相火，代替心脏受邪，实际就是臣使的关系，本条经文说的就是这一脏腑。

【解读】

心外面有一层包膜，称心包络，简称心包，为心脏的外围组织。其经络与手少阳三焦经相连而成为表里关系。在生理功能方面，心包能通行气血，保护心脏免受伤害。因能代心行令，故又称为"心主"。由于心包裹护心脏，为心之屏障，所以中医学认为邪气伤心时，必首先伤害心包。故温病学中，将外感温热病中因热邪引起的神志昏迷、谵语等神志症状称为"热入心包"、"痰蒙心窍"。这些症状实际上是心脏的疾病。因此，一般认为心包不是一个独立的器官，它是附属于心脏的。

心包络经循行经文

【原文】

手厥阴心主包络之脉，起于胸中，出属心包络，下膈历络三焦。其支者，循胸中出胁下腋三寸，上抵腋下，循臑内，行太阴少阴之间，入肘中，下臂行两筋之间，入掌中，循中指出其端；其支者，别掌中循小指次指出其端。（见图68）

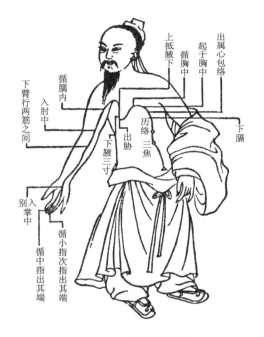

图68　心包经循行图

【提要】　阐述手厥阴心包经的循行路线。

【白话文】

手厥阴心包经起于胸中，出属心包络，向下穿过膈肌，络于上、中、下三焦。其分支从胸中分出，出胁部当腋下3寸处，向上至腋窝下，沿上肢内侧中线入肘，过腕部，入掌中，沿中指桡侧至末端。另一分支从掌中分出，沿无名指尺侧端行至末端。

【解读】

本经异常时可出现心痛、胸闷、心悸、心烦、癫狂、腋肿、肘臂挛急、掌心发热等症。本经主治，心胸病：心痛，心悸，心烦，胸闷，胸痛；神志病：不寐，多梦，癫狂，痫证，小儿高热惊厥；外经病：肘臂痛，掌心热。

心包络经循行歌

【原文】　　　　手厥阴心主起胸，属包下膈三焦宫。

支者循胸出胁下，胁下连腋三寸同。

仍上抵腋循臑内，太阴少阴两经中。

指透中冲支者别，小指次指终相通。

〖注〗手厥阴心包络之脉，起于胸中，出而外行天池穴，属心包络之经也。内行下膈，历络三焦者，散布于腹之上、中、下也。其支者，循胸中出腋下三寸，即天池穴处也。从天池循臑内至天泉，从天泉穴行手太阴、手少阴两脉之间，入肘内曲泽穴，下臂行两筋之间，郄门、间使、内关、大陵四穴，入掌中劳宫穴，从劳宫循中指出其端，中冲穴也。其本支之别支，别行掌中，循小指次指之端，以交于手少阳三焦经也。

【提要】　本条歌诀阐述手厥阴心包经的循行路线。

【白话文】

手厥阴心包经起于胸中，出属心包络，向下穿过膈肌，散布于上、中、下三焦。其分支从胸中分出，出胁部当腋下3寸处天池穴，向上至腋窝下，沿上肢内侧中线入肘，过腕部，入掌中，沿中指桡侧至末端中冲穴。另一分支从掌中分出，沿无名指尺侧端行，经气于关冲穴与手少阳三焦经相接。

【解读】

手厥阴心包经在体内起于胸中，属心包，络三焦。在体表，从胸部抵腋下，沿上肢内侧正中下行，止于中指端。支脉从掌中至无名指尺侧端，与手少阳三焦经相接。

心包络经穴歌

【原文】　　　　　心包九穴天池近，天泉曲泽郄门认。

间使内关逾大陵，劳宫中冲中指尽。

【提要】　阐述手厥阴心包经所有的腧穴。

【白话文】

心包经的 9 个腧穴有天池、天泉、曲泽、郄门、间使、内关、大陵、劳宫、中冲。

【解读】

手厥阴心包经起于天池止于中冲，共 9 穴。郄门为郄穴，内关为络穴、八脉交会穴、通于阴维脉，中冲、劳宫、大陵、间使、曲泽分别为井荥俞经合五输穴，其中大陵既是俞穴也是原穴。本经腧穴除了主治心胸病、神志病、外经病外，对心率具有双向调节作用。

心包络经分寸歌

【原文】　　　　　心络起自天池间，乳后旁一腋下三。

天泉绕腋下二寸，曲泽屈肘陷中参。

郄门去腕后五寸，间使腕后三寸然。

内关去腕后二寸，大陵掌后横纹间。

劳宫屈拳名指取，中指之末中冲端。

〖注〗天池穴，在乳旁一二寸许，直腋下行三寸，胁之撅起肋骨间，是其穴也。从天池穴斜上，绕腋循臂内廉下行二寸，举臂取之，天泉穴也。从天泉穴下行，肘内廉大筋内侧，横纹头下陷中动脉，曲泽穴也。从曲泽穴下行，掌后去腕五寸，郄门穴也。从郄门穴下行，掌后去腕三寸，两筋间陷中，间使穴也。从间使穴下行，掌后去腕二寸两筋间，内关穴也。从内关穴下行，掌后骨下横纹中两筋间陷中，大陵穴也。从大陵穴下行，掌中央动脉，屈无名指

取之，劳宫穴也。从劳宫穴下行，手中指之端，去爪甲角如韭叶许陷中，中冲穴也。(见图69)

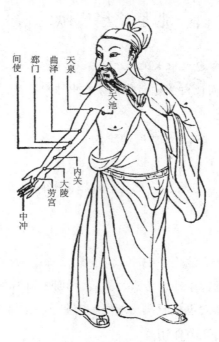

图 69　心包络经穴图

【提要】　阐述手厥阴心包经腧穴的分寸定位。

【白话文】

心包络经起于天池穴。天池，在胸部，当第四肋间隙，乳头外1寸，前正中线旁开5寸。天泉，在臂内侧，当腋前纹头下2寸，肱二头肌的长、短头之间。曲泽，在肘横纹中，当肱二头肌腱的尺侧缘。郄门，在前臂掌侧，腕横纹上5寸，掌长肌腱与桡侧腕屈肌腱之间。间使，在前臂掌侧面，腕横纹上3寸，掌长肌腱与桡侧腕屈肌腱之间。内关，在前臂掌侧，腕横纹上2寸，掌长肌腱与桡侧腕屈肌腱之间。大陵，在腕横纹的中点处，当掌长肌腱与桡侧腕屈肌腱之间。劳宫，在手掌心，当第二、三掌骨之间偏于第三掌骨，握拳屈肘时向中指尖处。中冲，在手中指末节尖端中央。

【解读】

本经部分腧穴取穴要点：肱二头肌腱尺侧缘取曲泽，腕横纹上2寸取内关，握拳时中指尖接触处取劳宫，腕横纹中央取大陵，手中指末节尖端中央取中冲。

医宗金鉴卷八十三

肾 脏 经 文

【原文】

经云：肾者，作强之官，伎巧出焉[①]。

又云：肾附于脊之十四椎下。是经常少血多气。其合骨也，其荣发也，开窍于二阴[②]。

《难经》曰：肾有两枚，重一斤二两，主藏精与志。

《中藏经》曰：肾者，精神之舍，性命之根。

张介宾云：肾有两枚，形如豇豆。相并而曲[③]，附于脊之两旁，相去[④]各一寸五分，外有黄脂包裹，各有带二条，上条系于心，下条趋脊下大骨，在脊骨之端，如半手许，中有两穴[⑤]，是肾带经过处，上行脊髓至脑中，连于髓海。（见图70）

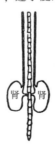

图70　足少阴肾脏图

【提要】本条经文重点阐述了肾脏的解剖位置、生理特点及生理功能。

【注释】

①作强之官，伎巧出焉：张介宾《类经三卷·藏象类一》注："伎同'技'，技术、技能。肾属水而藏精，精为有形之本，精盛形成则作用强，故为作强之官。水能化生万物，精妙莫测，故曰伎巧出焉。"

②二阴：前阴和后阴。

③曲：弯曲。

④相去：去，距、距离；相去，相隔、相离。

⑤两穴：指肾俞穴，位于第二腰椎下，旁开1.5寸，脊柱两旁各一个。

【白话文】

《黄帝内经》中有说到：肾脏，是生理作用相对刚强、强大的脏器，在人体功能的运转过程中体现出技能巧妙的特点。

又说到：双肾附着于脊椎第十四节段下，是经常少精血多精气的地方。肾藏精，精化生髓，髓凝聚则合成骨；精化生血，血有富余则荣养毛发；肾开窍于人体前后二阴，调控二便。

【解读】

肾为先天之本，作强而技巧。肾属水而藏精，精为有形之本，精盛形成则作用强，故为作强之官。《尔雅·释虫》云："强，虫名也。"强的第一层含义可解释为米中的蠹虫，中医学取象比类为男性的生殖器，这就与人类强大的生殖繁衍功能相类似，此为一"强"，体现在肾主生殖；强的第二层含义可释为刚强、坚硬之义，与人体自身中最刚强、最坚硬的骨相类比，此为二"强"，体现在肾主骨。因此，符合肾为"作强之官"的解释。肾主水，至柔之水能化生万物，精妙莫测，与至坚之骨同出于肾，刚柔并济，故曰"伎巧出焉"。肾藏精，精生髓，髓聚则合成骨；精生血，血有余则荣养毛发；肾开窍于人体前后二阴，主司二便。

肾经循行经文

【原文】

肾足少阴之脉，起于小趾之下，斜趋足心之涌泉穴①，出于然谷②之下，循内踝之后，别入跟中，以上腨③内，出腘内廉④，上股内后廉，贯⑤脊属肾，络膀胱。其直者，从肾上贯肝膈，入肺中，循喉咙，夹舌本。其支者，从肺出络心，注胸中。（见图71）

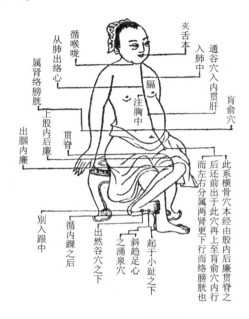

图71　肾经循行图

【提要】　阐述足少阴肾的循行分布规律。

【注释】

①涌泉穴：约当足底第2、3趾蹼缘与足跟连线的前1/3与后2/3交点凹陷处。

②然谷：然谷穴，足舟骨粗隆下缘赤白肉际处。

③腨：小腿肚。

④内廉：内侧。

⑤贯：穿过，通过。

【白话文】

足少阴肾经，起于足小趾之下，往下斜行于足心的涌泉穴，出于舟骨粗隆下然谷穴，沿内踝尖的后方循行，向下进入足跟中，沿小腿内侧上行，经过腘窝的内侧行出，沿大腿内侧后缘上行，贯通脊柱，属于肾，联络于膀胱。其直行的支脉，从肾脏向上经过肝和横膈，进入肺中，沿着喉咙，到达舌根两旁。另一分支，从肺脏分出，联络心脏，流注于胸中。

【解读】

足少阴肾经起于足心，行于下肢内侧后缘，在腹部距前正中线0.5寸，在胸部距前正中线2寸；支脉从肺分出至胸中，交接于心包经。足少阴肾经经脉病候主要体现在与其联络的相关脏腑器官（肾、膀胱、肝、肺、心、喉咙、舌根）的病证和经脉循行所过之处的病证，如：口热、舌干、咽喉肿、气逆气急、咽喉干痛、心中烦闷、心痛、黄疸、腹泻、喜卧等病证。少阴脉厥，是动则病，此为骨厥。骨厥病是骨方面的气血逆乱，主要表现为饥饿但没有食欲，面色黯黑如炭，咳嗽痰中带血，喘息气急，由坐位站起来时感两眼昏花视物模糊，心像悬空不安如饥饿之感。肾气虚则易惊恐，心悸动如有人捉捕。（足少阴络脉脉气厥逆，则见心胸烦闷。实证可见小便不利，点滴不畅或不通；虚证可见腰部疼痛。）

肾经循行歌

【原文】　　　　足肾经脉属①少阴，小趾斜趋涌泉心②。

　　　　　　　　然谷之下内踝后，别入跟中腨③内侵。

　　　　　　　　出腘内廉上股内，贯脊属肾膀胱临。

　　　　　　　　直者属肾贯肝膈，入肺循喉舌本寻。

　　　　　　　　支者从肺络心内，仍至胸中部分深。

〔注〕足少阴肾经之脉，起自足太阳小趾之下至阴穴，斜趋足心涌泉穴，出然谷穴之下，循内踝后太溪穴，从太溪别入跟中大钟穴，从大钟循行水泉、照海、复溜、交信穴，上腓内筑宾穴也。从筑宾出腘内廉阴谷穴，从阴谷上股内后廉横骨穴，从横骨内贯行脊属肾、络膀胱也。其直者，从肾外行大赫、气穴、四满、中注、肓俞、商曲、石关、阴都、通谷等穴，入内贯肝与膈，外循幽门、步廊、神封、灵墟、神藏、或中、俞府等穴，入肺中循喉咙，挟舌本而终。其支者，从肺出络心，注胸中，以交于手厥阴经也。

【提要】本条歌诀阐述了肾经的起止点、循行走向及其联络的相关脏腑器官。

【注释】

①属：络属，属于。

②心：足心，脚板心。

③腨：小腿肚。

【白话文】

足少阴肾经之脉，起自足太阳小趾之下至阴穴，往下斜行于足心的涌泉穴，出然谷穴之下，循内踝后太溪穴，从太溪别入后跟肌腱中大钟穴，从大钟穴循行水泉、照海、复溜、交信穴，上腨内筑宾穴，从腘窝内侧的阴谷穴行出，沿大腿内侧上行至横骨穴，向上通向脊柱，属于肾，联络膀胱。其直行的支脉，从肾向上通过肝和横膈，入肺中，沿着喉咙，到达舌根两旁。其支脉从肺分出，联络于心，注入胸中，与手厥阴心包经相交接。

【解读】

足少阴肾经之脉，起于足心涌泉穴，止于俞府穴，循行于下肢内侧的后缘，在腹部的穴位距前正中线 0.5 寸，在胸部的穴位距前正中线 2 寸。经脉循行走向为从足到胸，经脉循行联系的脏腑器官为肾、膀胱、肝、肺、心、喉咙、舌根。足少阴肾经上接足太阳膀胱经，下接手厥阴心包经。

肾经穴歌

【原文】　　　　　足少阴肾二十七，涌泉然谷照海出①。

太溪水泉连②大钟，复溜交信筑宾立③。

阴谷横骨趋大赫，气穴四满中注得。

肓俞商曲石关蹲，阴都通谷幽门值。

步廊神封出灵墟，神藏彧中俞府毕④。

【提要】本条歌诀阐述了足少阴肾经的腧位。

【注释】

①出：出来。

②连：连接，相连。

③立：停止，停立。

④毕：完毕，完结。

【白话文】

足少阴肾经共 27 穴，根据循经走向依次为涌泉、然谷、照海、太溪、水泉、大钟，复溜、交信、筑宾、阴谷、横骨、大赫、气穴、四满、中注、肓俞、商曲、石关、阴都、通谷、幽门、步廊、神封、灵墟，神藏、彧中、俞府。

【解读】

足少阴肾经共有 27 穴，起于涌泉，止于俞府，穴位循行分布从足到胸，其中肾经的特定穴包括五输穴、原穴、络穴、郄穴、八脉交会穴、交会穴。五输穴：涌泉（井穴，主治神志病）、然谷（荥穴，主治咽喉肿痛和咳血等热证）、太溪（俞穴，主治腰脊痛和下肢痹痛）、复溜（经穴，主治热病无汗或汗出不止）、阴谷（合穴，主治疝气和膝股痛）。肾经原穴：太溪。肾经络穴：大钟（主治实证之癃闭、遗尿；虚证之腰痛、足跟痛）。肾经郄穴：水泉（主治泌尿生殖系统痛证：痛经、淋痛）。阴跷脉之郄穴（阴经的郄穴，主治血证）：交信（主治月经不调）。阴维脉之郄穴：筑宾（主治癫狂、痫证、小腿疼痛痉挛）。八脉交会穴、肾经与阴跷脉之交会穴：照海（主治咽喉干痛、失眠）。

肾经分寸歌

【原文】　　　　足掌心中是涌泉，然谷内踝一寸前。

太溪踝后跟骨上，大钟跟后踵中边。

水泉溪下一寸觅①，照海踝下四分真。

复溜踝后上二寸，交信后上二寸联。

二穴只隔筋前后，太阴之后少阴前。

筑宾内踝上腨分，阴谷膝下曲膝间。

横骨大赫并气穴，四满中注亦相连。

五穴上行皆一寸，中行旁开五分边②。

肓俞上行亦一寸，但在脐旁半寸间。

商曲石关阴都穴，通谷幽门五穴联。

五穴上下一寸取，各开中行③五分前。

步廊神封灵墟穴，神藏彧中俞府安。

上行寸六旁二寸，俞府璇玑二寸观④。

〔注〕涌泉穴，在足心陷中，伸腿屈足，卷趾宛宛中，是其穴也。从涌泉上行足内踝，前起大骨下陷中，然谷穴也。从然谷行足内踝后五分，跟骨上动脉陷中，太溪穴也。从太溪行足跟后，跟中大骨上两筋间，大钟穴也。从大钟行太溪下一寸，内踝下，水泉穴也。从水泉行足内踝下四分，前后有筋，上有踝骨，下有软骨之中陷中，照海穴也。从照海行足内踝后，除踝上二寸许，前傍骨陷中，复溜穴也。从复溜斜外，上行复溜穴之后，二寸许后傍筋，交信穴也。从交信斜外上行，过三阴交穴，上腨分中，筑宾穴也，腨者俗名腿肚也。从筑宾上行，膝下内辅骨后，大筋下小筋上，按之应手，屈膝得之，阴谷穴也。

从阴谷上行，入腹阴，上横骨中，宛曲如仰月中央，去任脉之中行旁开五分，横骨穴也。从横骨上行一寸，大赫穴也，亦去中行旁开五分。从大赫上行一寸，气穴穴也，亦去中行旁开五分。从气穴穴上行一寸，四满穴也，亦去中行旁开五分。从四满上行一寸，中注穴也，亦去中行旁开五分。从中注上行一寸，肓俞穴也，直脐旁去脐中五分。从肓俞上行二寸，商曲穴也，亦去中行旁开五分。从商曲上行一寸，石关穴也，亦去中行旁开五分。从石关上行一寸，阴都穴也，亦去中行旁开五分。从阴都上行一寸陷中，通谷穴也，亦去中行旁开五分。从通谷上行一寸陷中，幽门穴也，亦去中行旁开五分。从幽门上行一寸六分陷中，去中行旁开二寸，仰而取之，步廊穴也。从步廊上行一寸六分，亦去中行旁开二寸，仰而取之，神封穴也。从神封上行一寸六分，亦去中行旁开二寸陷中，仰而取之，灵墟穴也。从灵墟上行一寸六分，亦去中行旁开二寸陷中，仰而取之，神藏穴也。从神藏上行一寸六分，亦去中行旁开二寸陷中，仰而取之，彧中穴也。从彧中上行巨骨，下夹任脉之璇玑，中行旁开二寸陷中，仰而取之，是其穴也。（见图72）

【提要】本条歌诀主要阐述了足少阴肾经穴位在体表的分寸定位。

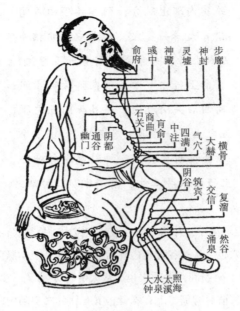

图 72 肾经穴图

【注释】

①觅：寻，寻找。

②边：旁边，边上。

③行：传布，运行。

④观：相对，旁边。

【白话文】

涌泉穴在足掌心处。然谷穴在足舟骨粗隆下方，内踝下缘边际斜行前下 1 寸。太溪穴在内踝后方，内踝尖与跟腱之间的凹陷中。大钟穴在内踝后下方，跟骨上缘，跟腱附着部的前缘凹陷中。水泉穴在太溪穴下 1 寸可找到。照海穴在内踝下约 0.4 寸处。复溜穴在内踝尖上 2 寸处，交信穴同样在内踝尖上 2 寸处，交信穴与复溜穴并列于同一水平线上，两穴以一条筋相隔于前后，两穴皆位于太阴经之后方，少阴经前缘。筑宾穴在小腿肚下缘，内踝后上 5 寸处，腓肠肌肌腹内下方。阴谷穴在膝内，屈膝时半腱肌腱与半膜肌腱之间。横骨穴、大赫穴、气穴穴、四满穴、中注穴在一条直线上，五个穴向上依次相隔 1 寸，皆在前正中线旁开 0.5 寸边上。肓俞穴在中注上行 1 寸，在脐中旁开 0.5 寸处。

商曲穴、石关穴、阴都穴、通谷穴、幽门穴五穴相连一线，五穴上下依次相隔1寸，都在前正中线旁开0.5寸处。步廊穴、神封穴、灵墟穴、神藏穴、或中穴、俞府穴皆上行相隔1.6寸，前正中线旁开2寸。俞府穴与璇玑穴相隔2寸。

【解读】

足少阴肾经共27穴，其穴位分寸定位要点：足底2、3趾缝纹端与足跟连线的前1/3与后2/3交点上取涌泉；足舟骨粗隆下方，赤白肉际取然谷；当内踝尖与跟腱之间凹陷处取太溪；内踝尖下方凹陷中取照海；太溪穴直上2寸，当跟腱前缘取复溜；太溪上5寸取筑宾；半腱肌腱与半膜肌腱之间取阴谷。

三 焦 经 文

【原文】

经云：上焦如雾①，中焦如沤②，下焦如渎③。

又云：三焦者，决渎④之官，水道出焉。又云：是经少血多气。

《中藏经》云：三焦者，人之三元之气也，号曰中清之府，总领五脏六腑，营卫经络，内外、左右、上下之气也。三焦通则内外、左右、上下皆通也，其于周身灌体，和内调外，荣左养右，导上宣下，莫大于此也。(见图73)

【提要】本条歌诀主要阐述的是三焦的生理特点和功能。

【注释】

①上焦如雾：是对心肺、输布营养至全身的作用和形式的形象概括，指上焦主宣发卫气，敷布水谷精微和津液，如雾露之灌溉。

②中焦如沤：是对脾、胃、肝、胆等脏腑消化饮食物的作用和形式的形象概括，指中焦消化饮食物，如发酵酿造之过程。

③下焦如渎：是对肾、膀胱、大肠、小肠等脏腑排泄糟粕的作用和形式的形象概括，指肾、膀胱、大肠、小肠等脏腑排泄二便，如沟渠之通导。

④渎：沟渠。

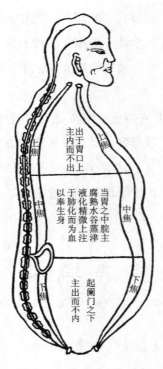

图 73　手少阳三焦腑图

【白话文】

《黄帝内经》说：上焦如雾露之灌溉，主宣发卫气，敷布水谷精微和津液；中焦如发酵酿造之过程，主消化饮食物；下焦如沟渠之通导，主排泄糟粕。又说：三焦如同被疏通的沟渠，被称为决渎之官，能够疏通水道，运行津液。又说：三焦是少血多气的经脉。

【解读】

《中藏经》说：三焦，是元气运行全身的通道，号称中清之府，总领五脏六腑、营卫、经络、内外、左右、上下的精气。三焦通畅，则全身内外、左右、上下皆通畅，使得精气能行于人体周身，调和内外，荣养左右，上下通调，此为三焦最大的作用。

《黄帝内经》中相关经文对三焦的概念及其生理功能提出了如下的描述，《灵枢·营卫生会》说：上焦如雾露之灌溉，主宣发卫气，敷布水谷精微和津液，是对心、肺输布营养至全身的作用和形式的形象概括；中焦如发酵酿造之过程，主消化饮食物，是对脾、胃、肝、胆等脏腑消化饮食物的作用和形式的形象概括；下焦如沟渠之通导，主排泄糟粕，是对肾、膀胱、大肠、小肠等脏腑排泄二便的作用和形式的形象概括。《素问·灵兰秘典论》又说：三焦如同可以疏通的沟渠，被称为决渎之官，能够通行水道。又说：三焦者，多为精气的运行通道，而血液较少通行于此。

三焦经循行经文

【原文】

三焦手少阳之脉，起于小指次指①之端，上出次指之间，循手表腕②，出臂外两骨之间③，上贯肘，循臑外④，上肩而交出足少阳之后，入缺盆，布膻中⑤，散络心包，下膈循⑥属三焦。其支者，从膻中上出缺盆，上项夹⑦耳后，直上出耳上角，以屈下颊，至䪼⑧；其支者，从耳后入耳中，出走耳前，过客主人⑨前交颊，至目锐眦⑩。（见图74）

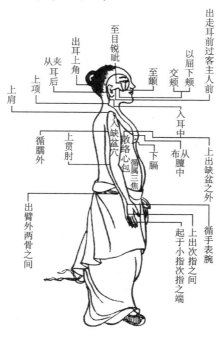

图74 三焦经循行图

【提要】本条歌诀阐述了手少阳三焦经的起止部位及循行走向。

【注释】

①小指次指：即无名指。

②手表腕：即手背腕关节。

③臂外两骨之间：指前臂背侧，尺骨与桡骨之间。

④臑（nào）外：臑指上臂。臑外，指上臂的背侧。

⑤膻（dàn）中：此指胸中，不指穴名。

⑥循：指自上而下依次。

⑦夹：指联系，经过。

⑧颛（zhuō）：指目下眶骨部（现称眶下缘）。

⑨客主人：指足少阳胆经上关穴之别名。

⑩目锐眦：指外眼角部。

【白话文】

手少阳三焦经起于无名指尺侧末端，向上经小指与无名指之间、手腕背侧，上达前臂外侧，沿桡骨和尺骨之间，向上通过肘尖，沿上臂外侧上行至肩部，交出足少阳胆经的后方，向上进入缺盆部，分布于胸中，散络于心包，向下通过横膈，从胸至腹，依次属上、中、下三焦。其胸部支脉，从胸中分出，进入缺盆部，上行经颈项旁，经过耳后，沿耳后直上，到达额角，再下行至面颊部，到达眼眶下部。其耳部支脉，从耳后分出，进入耳中，再浅出于耳前，经上关、面颊部，到达外眼角部。

【解读】

手少阳三焦经起于无名指尺侧末端，从手走头，最终到达外眼角部。循行过程中联系的脏腑组织器官包括心包、目外眦、耳、咽喉、面颊、肩、臂、肘部等。本经是动病为手少阳三焦经经脉病候，即脉气异常表现的病证，常有耳聋、耳鸣、咽喉肿、喉咙痛等。张介宾《类经》注："三焦为决渎之府，水病必由于气。"因此，手少阳三焦经主治"气"方面的病证：自汗出，目外眦痛，面颊肿，耳后、肩部、上臂、肘、前臂外侧均可发生疼痛，无名指活动欠灵活。

三焦经循行歌

【原文】　　　　　手经少阳三焦脉，起自小指次指端。

两指歧骨手腕表^①，上出臂外两骨^②间。

肘后臑外循肩上，少阳之后交别传。

下入缺盆膻中分，散络心包膈里穿。

支者膻中缺盆上，上项耳后耳角旋^③。

屈下至颐仍注颊，一支出耳入耳前。

却从上关交曲颊，至目锐眦乃尽焉。

〔注〕手少阳三焦之脉，起于手小指次指外侧之端关冲穴，从关冲上出两指之间液门、中渚穴，循手腕表，阳池穴也。从阳池出臂外两骨之间，外关、支沟、会宗、三阳络、四渎、天井等穴，上贯肘，清冷渊穴也，从清冷渊穴循臂臑外，上肩消泺、臑会、肩髎、天髎穴，从天髎穴而交出足少阳经之后，入缺盆，布膻中，散络心包，下膈内而循行之分，皆属三焦经也。其支者，从膻中上外出缺盆，上项天牖穴，从天牖穴循系耳后翳风、瘈脉、颅息穴，从颅息直上出耳上角，角孙穴、丝竹空穴也。由角孙、丝竹空穴绕耳以屈下至颐，和髎、耳门穴也。其本支之别支者，从耳后出走耳前，过足少阳经客主人穴之前，交颊至目锐之外眦，以交于足少阳胆经也。

【提要】　本条歌诀阐述了手少阳三焦经的起止点、循行路线。

【注释】

①表：表面，手背面。

②两骨：尺骨与桡骨。

③旋：沿……走。

【白话文】

手少阳三焦经起于无名指末端，向上行于小指与无名指之间，沿着手背，出于前臂外侧桡骨和尺骨之间，向上通过肘尖，沿上臂外侧，上达肩部，交出足少阳胆经的后面，向上进入缺盆部，分布于胸中，散络于心包，向下通过横膈。胸中支脉，从胸向上，出于缺盆部，上走颈旁，联系耳后，沿耳后直上，出于耳部上行额角，再屈而下行至面颊部，到达眼下部。耳部支脉，从耳后进入耳中，出走耳前，与前脉交叉于面颊部，到达目外眦为止。

【解读】

手少阳三焦经起于无名指末端关冲穴，止于丝竹空穴，经脉循行走向为：从手走头，行于上肢外侧中间、颈项、侧头、耳前、眉梢，在外眼角交接于足少阳胆经。因与耳联系密切，又称"耳脉"。循行过程中联系的脏腑器官有三焦、心包、头、耳、目。本经上接于手厥阴心包经，下接足少阳胆经。

三焦经穴歌

【原文】　　　　　手少三焦所从经，二十二穴起关冲。

液门中渚阳池历，外关支沟会宗逢。

三阳络入四渎内，注于天井清冷中。

消泺①臑会②肩髎③穴，天髎④天牖⑤经翳风。

瘛脉⑥颅息角耳门，和髎上行丝竹空。

【提要】　本条歌诀阐述了手少阳三焦经在体表循行所经过的穴位。

【注释】

①消泺（luò）：在臂后区，肘尖与肩峰角连线上，肘尖上5寸。

②臑（nào）会：在臂后区，肩峰角下3寸，三角肌的后下缘。

③肩髎（liáo）：在三角肌区，肩峰角与肱骨大结节两骨间凹陷中。当臂外展时，于肩峰后下方凹陷处。

④天髎（liáo）：在肩胛区，肩胛骨上角骨际凹陷中。

⑤天牖（yǒu）：在颈部，横平下颌角，胸锁乳突肌后缘凹陷中。

⑥瘛（chì）脉：在头部，乳突中央，角孙与翳风沿耳轮弧形连线的上2/3与下1/3的交点处。

【白话文】

手少阳三焦经共22穴，起于关冲穴，经过液门、中渚、阳池、外关、支沟、会宗、三阳络、四渎、天井、清冷渊、消泺、臑会、肩髎、天髎、天牖、翳风、瘛脉、颅息、角孙、耳门、耳和髎，最后上行于丝竹空。

【解读】

手少阳三焦经共22穴，穴位分布从手到头。其中三焦经中的特定穴包括五输穴、原穴、络穴、郄穴、八脉交会穴、三焦经交会穴。五输穴：关冲（井穴，主治热证、神志病），液门（荥穴，主治头面五官热证），中渚（俞穴，主治耳鸣、耳聋、肩背肘臂酸痛、手指不能屈伸），支沟（经穴，主治便秘、瘰疬、手臂痛），天井（合穴，主治偏头痛、瘰疬、肘臂痛）。三焦经原穴：阳池（主治耳病、消渴、腕痛）。三焦经络穴、八脉交会穴：外关（主治热病、上肢痿痹）。三焦经郄穴（阳经的郄穴主治气形两伤的急性肿痛）：会宗（主治上肢痹痛）。三焦经与胆经的交会穴：丝竹空（主治目疾、癫痫）。

三焦经分寸歌

【原文】　　　　无名外侧端关冲，液门小次指陷中。

中渚液门上一寸，阳池腕前表陷中。

外关腕后二寸陷，关上一寸支沟名。

外关一寸会宗平，斜上一寸三阳络。

肘前五寸四渎称，天井肘外大骨后。

肘上一寸骨罅①中，井上一寸清冷渊。

消泺臂肘分肉端，臑会肩端前二寸。

肩髎臑上陷中看，天髎肩井后一寸。

天牖耳下一寸间，翳风耳后尖角陷。

瘛脉耳后青脉②看，颅息青络脉之上。

角孙耳上发下间，耳门耳前缺处陷。

和髎横动脉耳前，欲觅丝竹空何在？

眉后陷中仔细观。

〖注〗关冲穴，在手四指外侧端，去爪甲角如韭叶许，是其穴也。从关冲上行手小指次指歧骨间陷中，握拳取之，液门穴也。从液门上行一寸陷中，中渚穴也。从中渚由四指本节直上，行手表腕上陷中，阳池穴也。从阳池上行手腕后二寸，两骨间陷中，外关穴也。从外关上行一寸，两骨间陷中，支沟穴也。从支沟外开一寸，会宗穴也。以支沟、会宗二穴相并平直，空中相离一寸也。从会宗内斜上一寸，臂上大交脉，三阳络穴也。从三阳络上行肘前五寸外廉陷中，四渎穴也。从四渎斜外上行，肘外大骨尖后，肘上一寸，两筋叉骨罅中，屈肘拱胸取之，天井穴也。

从天井上行一寸，伸肘举臂取之，清冷渊穴也。从清冷渊上行，肩下臂外肘上分肉间，消泺穴也。从消泺上行，臑外去肩端三寸宛宛中，臑会穴也。从臑会上行，肩端臑上陷中，斜举臂取之，肩髎穴也。从肩髎上行肩，缺盆中直，是少阳经之肩井穴；后一寸，天髎穴也。从天髎上行，颈大筋外缺盆上，手太阳经天容穴后，足太阳经天柱穴前，足少阳胆经完骨穴下，发际中上斜夹耳后一寸，天牖穴也。从天牖上行，耳后尖角陷中，按之引耳中痛，翳风穴也。从翳风上行，耳后中间鸡足青络脉中，瘈脉穴也。从瘈脉行耳后上间青络脉中，颅息穴也。从颅息上行，耳上上间，发际下开口有空，角孙穴也。从角孙绕行耳前，起肉当耳缺处陷中，耳门穴也。从耳门行耳前，兑发下横动脉中，和髎穴也。（兑发下即鬓角也）从和髎上行眉后陷中，丝竹空穴也。（见图75）

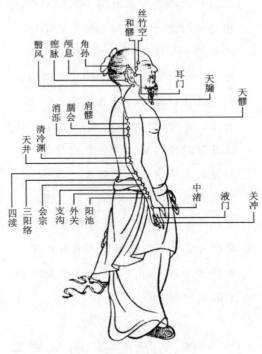

图75　三焦经穴图

【提要】本条歌诀阐述了手少阳三焦经穴位的分寸定位。

【注释】

①罅（xià）：指缝隙，裂缝。

②青脉：指沿耳轮肤薄处的青筋。

【白话文】

关冲在手无名指的外侧端。液门在手背部第4、5指间，指蹼上方赤白肉际凹陷处。中渚在液门上1寸。阳池在腕背侧远端横纹上，指伸肌腱的尺侧缘凹陷中。外关在腕背横纹上2寸的凹陷中，尺骨与桡骨间隙中点。外关上1寸为支沟。从支沟向外旁开1寸为会宗。支沟直上1寸为三阳络。肘尖下5寸为四渎。天井在肘尖直上1寸的凹陷中。天井上1寸为清冷渊。消泺在清冷渊与臑会连线的中点上。臑会在肩峰端外侧下3寸。臂外展时，肩峰后下方的凹陷为肩髎。天髎在肩井的下1寸处。天牖在耳下1寸处。翳风在耳垂后方的凹陷中。瘈脉在耳后发际处与外耳道口平齐，于耳后肤薄处的青筋处。颅息在角孙与瘈脉之间，沿耳轮连线的上、中1/3的交点处。角孙在耳尖直上入发际处。耳门在耳前凹陷处。耳和髎在耳前颞浅动脉的后缘。想要寻觅丝竹空在何处，丝竹空在眉梢的凹陷中。

【解读】

手少阳三焦经共22穴，穴位循行走向为从手到头。其分寸定位要点：无名指尺侧指甲根角旁取关冲；指总伸肌腱尺侧缘凹陷中取阳池；腕背横纹上2寸取外关，与内关相对；耳尖直上入发际处取角孙；耳屏上切迹的前方，下颌骨髁状突后缘取耳门；眉梢外侧凹陷处取丝竹空。

胆 腑 经 文

【原文】

经云：胆者，中正之官，决断出焉。

又云：是经少血多气①。又曰：凡十一脏②皆取决于胆也。

《难经》曰：胆在肝之短叶间，重三两三铢，长三寸，盛精汁③三合。

《中藏经》曰：胆者清净之府，号曰将军，主藏而不泻④。（见图76）

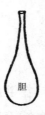

图76 足少阳胆腑图

【提要】 本条经文阐述了胆的生理特性与功能。

【注释】

①少血多气：阳有余而阴不足，针刺可泻气勿伤其血。

②十一脏：五脏六腑中除去胆腑。

③精汁：水谷精微化生的液体。

④藏而不泻：指藏精气而不外泻。

【白话文】

《黄帝内经》说：胆腑，为中肯、正直的代表，主司决断，被喻判断事物、作出决定的指挥官。又说：少阳胆经为阳气有余，阴血不足。又说：凡五脏六腑的正常功能运转皆取决于胆腑。

【解读】

《难经》说：胆在肝的短叶间，重三两三铢，长三寸，有储藏精汁的作用。

《中藏经》说：胆为清净之腑，号称将军，主藏精气而不泻。

《素问·灵兰秘典论》说："胆者，中正之官，决断出焉。"指胆具有判断事物、作出决定的作用。胆的这一作用对于防御和消除某些精神刺激的不良影响，以维持精气血津液的正常运行和代谢，确保脏腑之间的协调关系，有着极为重要的意义。凡五脏六腑的正常功能运转皆取决于胆腑。其中，肝胆关系尤为密切。肝胆互为表里，同司疏泄，表现在肝主疏泄、分泌胆汁，胆附于肝、藏泄胆汁，二者协调合作，疏利胆汁于小肠，帮助脾胃消化饮食物。肝气的疏泄正常，促进胆汁的分泌排泄，而胆汁排泄无阻，又有利于肝气疏泄的正常发挥。肝胆共主勇怯，表现在胆主决断与人的勇怯有关，而决断又基于肝之谋虑，肝胆相互配合，情志活动正常，处事才能果断。

胆经循行经文

【原文】

胆足少阳之脉，起于目锐眦，上抵头角[①]，下耳后，循颈行手少阳之前，至肩上却交出手少阳之后，入缺盆。其支者，从耳后入耳中，出走耳前，至目锐眦后。其支者，别锐眦，下大迎，合手少阳抵于𩑾，下加颊车[②]，下颈合缺盆以下胸中，贯膈，络肝，属胆，循胁里，出气街，绕毛际[③]横入髀厌[④]中。其直者，从缺盆下腋循胸，过季胁，下合髀厌中，以下循髀阳[⑤]，出膝外廉，下外辅骨[⑥]之前，直下抵绝骨[⑦]之端，下出外踝之前，循足跗上入小趾次趾之间；其支者，别跗上入大趾之间，循大趾歧骨[⑧]内，出其端，还贯爪甲，出三毛[⑨]。（见图77）

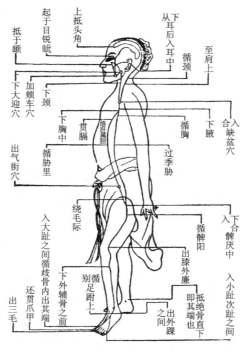

图77　胆经循行图

【提要】本条经文阐述了足少阳胆经的起止点、循行路线。

【注释】

①头角：当额结节处。

②下加颊车：指经脉向下经过颊车部位。

③毛际：指耻骨阴毛部。

④髀（bì）厌：即髀枢，指股骨大转子部位，环跳穴在其旁。

⑤髀阳：指大腿外侧。

⑥外辅骨：即腓骨。

⑦绝骨：腓骨下段低凹处。

⑧大趾歧骨：第1、2跖骨。

⑨三毛：指足大趾背部短毛。

【白话文】

足少阳胆经起于眼外角，向上达额角部，下行至耳后，再反折上行至额，沿颈旁，行于手少阳三焦经之前，至肩上再向后交出手少阳三焦经之后，向下进入锁骨上窝。耳部分支，从耳后入耳中，出走耳前，到目外眦后方；外眦部分支，从目外眦部位分出，下走大迎，会合手少阳三焦经到达目眶下，下行经过颊车，于颈部向下会合前脉于锁骨上窝，然后向下进入胸中，通过横膈，联络肝，属于胆，沿着胁肋内，出于少腹两侧腹股沟动脉部，绕外阴部毛际，横行进入髋关节部。缺盆部直行脉，从缺盆下行腋下，沿胸侧，经过季肋部，下行会合前脉于髋关节部，再向下沿着大腿外侧，出膝外缘，下行经腓骨前面，直下到达腓骨下段达，下出外踝前，沿足背部，进入足第4趾外侧端。足背部分支，从足背上分出，沿第1、2跖骨之间，出于大趾端，穿过趾端，回过来到大趾趾甲后的毫毛部。

【解读】

足少阳胆经起于眼外角，经脉循行走向为从头走足，循行过程中联系的脏腑器官为肝、胆、耳、目。足少阳胆经，本经是动病即为足少阳胆经经脉病候的异常表现：口苦，善叹气，胸胁痛不能转侧，甚则面部如蒙微薄的灰尘，体表没有脂润光泽，小腿外侧发热，以上病候被称为足少阳经脉气血阻逆所致的阳厥病。本经亦主治"骨"方面的病证：头痛，颞痛，锁骨上窝肿痛，自汗出，疟疾，骨节酸痛，足无名趾不灵活。

胆经循行歌

【原文】　　　　足脉少阳胆之经，始从两目锐眦生。

抵头循角下耳后，脑空风池次第行。

手少阳前至肩上，交少阳右上缺盆。

支者耳后贯耳内，出走耳前锐眦循。

一支锐眦大迎下，合手少阳抵项根。

下加颊车缺盆合，入胸贯膈络肝经。

属胆仍从胁里过，下入气街毛际萦。

横入髀厌^①环跳内，直者缺盆下腋膺。

过季胁下髀厌内，出膝外廉^②是阳陵。

外辅绝骨踝前过，足跗^③小趾次趾^④分。

一支别从大趾去，三毛之际接肝经。

〖注〗足少阳胆经之脉，起于目之锐眦瞳子髎穴，循听会、客主人穴，上抵头角颔厌穴也。从颔厌循悬颅、悬厘、曲鬓、率谷，折而下行于耳后之天冲、浮白、窍阴、完骨等穴；折外上行至眉头之本神、阳白、临泣、目窗、正营、承灵、脑空等穴；循颈至风池穴，过手少阳经天牖穴之前，至肩上本经之肩井穴；从肩井穴却交出于手少阳之后，入缺盆处也。其支者，从耳后入耳中，出走耳前至目锐眦后，此一小支之脉，行于头之无穴处也。又其支者，别锐眦下手阳明之大迎穴，合手少阳抵于颜，下加颊车，下颈合缺盆穴，以下入胸中，贯膈，络肝，属胆，循胁里，出气街，散布脏腑，外绕毛际，横入髀厌中环跳穴也。其支者，从缺盆下腋渊腋穴，从渊腋穴循胸辄筋穴也。从辄筋、日月穴过季胁至京门穴；从京门循行带脉、五枢、维道、居髎，下合髀厌中环跳穴也。从环跳穴以下循髀阳风市穴，从风市循行中渎、阳关，出膝外廉，阳陵泉穴也。从阳陵泉穴循行阳交、外丘、光明等穴，下外辅骨之前，阳辅穴也。从阳辅穴直下抵绝骨之端悬钟穴，从悬钟下出外踝之前丘墟穴，从丘墟穴循足跗上，临泣穴也。从临泣入小趾次趾之间，侠溪、窍阴穴也。其支者，别跗上入大趾之间，循大趾歧骨内，出其端，还贯爪甲出三毛，以交于足厥阴肝经也。

【提要】 本条歌诀阐述了胆经的起止点、循行走向及经脉循行流注次序。

【注释】

①髀厌：髋关节。

②外廉：外侧，外缘。

③足跗：足背部。

④小趾次趾：指足第 4 趾外侧端。

【白话文】

足少阳胆经始于眼外角瞳子髎穴，向上达额角部，下行至耳后，沿脑空、风池向下行，过手少阳经至肩上，交出于少阳经之后入缺盆。其支脉，从耳后入耳前，出走耳前至目外眦；又有一支脉，从目外眦下走大迎，合手少阳抵项部，下行经颊车，会合于缺盆，内行进入胸中，通过横膈，络肝，属胆，沿胁肋内，下达腹股沟动脉部，经过外阴部毛际，横入髋关节环跳中。主干脉从缺盆下经腋部、侧胸、胁肋部，下合前脉于髋关节部，再向下沿着大腿外侧、膝外缘至阳陵泉，再行腓骨之前，经阳辅达外踝前，沿足背部，止于足第 4 趾外侧端。足背部分支，从足背上分出，沿第 1、2 之间，止于大趾端，回转来通过爪甲出趾背毫毛部接足厥阴肝经。

【解读】

足少阳胆经起于眼外角瞳子髎穴，止于足窍阴穴，循行走向为从头走足，分布于侧头、胁肋侧腹、下肢外侧中间、第 4 与第 5 趾间、足背，其分支在足大趾毫毛处交接于足厥阴肝经。循行过程中联系的脏腑器官为胆、肝、目、耳。本经上接手少阳三焦经，下接足厥阴肝经。

胆 经 穴 歌

【原文】 足少阳经瞳子髎，四十三穴行迢迢。

听会客主①颔厌②集，悬颅悬厘曲鬓翘。

率谷天冲浮白次，窍阴完骨本神至。

阳白临泣开目窗，正营承灵脑空是。

风池肩井渊腋长，辄筋日月京门乡。

带脉五枢维道续，居髎环跳市中渎。

阳关阳陵复阳交，外丘光明阳辅高。

悬钟丘墟足临泣，地五侠溪窍阴毕。

【提要】本条歌诀阐述了足少阳胆经在体表循行经过的穴位。

【注释】

①客主：即客主人，指足少阳胆经上关穴之别名。

②颔（hàn）厌：在头部，从头维至曲鬓的弧形连线的上 1/4 与下 3/4 的交点处。

【白话文】

足少阳胆经起于瞳子髎，共有 43 穴，听会、上关（即客主人）、颔厌、悬颅、悬厘、曲鬓、率谷、天冲、浮白、头窍阴、完骨、本神、阳白、头临泣、目窗、正营、承灵、脑空、风池、肩井、渊腋、辄筋、日月、京门、带脉、五枢、维道、居髎、环跳、风市、中渎、膝阳关、阳陵泉、阳交、外丘、光明、阳辅、悬钟、丘墟、足临泣、地五会、侠溪、足窍阴。

【解读】

足少阳胆经起于瞳子髎止于足窍阴，共 43 穴，其中本经涉及的特定穴包括五输穴、原穴、络穴、郄穴、八会穴、八脉交会穴、交会穴、下合穴、募穴。足窍阴、侠溪、足临泣、阳辅、阳陵泉、丘墟分别为井、荥、俞、经、合、原穴，其中阳陵泉亦为本经下合穴。光明为络穴，外丘为本经郄穴，阳交为阳维脉之郄穴，阳陵泉为筋会，悬钟为髓会，足临泣（通于带脉）为本经八脉交会穴，听会（交于三焦经）、曲鬓（交于膀胱经）、率谷（交于膀胱经）、完骨（交于膀胱经）、本神（交于阳维脉）、头临泣（交于膀胱经、阳维脉）、风池（交于三焦经、阳维脉）、肩井（交于三焦经、阳维脉）、环跳（交于膀胱经）皆为本经交会穴。日月为胆之募穴，京门为肾之募穴。本经部分腧穴除了主治头面五官病、妇科病、肝胆病、外经病之外，还有一些腧穴具有特殊治疗作用，如风市治遍身瘙痒，肩井治瘰疬，光明治乳胀痛，肩井、地五会、足临泣治乳痈，丘墟治疟疾。

胆经分寸歌

【原文】

足少阳分四十三，头上廿①穴分三折。

起自瞳子至风池，积数陈②之依次第。

外眦五分瞳子髎，耳前陷中寻听会。

上行一寸客主人③，内斜曲角上颔厌④。

后行颅中厘下穴，曲鬓耳前上发际。

率谷入发寸半安，天冲耳后斜二寸。

浮白下行一寸间，窍阴穴在枕骨下。

完骨耳后入发际，量得四分须用记。

本神神庭旁三寸，入发四分耳上系。

阳白眉上一寸许，上行五分是临泣。

临后寸半目窗穴，正营承灵及脑空。

后行相去一寸五，风池耳后发陷中。

肩井肩上陷中取，大骨之前寸半明。

渊腋腋下行三寸，辄筋复前一寸行。

日月乳下二肋缝，下行五分是穴名。

脐上五分旁九五，季肋夹脊是京门。

季下寸八寻带脉，带下三寸穴五枢。

维道章下五三定，维下三寸居髎名。

环跳髀枢宛中陷，风市垂手中指终。

膝上五寸中渎穴，膝上二寸阳关寻。

阳陵膝下一寸住，阳交外踝上七寸。

外丘外踝七寸同，此系斜属三阳分。

踝上五寸定光明，踝上四寸阳辅穴。

踝上三寸是悬钟，丘墟踝前陷中取。

丘下三寸临泣存，临下五分地五会。

会下一寸侠溪轮，欲觅窍阴穴何在？

小趾次趾⑤外侧寻。

〖注〗瞳子髎，在目锐眦去眦五分，是其穴也。从瞳子髎下外斜行，耳前起骨上面，下一寸耳珠下动脉宛宛中，开口有空，侧卧张口取之，听会穴也。从听会上直行一寸，开口有空，侧卧张口取之，客主人穴也。从客主人上内斜行，两太阳曲角上廉，颔厌穴也。从颔厌后行耳前曲角上，两太阳之中，悬颅穴也。从悬颅后行，耳前曲角上，两太阳下廉，悬厘穴也。从悬厘后行，耳前入发际曲隅陷中，鼓颔有空，曲鬓穴也。从曲鬓后行耳上，入发际寸半陷者宛宛中，嚼牙取之，率谷穴也。从率谷后行耳后三分许，入发际二寸，天冲穴也。从天冲下行耳后，入发际一寸，浮白穴也。从浮白下行耳后，高上枕骨下，摇动有空，窍阴穴也。从窍阴行耳后，入发际四分，完骨穴也。

从完骨折上行，神庭旁三寸，直耳上入发际四分，本神穴也。从本神行眉上一寸，直瞳子，阳白穴也。从阳白上直行，入发际五分陷中，正睛取之，临泣穴也。从临泣后行一寸，目窗穴也。从目窗后行一寸，正营穴也。从正营后行一寸五分，承灵穴也。从承灵后行一寸五分，脑空穴也。从脑空下行耳后，下发际陷中，大筋外廉，按之引于耳中，风池穴也。

从风池下行肩上，会其支者，合缺盆上大骨前一寸半，以三指按取，当中指下陷中，肩井穴也。从肩井下行腋下三寸宛宛中，举臂取之，渊腋穴也。从渊腋下行，复前一寸三肋端，横直蔽骨旁七寸五分半，直两乳，侧卧屈上足取之，辄筋穴也。从辄筋行乳下二肋端缝下五分，日月穴也。从日月行监骨腰中季胁本，夹脊脐上五分，旁开九寸半，侧卧屈上足伸下足举臂取之，京门穴也。从京门下行季胁下一寸八分陷中，脐上二分，旁开八寸半，带脉穴也。从带脉下三寸，五枢穴也。从五枢下行，过肝经之章门穴下五寸三分，维道穴也。从维道下行三寸，监骨上陷中，居髎穴也。从居髎下行髀枢中，侧卧伸下足屈上足取之，环跳穴也。

从环跳下行膝上外廉两筋中，以手着腿中指尽处，风市穴也。从风市下髀骨外，膝上外廉五寸，分肉间陷中，中渎穴也。从中渎下行膝上二寸，犊鼻外陷中，阳关穴也。从阳关下行膝下一寸，外廉陷中，尖骨前筋骨间，蹲坐取之，阳陵泉穴也。从阳陵泉下行，足外踝上七寸，内斜三阳分肉间，阳交穴也。从阳交行外踝上七寸外斜，外丘穴也。从外丘下行外踝上五寸，光明穴也。从光明下行一寸，辅骨前绝骨端，内斜三分，阳辅穴也。从阳辅下行三寸，外踝骨尖内动脉中，寻按取之，悬钟穴也。从悬钟行外踝下，斜前陷中，丘墟穴也。从丘墟下行三寸，在足小趾四趾本节后，足跗间陷中，临泣穴也。从临泣下行五分，足小趾四趾本节后间陷中，地五会穴也。从地五会下行一寸，足小趾四趾本节前，歧骨间陷中，侠溪穴也。从侠溪下行足小趾四趾外侧端，去爪甲角如韭叶，窍阴穴也。（见图78）

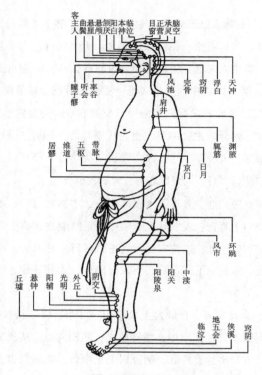

图78　胆经穴图

【提要】本条歌诀阐述了足少阳胆经穴位的分寸、取穴定位。

【注释】

①廿（niàn）：即二十。

②陈：指排列。

③客主人：指足少阳胆经上关穴的别名。

④颔厌：颔（hàn）厌：在头部，从头维至曲鬓的弧形连线的上 1/4 与下 3/4 的交点处。

⑤小趾次趾：指第 4 趾末节外侧端。

【白话文】

足少阳胆经共 43 个穴位，头上 20 穴分三个折段，起自瞳子髎至风池，穴位依次排列下来。目外眦约 0.5 寸为瞳子髎，耳前凹陷中为听会，听会斜行直上 1 寸为上关。颔厌在头维与曲鬓弧形连线上 1/4 与下 3/4 的交点处，向下依次为悬颅、悬厘。曲鬓在耳前鬓角发际后缘的垂线与耳尖水平线交点处。率谷在耳尖直上入发际 1.5 寸处，天冲在耳根后缘直上发际 2 寸。浮白在天冲后下方 1 寸处，头窍阴在枕骨下，完骨在耳后入发际约 0.4 寸处。本神在神庭旁开 3 寸处，入发际约 0.4 寸。阳白在眉上 1 寸，往上约 0.5 寸处为头临泣。头临泣后 0.5 寸为目窗、正营、承灵、脑空，向后皆相隔 1.5 寸。风池在耳后枕骨下、胸锁乳突肌与斜方肌上端的凹陷中。

肩井在肩上凹陷中取，在肩部骨前 0.5 寸。渊腋在腋下 3 寸处，辄筋在渊腋前 1 寸，日月在乳头下二肋的间隙处再向下约 0.5 寸处。肚脐上 0.5 寸旁开 9.5 寸，最后一肋游离端的下方为京门。京门下行 1.8 寸，脐中旁开 8.5 寸为带脉。带脉下 3 寸为五枢穴，维道在章门下 5.3 寸处，维道下行 3 寸为居髎穴，环跳在髋关节中的凹陷中。

风市在手自然下垂中指所指处，膝盖外侧上 5 寸为中渎穴，中渎下行膝上 2 寸为膝阳关，从膝阳关下行膝下 1 寸处为阳陵泉，阳交在外踝尖上 7 寸。外丘同为外踝尖上 7 寸，向外向阳处斜约 0.3 寸处。外踝尖上 5 寸为光明，外踝尖上 4 寸为阳辅，外踝尖上 3 寸为悬钟，丘墟在外踝前下方的凹陷中，丘墟下 3 寸为足临泣，足临泣下 0.5 寸为地五会，地五会下 1 寸为侠溪。想要找到足窍阴在何处，在第四趾末节外侧处可以找到。

【解读】

足少阳胆经共 43 穴，头面部、胸胁部、胯股部、小腿部、足部等穴位分寸定位各有不同。足少阳胆经的穴位分寸定位要点：头面部：目外眦旁取瞳子髎；屏间切迹取听会；颧弓上缘取上关；眉上 1 寸取阳白；乳突后上方取头窍阴，后下方凹陷中取完骨；风府外侧凹陷中取风池。胸胁部：11 肋端直下平脐取带脉；12 肋端下取京门；肩峰与大椎连线中点取肩井。胯股部：股骨大转子与骶管裂孔连线外、中 1/3 交界取环跳；直立垂手，中指尖终端取风市。小腿部：腓骨小头前下方取阳陵泉；外踝尖上 7 寸及腓骨后缘取阳交、腓骨前缘取外丘；外踝尖上 5 寸取光明，上 3 寸取悬钟。足部：外踝前下方取丘墟；第 4、5 跖骨结合部前方取足临泣。

肝 脏 经 文

【原文】

经云：肝者，将军之官，谋虑出焉。

又云：肝居膈下，上着脊之九椎下，是经常多血少气①。其合筋也，其荣爪②也。主藏魂，开窍于目。其系上络心肺，下亦无窍。

《难经》曰：肝重二斤四两，左三叶右四叶，凡七叶。肝之为脏，其治在左，其脏在右胁右肾之前，并胃着脊之第九椎。（见图79）

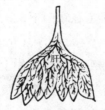

图79　足厥阴肝脏图

【提要】本条歌诀阐述了肝脏的位置、生理功能与特性。

【注释】

①多血少气：指肝多精血而少精气的生理特性，可作为针刺的依据，即可泻血勿伤其气。

②爪：即爪甲，包括指甲和趾甲。

【白话文】

《黄帝内经》说：肝脏是如同将军一样的具有统帅、引领作用的脏器，主要负责谋略。

又说：肝在膈下，靠近脊柱的第九椎下，是多血少气的经脉。在体表表现为筋，其荣养者为指甲和趾甲。五志中主藏魂，开窍在双目，其经脉上通心肺，向下可行至无穷。

【解读】

肝藏魂，主谋虑。人体的精神和神志活动与肝脏密切相关，古人认为，肝脏具有发挥智谋、考虑对策、抵抗病邪的功能，其性猛刚烈，内怀韬略计谋，因此，将肝比作统帅军队的安内御外的将领之官，保护机体抵抗外邪入侵，故称之为"将军之官"，也间接说明了五脏中肝脏的重要性。肝脏位于横膈之下，靠近于脊柱之第九椎下，针刺其经脉可泻血而勿伤其气。肝藏血，血舍魂。肝在五体中表现为筋，爪为筋之余，即爪甲为筋的延续，肝开窍在双目，三者皆依赖肝血的濡养并化生、涵养魂；肝血充足，则筋、爪得养而持握有力，指甲和趾甲红润有光泽，双目有神，视力正常，魂得血养而心安。

肝经循行经文

【原文】

肝足厥阴之脉，起于大趾聚毛①之上，上循足跗上廉，去内踝一寸，上踝八寸，交出太阴之后，上腘内廉，循股阴入毛中，过阴器，抵小腹，夹胃，属肝，络胆，上贯膈，布胁，循喉咙之后，上入颃颡②，连目系，上出额与督脉会于巅。其支者，从目系下颊里，环唇内。其支者，复从肝别贯膈，上注肺。（见图80）

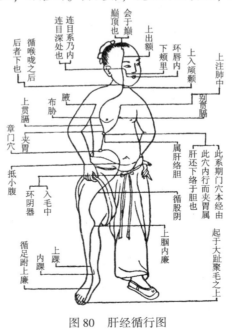

图80　肝经循行图

173

【提要】本条歌诀阐述了足厥阴肝经的循行路线。

【注释】

①聚毛：指聚集在一起的毛发，丛毛。

②颃（háng）颡（sǎng）：指鼻咽部。

【白话文】

足厥阴肝经起于足大趾爪甲后丛毛处，向上沿足背至内踝前1寸处，向上沿胫骨内缘，在内踝上8寸处交到足太阴脾经之后，上行过膝内侧，沿大腿内侧中线进入阴毛中，绕阴器，至小腹，夹胃两旁，属于肝，联络胆，向上穿过膈肌，分布于胁肋部。沿喉咙的后边，向上进入鼻咽部，上行连接目系，出于额，与督脉会于头顶部。目系分支，从目系下循颊里，环绕唇内。肝部分支从肝分出，穿过膈肌，向上注入肺。

【解读】

足厥阴肝经起于足大趾爪甲后丛毛处，经脉循行走向为从足走腹、胸，循行过程中联系的脏腑器官为肝、胆、胃、肺、目、喉、阴部。足厥阴肝经的循行分布为胁肋部、下肢内侧中间。肝经主治除了少腹前阴病、神志病、肝胆脾胃病及妇科病外，亦主治经脉循行所过部位的外经病，如下肢痿痹、麻木、不遂。《灵枢·经脉》中说到肝经是动病即肝经异常表现的病证：腰痛不可以前俯后仰，男子可出现小肠疝气，女子可出现小腹部肿胀、面部如有灰尘、血色尽失。

肝经循行歌

【原文】　　　　　厥阴足脉肝所终，大趾之端毛际丛。

足跗①上廉太冲分，踝前一寸入中封。

上踝交出太阴后，循腘内廉阴股冲。

环绕阴器抵小腹，夹胃属肝络胆逢。

上贯膈里布胁肋，夹喉颃颡目系同。

脉上巅会督脉出，支者还生目系中。

下络颊里环唇内，支者便从膈肺通。

〔注〕足厥阴肝经之脉，起于足大趾聚毛之际大敦、行间穴，从行间上循足跗上廉太冲

穴，从太冲穴去内踝一寸，至于中封穴也。从中封穴循行内踝五寸，入于蠡沟穴也。从蠡沟上踝七寸中都穴，上内踝八寸，交出于足太阴阴经之后，上踝内廉、膝关、曲泉穴也。从曲泉循股阴阴包、五里穴，入于毛中之阴廉穴，过阴器入抵小腹，上行于章门穴，从章门循行期门穴，从期门内行，夹胃，属肝，络胆，上贯膈，布胁肋，散布于脏腑，循喉咙之后，上入颃颡，连目系，上额，与督脉会于巅也。其有一支者，不上会于巅，但从目下颊里环唇内。又一支复从肝别贯膈，上注于肺，以交于手太阴肺经也。

【提要】 本条歌诀阐述了足厥阴肝经在体表的循行路线。

【注释】

①足跗：指足背部。

【白话文】

足厥阴肝经起于足大趾爪甲后丛毛处，向上沿足背经太冲穴再沿胫骨内缘上行，内踝前 1 寸凹陷中为中封，在内踝上 8 寸处交出足太阴脾经之后，上行过膝内侧，沿大腿内侧中线进入阴毛中，绕阴器，至小腹，夹胃两旁，属肝，络胆，向上穿过膈肌，分布于胁肋部。沿喉咙的后边，向上进入鼻咽部，上行连接目系，出于额，与督脉会于头顶部。目系分支，从目系下循颊里，环绕唇内。肝部分支从肝分出，穿过膈肌，向上注入肺。

【解读】

足厥阴肝经起于足大趾爪甲后丛毛处大敦穴，止于肝之募穴期门，经脉循行走向为从足走腹胸。行于足大趾外，在内踝上 8 寸以下行于下肢内侧前缘，在内踝上 8 寸处与足太阴相交而循行其后，行经阴部、胁肋、咽喉、目系，与督脉交会于巅顶。其循行过程中联系的脏腑器官为胃、肝、胆、肺、阴器、喉、目。本经上接足少阳胆经，下接手太阴肺经。

肝 经 穴 歌

【原文】　　　足厥阴经一十四，大敦行间太冲是。

　　　　　　　中封蠡沟①伴中都，膝关曲泉阴包次。

　　　　　　　五里阴廉上急脉，章门②才过期门③至。

【提要】本条歌诀阐述了足厥阴肝经在体表循行的穴位。

【注释】

①蠡（lí）沟：在小腿内侧，内踝尖上 5 寸，胫骨内侧面的中央。

②章门：在侧腹部，第 11 肋游离端的下际。

③期门：在胸部，第 6 肋间隙，前正中线旁开 4 寸。

【白话文】

足厥阴肝经共 14 个穴位，其中有大敦、行间、太冲、中封、蠡沟、中都、膝关、曲泉、阴包、足五里、阴廉、急脉、章门、期门。

【解读】

足厥阴肝经起于大敦穴，止于期门穴，共 14 穴。本经涉及的特定穴有五输穴、原穴、络穴、郄穴、募穴、八会穴、交会穴。大敦、行间、太冲、中封、曲泉为井、荥、俞、经、合穴；太冲亦为原穴；蠡沟为络穴；中都为郄穴；章门为脾之募穴，脏会，肝经与胆经之交会穴；期门为肝之募穴，肝经、脾经、阴维脉之交会穴。《伤寒论》中指出，妇女在经期或产后，感受外邪，邪热乘虚侵入血室，与血相搏后出现的下腹部或胸胁下硬满，寒热往来，白天神志清醒、夜晚则胡言乱语、神志异常等证候。此为热入血室也，当刺期门。本经主治肝胆脾胃病、妇科病、神志病、少腹前阴病等，其中，大敦、行间、太冲治遗尿、癃闭，章门治痞块，期门治奔豚气、乳痈。

肝经分寸歌

【原文】　　　　　大敦足大端外侧，行间两趾①缝中间。

太冲本节②后二寸，中封内踝前一寸。

蠡沟踝上五寸是，中都上行二寸中。

膝关犊鼻下二寸，曲泉曲膝尽横纹。

阴包膝上行四寸，气冲三寸下五里。

阴廉气冲下二寸，急脉毛际旁二五。

厥阴大络系睾丸，章门脐上二旁六。

期门从章斜行乳③，直乳二肋端缝已。

〖注〗大敦穴，在足大趾端，去爪甲后如韭叶许，外侧聚毛中，是其穴也。从大敦上行足大趾次趾歧骨缝间，动脉应手陷中，行间穴也。从行间上行二寸许，足跗间动脉应手陷中，太冲穴也。从太冲上行足内踝前一寸，筋里宛宛中，中封穴也。从中封上行内踝上五寸，蠡沟穴也。从蠡沟上行二寸，当腓骨中，中都穴也。从中都上行，犊鼻下二寸旁陷者中，膝关穴也。从膝关上行膝内辅骨下，大筋上小筋下陷中，屈膝横纹头取之，曲泉穴也。

从曲泉上行膝上四寸，股内廉两筋间，蜷足取之，看膝内侧有槽中，阴包穴也。从阴包上行，在足阳明胃经之气冲穴下三寸，阴股中动脉应手，五里穴也。从五里上行羊矢下，斜里三分，直上气冲下二寸，动脉陷中，阴廉穴也。

从阴廉上行阴上，中行两旁相去二寸半，按之隐指而坚，甚按则痛引上下，此厥阴之大络，为睾之系，急脉穴也。从急脉上行足太阴脾经之大横穴外，季肋直脐软骨端，脐上二寸，两旁开六寸，侧卧取肘尖尽处，章门穴也。从章门上行，足阳明胃经之不容穴旁一寸五分，上直乳第二肋端，期门穴也。（见图81）

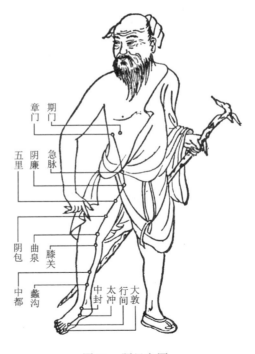

图81　肝经穴图

【提要】　本条歌诀阐述了足厥阴肝经穴位的分寸定位。

177

【注释】

①两趾：指大趾和次趾。

②本节：指行间所在的直线上。

③乳：乳头。

【白话文】

大敦穴在足大趾端的外侧。行间在两趾缝之间。太冲在行间上 2 寸。中封在内踝前 1 寸。蠡沟在内踝尖上 5 寸。中都在蠡沟上行 2 寸处。膝关在犊鼻下 2 寸凹陷中。曲泉在屈膝横纹头处取之。阴包在曲泉上膝内上行 4 寸。气冲直下 3 寸为足五里。阴廉在气冲下 2 寸处。急脉在耻骨结节外侧，前正中线旁开 2.5 寸，此穴为厥阴之大络，联系睾丸。章门在肚脐上 2 寸，旁开 6 寸。期门从章门处向乳头斜行，在乳头直下二肋的间隙处。

【解读】

足厥阴肝经共 14 穴，经脉循行走向为从足走腹、胸。本经的穴位分寸定位要点：于第一、二跖趾关节前方取行间，后方取太冲；于内踝前，胫骨前肌腱内缘取中封；胫骨内侧面中央，内踝尖上 5 寸取蠡沟，上 7 寸取中都；屈膝内侧纹头前上方取曲泉；第 11 浮肋端下取章门穴；乳头下 2 肋取期门。

医宗金鉴卷八十四

奇经八脉总歌

【原文】　　　　正经①经外是奇经②，八脉分司各有名。

任脉任前③督于后④，冲⑤起会阴⑥肾⑦同行。

阳跷跟外膀胱别，阴⑧起跟前随少阴。

阳维维络诸阳脉，阴维维络在诸阴。

带脉围腰如束带，不由常度号奇经。

〖注〗脉有奇常。十二经者，常脉也；奇经则不拘于常，故谓之奇也。盖人之气血，常行于十二经脉。经脉满溢，流入他经，别道而行，故名奇经。奇经有八，曰：任、督、冲、带、阳跷、阴跷、阳维、阴维是也。任脉任于前，督脉督于后。冲脉为诸脉之海，带脉犹身之束带。阳跷为足太阳之别，阴跷为足少阴之别。阳维则维络诸阳，阴维则维络诸阴。阴阳相维，诸经乃调。故此八脉，譬犹图设沟渠，以备水潦，斯无滥溢之患。人有奇经亦若是也。

【提要】本歌诀主要介绍了奇经八脉的大致循行，以及与十二正经的区别和联系。

【注释】

①正经：指经络系统的十二经脉，是经络系统的主体，具有表里经脉相合、与相应脏腑络属的主要特征。

②奇经：指经络系统的奇经八脉，奇经八脉只是人体经络走向的一个类别。奇经八脉是督脉、任脉、冲脉、带脉、阳维脉、阴维脉、阴跷脉、阳跷脉的总称。奇经八脉与十二正经不同，既不直属脏腑，又无表里配合关系，"别道奇行"，故称"奇经"。之后的八脉也是指奇经八脉。

③任前：指奇经八脉中的任脉循行于人体的胸腹及面部。

④督于后：指奇经八脉中的督脉循行于人体的腰背及头后部。

⑤冲：指奇经八脉中的冲脉。

⑥会阴：会阴，经穴名。出自《针灸甲乙经》。会阴别名屏翳、下极、金门。属任脉。在会阴部，男性当阴囊根部与肛门连线的中点，女性当大阴唇后联合与肛门连线的中点。

⑦肾：指十二正经中的肾经。歌诀中的脏腑名皆非指单纯的脏腑，而是指络属本脏腑的经脉名。

⑧阴：指阴跷脉。

【白话文】

十二正经系统以外的经脉被称为奇经八脉，八条经脉各有其名称，分别称为任脉、督脉、冲脉、带脉、阴维脉、阳维脉、阴跷脉、阳跷脉。任脉循行于身体的面部及胸腹，督脉循行于身体的腰背及头后部。冲脉起于人体会阴部，与足少阴肾经一并同行。阳跷脉与足太阳膀胱经脉气相同，为足太阳膀胱经之别脉；阴跷脉与足少阴肾经脉气相通，为足少阴肾经之别脉，阳维脉维系所有的阳经，阴维脉维系所有的阴经，阴阳相互维系，才使得经脉运行正常。带脉循行于腰间，犹如身体的一条束带，约束诸经。人一身的气血，大多数时候是循行于十二经脉，当十二经脉中的气血偏于旺盛，十二经脉气血充盈，则气血满溢的部分即渗灌于奇经八脉，循别道而行因而被称为奇经八脉。

【解读】

奇经八脉是经络系十二正经的一个补充，在经络系统中有不可替代的作用。这八条经脉就像专门开设的沟渠，给流行的经气渗灌的通道，这样可以防止经气流行至别处。其一，沟通了十二经脉之间的联系。奇经八脉将部位相近、功能相似的经脉联系起来，达到统摄有关经脉气血、协调阴阳的作用。督脉与六阳经有联系，称为"阳脉之海"，具有调节全身阳经经气的作用；任脉与六阴经有联系，称为"阴脉之海"，具有调节全身诸阴经经气的作用；冲脉与任、督脉，足阳明、足少阴等经脉有联系，故有"十二经之海"、"血海"之称，具有涵蓄十二经气血的作用；带脉约束联系了纵行躯干部的诸条足经；阴阳维脉联系阴经与阳经，分别主管一身之表里；阴阳跷脉主持阳动阴静，共司下肢运动与寤寐。其二，奇经八脉对十二经气血有蓄积和渗灌的调节作用。当十二经脉及脏腑气血旺盛时，奇经八脉能加以蓄积，当人体功能活动需要时，奇经八脉又能渗灌供应气血。冲、带、跷、维六脉腧穴，都寄附于十二经与任、督脉之中，惟任、督二脉各有其所属腧穴，故与十二经相提并论，合称为"十四经"。

任脉循行经文

【原文】

《素问·骨空论》曰：任①者，起于中极②之下，以上毛际，循腹里，上关元，至咽喉，上颐③、循面、入目。

《灵枢·五音五味》曰：冲脉④、任脉皆起于胞中⑤，上循背里，为经络之海，其浮而外者，循腹上行，会于咽喉，别而络口唇。（见图82）

【提要】 本歌诀主要论述了任脉的起始部位与循行走向。

【注释】

①任脉：奇经八脉中的一条经脉名。

②中极：任脉上的经穴名，位于腹正中线脐下4寸。张介宾《类经》注："中极之下即胞宫之所。"

③颐：指下颌部，即承浆穴所在。

④冲脉：奇经八脉中的一条经脉名。

⑤胞中：胞中是人体生命之根，调和阴阳，调理气血，助胞宫之代谢。胞中者，包含丹田、下焦、肝、胆、肾、膀胱，为精气所聚之处，属脏腑"三才"之地部，又是人体易经八卦之坤位，属北方水位。且为任脉、督脉、冲脉、带脉和肾脉之根源。

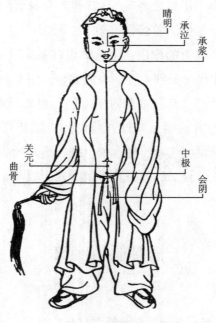

图 82　任脉循行图

【白话文】

《素问·骨空论》说：任脉起于下腹内，中极穴的下方，向上行于阴毛部，沿着腹内，再向上行经过关元穴等穴，到达咽喉部，再上行环绕口唇，经过面部，进入目眶下。

《灵枢·五音五味》说：冲脉和任脉皆起于胞中，沿腹内向上循行，是经脉和络脉气血汇聚的场所。循行外部表浅部位者，循腹部上行，在咽喉部交会；其中的一个分支别出咽喉，环口唇循行。

【解读】

任脉起于胞中，出会阴，向前循腹胸颈部正中上行至唇下，环唇分成两支入目眶。"任"有担任、任养之含义。任脉对全身阴经脉气具有总揽、总任的作用，为"阴脉之海"。任脉为"生养之本"而"主胞宫"，尤其对女性月经不调、不孕不育皆有很好的治疗作用。其主治作用表现为下腹部腧穴治下焦病：中极治膀胱病；关元、气海治肝、肾、大肠及妇科病，且可回阳救逆治虚证。上腹部腧穴治中焦病：中脘治脾胃病。胸部腧穴治上焦病：咳喘，胸痛，噎膈；膻中兼治乳病；天突兼利咽喉。颈部、颏部腧穴治局部疾病：廉泉治舌咽病；承浆治口腔病。

任脉循行歌

【原文】　　　　任脉起于中极下，会阴腹里上关元。

循内上行会冲脉，浮外循腹至喉咽。

别络口唇承浆已，过足阳明上颐①间。

循面入目至睛明，交督阴脉海名传。

〖注〗任脉者，起于中极之下。中极者，穴名也，在少腹聚毛处之上毛际也。中极之下谓曲骨之下会阴穴也。以上毛际，循腹里上关元者，谓从会阴循内上行，会于冲脉，为经络之海也。其浮而外者，循腹上行，至于咽喉，别络口唇，至承浆而终。上颐循面入目至睛明者，谓不直交督脉，由足阳明承泣穴上颐循面，入目内眦之足太阳睛明穴，始交于督脉，总为阴脉之海也。

【提要】　本歌诀主要阐述了任脉的起止点、循行走向和与其他经脉的联系和交会处。

【注释】

①颐：指下颌部，承浆穴所在。

【白话文】

任脉起于小腹内中极之下，下出于会阴，于会阴部入腹中上关元穴，往腹内上行与冲脉相交会，往体表外循腹中线上行至咽喉，环绕口唇，经过面部，至承浆穴为终点。由足阳明承浆穴由下颌部往上循行于面部，入目内眦之足太阳睛明穴，在此处与督脉相交，被称为"阴脉之海"。

【解读】

任脉起于小腹内，下出会阴，向上行于阴毛部，往内侧上行与冲脉相交，往外循腹中线上行，经过关元等穴上行至咽喉，再上行环绕口唇，经过面部，进入目眶之睛明穴与督脉相交，总任全身之阴脉，为"阴脉之海"。其与任脉、督脉、冲脉皆起于胞中，谓之"一源三歧"，意思就是从同一个源头分出来的三条经脉。任脉病候主要表现为泌尿生殖系统病证和下腹病证。如：带下、月经不调、不孕、阳痿、早泄、遗精、遗尿、疝气等。本经腧穴主治腹、胸、颈、咽喉、头面等局部病证和相应的内脏器官病证；部分腧穴有强壮作用，如气海、关元；少数腧穴可以治疗神志病。

任 脉 穴 歌

【原文】　　　　任脉中行二十四，会阴①潜伏两阴②间。

曲骨③之前中极④在，关元石门气海边。

阴交神阙水分处，下脘建里中脘前。

上脘巨阙连鸠尾，中庭膻中玉堂联。

紫宫华盖循璇玑，天突廉泉承浆端。

【提要】　本歌诀主要阐述了任脉的总穴及各穴的位置联系。

【注释】

①会阴：经穴名。出自《针灸甲乙经》。会阴别名屏翳、下极、金门。属任脉。在会阴部，男性当阴囊根部与肛门连线的中点，女性当大阴唇后联合与肛门连线的中点。

②两阴：指前阴生殖器和后阴肛门。

③曲骨：任脉上的穴位名，之后的中极、关元、上脘等都是指任脉穴位名。

④中极：任脉上的穴位名，位于前正中线上，脐下 4 寸处，为膀胱经的募穴，任脉与足三阴经的交会穴。

【白话文】

任脉位于前正中线上，共 24 穴。会阴穴位于前阴和后阴之间。还有曲骨、中极、关元、石门、气海、阴交、神阙、水分、下脘、建里、中脘、上脘、巨阙、鸠尾、中庭、膻中、玉堂、紫宫、华盖、璇玑、天突、廉泉、承浆。

【解读】

任脉位于前正中线上，总共 24 个穴位。其中，鸠尾为络穴，承浆为任脉与足阳明胃经的交会穴；膻中为心包之募穴，八会穴之气会；关元为小肠之募穴，任脉与足三阴经的交会穴；中极为膀胱之募穴，任脉与足三阴经的交会穴；巨阙为心之募穴；中脘为胃之募穴，八会穴之腑会；石门为三焦之募穴。

任脉分寸歌

【原文】　　　　　任脉会阴两阴间，曲骨毛际陷中安。

中极脐下四寸取，关元脐下三寸连。

脐下二寸名石门，脐下寸半气海全。

脐下一寸阴交穴，脐之中央即神阙。

脐上一寸为水分，脐上二寸下脘列。

脐上三寸名建里，脐上四寸中脘许。

脐上五寸上脘在，巨阙脐上六寸五。

鸠尾蔽骨下五分，中庭膻下寸六取。

膻中却在两乳间，膻上寸六玉堂主。

膻上紫宫三寸二，膻上华盖四八举。

膻上璇玑①五寸八，玑上一寸天突起。

天突喉下约四寸，廉泉颔下骨尖已。

承浆颐前唇棱下，任脉中央行腹里。

【注】会阴穴，在前阴后阴之中间，任、督、冲三脉所起，督由会阴而行背，任由会阴而行腹，冲由会阴而行足也。从会阴上行，横骨上毛际陷中，动脉应手，脐下五寸，曲骨穴也。从曲骨上行，在脐下四寸，中极穴也。从中极上行，在脐下三寸，即关元穴也。从关元上行，在脐下二寸，石门穴也。从石门上行，在脐下一寸五分宛宛中，气海穴也。从气海上行，在脐下一寸，阴交穴也。从阴交上行，当脐之中，神阙穴也。从神阙上行，脐上一寸，水分穴也。从水分上行，脐上二寸，下脘穴也。从下脘上行，脐上三寸，建里穴也。从建里上行，在脐上四寸，中脘穴也。从中脘上行，在脐上五寸，上脘穴也。从上脘上行，在两岐骨下二寸，巨阙穴也。

从巨阙上行一寸，鸠尾穴也。从鸠尾上行一寸陷中，中庭穴也。从中庭上行一寸六分，膻中穴也。从膻中上行一寸六分陷中，玉堂穴也。从玉堂上行一寸六分陷中，紫宫穴也。从紫宫上行一寸六分陷中，华盖穴也。从华盖上行一寸陷中，璇玑穴也。从璇玑上行一寸，天突穴也。从天突上行，在颔下结喉上中央舌本下，仰而取之，廉泉穴也。从廉泉上行，在颐前下唇棱下陷中，承浆穴也。（见图83）

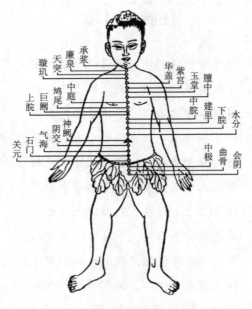

图 83　任脉穴图

【提要】 本条歌诀主要阐述了任脉的穴位的分寸定位及各穴的位置联系。

【注释】

①璇玑（xuán jī）：此处指任脉上的穴位名。

【白话文】

任脉的会阴穴位于前阴和后阴之间，曲骨位于阴毛上切际的凹陷处。中极位于脐下 4 寸，关元位于脐下 3 寸，脐下 2 寸为石门，脐下 1.5 寸为气海，脐下 1 寸为阴交穴，脐之中央为神阙穴。脐上 1 寸为水分穴，脐上 2 寸为下脘穴，脐上 3 寸为建里穴，脐上 4 寸为中脘，脐上 5 寸为上脘穴，脐上 6 寸为巨阙穴。胸剑结合部下 1 寸为鸠尾，正对胸剑结合部为中庭，两乳头间连线的中点为膻中，玉堂位于前正中线上，横平第三肋间隙。之后的腧穴依次为紫宫、华盖、璇玑。天突位于胸骨上窝中央。前正中线上，舌骨上缘凹陷中为廉泉，当颏唇沟的正中凹陷处为承浆。任脉的穴位都循行在腹正中线。

【解读】

任脉起于会阴穴，止于承浆穴，循行走向为从下腹内上行至面颊部，环绕口唇，连于目系。任脉的分寸定位要点：脐下 4 寸、3 寸、1.5 寸取中极、关元、气海；脐上 4 寸取中脘；乳头连线中点取膻中；胸骨上窝取天突；舌骨上取廉泉；颏唇沟正中取承浆。

督脉循行经文

【原文】

《素门·骨空论》曰：督脉者，起于少腹①以下骨中央②。女子入系廷孔③，其孔，溺孔④之端也。其络循阴器，合篡间⑤，绕篡后⑥。别绕臀，至少阴与巨阳中络者，合少阴上股内后廉，贯脊，属肾。与太阳起于目内眦，上额，交巅上，入络脑，还出别下项，循肩髆⑦，内夹脊，抵腰中，入循膂，络肾。其男子循茎，下至篡，与女子等。其少腹直上者，贯脐中央，上贯心，入喉，上颐、环唇，上系两目之下中央。（见图84）

【提要】本条经文阐述了督脉的起止点、循行走向和联系的脏腑器官。

【注释】

①少腹：指小腹。张介宾《类经》注："小腹也，胞宫之所居。"

②骨中央：指小骨盆之中央。张介宾《类经》注："横骨下近外之中央也。"

③廷孔：指阴户。张志聪《素问集注》注："廷孔，阴户也。"

④溺孔：指尿道口。

⑤篡间：篡，指肛门。篡间，指肛门前的会阴部。

⑥篡后：指肛门后的长强穴。

⑦髆（bó）：同"膊"，指上肢，近肩的部分。

【白话文】

《素问·骨空论》：督脉起始于小腹部（胞中）当骨盆中央，在女子，入内联系阴部的"廷孔"，当尿道口的外端。由此分出络脉，分布于阴部，会合于会阴，绕向肛门之后，分支别行绕臀部到足少阴，与太阳经的分支相合。足少阴从股内后缘上行，贯通脊柱并连属肾脏。督脉又与足太阳经同起于目内眦，上行至额，交会于巅顶，入络于脑；又退出下项，循行肩胛内侧，夹脊柱抵达腰中，入循脊里联络肾脏。在男子，则沿阴茎下至肛门，与女子相同。督脉另一支从小腹直上，穿过脐中央，向上通过心脏，入于喉咙，上至下颌部，环绕口唇，向上联络两目之下的中央。

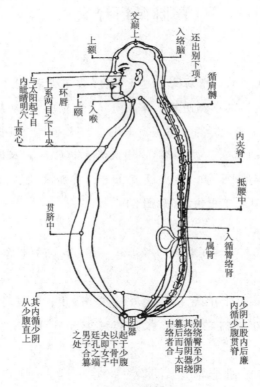

图 84　督脉循行图

【解读】

督脉行于腰背后正中线上。"督"，原字为"裻"，《说文解字》释曰："衣被缝也。"表示此脉循行于后背正中。"督"本义为观察、审察。《说文解字》释曰："督，察也。"督有总督、统率、正中之义。督脉与六阳经联系密切，故被称为"阳脉之海"。

督脉循行歌

【原文】　　　　督脉少腹骨中央，女子入系溺孔疆。

　　　　　　　　男子之络循阴器，绕篡之后别臀方。

　　　　　　　　至少阴者循腹里，会任直上关元行。

　　　　　　　　属肾会冲街腹气，入喉上颐环唇当。

　　　　　　　　上系两目中央下，始合内眦络太阳。

　　　　　　　　上额交巅入络脑，还出下项肩髆①场。

　　　　　　　　夹脊抵腰入循膂②，络肾茎篡等同乡。

　　　　　　　　此是申明督脉路，总为阳脉之督纲。

　　【注】督脉者，起于少腹下骨中央，谓男女少腹以下，横骨内之中央，即女子入系廷孔之端，男子阴器合篡间也。男子阴茎尽处，精室孔、溺孔合并一路，合篡处也，即女子胞孔、溺孔合并之处。廷孔之端，即下文曰：与女子等也。其络循阴器，合篡间，绕篡后行，是谓本络外合太阳中络也。别络绕臀，是谓别络内并少阴腹里也。故经曰：至少阴与巨阳中络者，合也。至少阴者，循行上股内后廉，循腹里，与任脉上会于关元，贯脊属肾，夹肾上行，与冲脉会于腹气之街。故经曰：自少腹直上，贯脐中央，上贯心入喉，上颐环唇，内行至督脉龈交而终，外行系两目之下中央，循行目内眦，会于太阳。故经曰：与太阳起于目内眦，上额交巅上，入络脑，还出别下项，循肩髆内夹脊，抵腰中，入循膂，络肾，复会于少阴，此督脉之循行也。

　　【提要】本歌诀阐述了督脉的循行路线及联络的脏腑。

　　【注释】

　　①肩髆（bó）：即肩胛部。滑伯仁："肩后之下为肩髆。"

　　②膂（lǚ）：夹脊两旁的肌肉，即竖脊肌。

　　【白话文】

　　督脉起于少腹骨盆的中央，即"胞中"，女子入内联系尿道口的外端，男子联系外生殖器。从肛门之后别行绕臀部，循足少阴肾经至腹中，与任脉上会于关元，贯脊属肾，夹肾上行与冲脉相会于腹部气街，上入于喉，环绕口唇，

189

向上系于两目中央之印堂穴，由目内眦与足太阳膀胱经相交，向上循行于额，至巅顶，入络脑，出于脑络向下循后颈部下于肩胛部，夹脊中竖脊肌抵达腰部络于肾，这就是督脉的大致循行路线，为阳脉之总督。

【解读】

督脉起于长强，止于龈交，体表共 28 穴。其行走于身后，沿脊柱而上，手足六条阳经均通过交大椎而与督脉贯通，与六阳经联系密切，总督诸阳，故被称为"阳脉之海"。督脉起于胞中，出于会阴，向后行于腰背正中，经项入络脑，上巅顶，下前额，经鼻柱，止于上唇系带。联系脏腑有肾、心，联系的器官有生殖器、脊髓、脑、鼻、咽、口唇、眼。督脉循行于脊里入络脑，与脑和脊髓有密切的关系。督脉益脑髓且与神志活动关系密切。其病候主要表现为腰脊强痛、头重头痛和神志病，以及癃闭、痔疾、遗尿等证；也可发生"大人癫疾、小儿风痫"。督脉腧穴主治神志病、热病，腰骶、背项、头部病证，及相应的内脏病证。

督 脉 穴 歌

【原文】　　　　　督脉行脉之中行，二十八穴始长强。

　　　　　　　　　腰俞阳关入命门，悬枢脊中中枢长。

　　　　　　　　　筋缩至阳归灵台，神道身柱陶道开。

　　　　　　　　　大椎哑门连风府，脑户强间后顶排。

　　　　　　　　　百会前顶通囟会，上星神庭素髎对。

　　　　　　　　　水沟兑端在唇上，龈交上齿缝之内。

【提要】 本歌诀主要介绍了督脉的穴位及其各穴之间的联系。

【白话文】

督脉循行于后正中线上，28 个穴位。起始于长强穴，向上循行依次为腰俞、腰阳关、命门、悬枢、脊中与中枢。筋缩、至阳、灵台、神道、身柱、陶道、大椎、哑门、风府、脑户、强间、后顶。之后依次是百会、前顶、囟会、上星、神庭、素髎、水沟，兑端在唇上，龈交在上齿缝内。（还有印堂穴）

【解读】

督脉循行于后正中线上，其联系的脏腑有肾、心，联系的器官有生殖器、脊髓、脑、鼻、咽、口唇、眼，共 28 个穴位。其中长强为督脉络穴，大椎为督脉、手足三阳经交会穴，哑门为督脉、阳维脉交会穴，百会为督脉、足太阳、足阳明经交会穴，水沟为督脉、手足阳明经交会穴。

督脉分寸歌

【原文】　　　　　尾闾骨①端是长强，二十一椎腰俞当。

十六阳关十四命，三一悬枢脊中央。

十椎中枢筋缩九，七椎之下乃至阳。

六灵五神三身柱，陶道一椎之下乡。

一椎之上大椎穴，上至发际哑门行。

风府一寸宛中取，脑户二五枕之方。

再上四寸强间位，五寸五分后顶强。

七寸百会顶中取，耳尖前后发中央。

前顶前行八寸半，前行一尺囟会量。

一尺一寸上星位，前发尺二神庭当。

鼻端准头素髎穴，水沟鼻下人中藏。

兑端唇上端上取，龈交唇内齿缝乡。

〔注〕督脉之别，起于长强者，即绕篡后，外合太阳，循行尾闾间，长强穴也。夹脊上项，散头上，下当肩左右，别走太阳，入贯膂，谓督脉循外而上行也。故《难经》曰：起于下极之俞。即长强尾闾间也。并于脊里，即夹脊也。上至风府，入属于脑，即上项散头也。从长强贯脊上行二十一椎下，腰俞穴也。十六椎下，阳关穴也。十四椎下，命门穴也。十三椎下，悬枢穴也。十一椎下，脊中穴也。十椎下，中枢穴也。九椎下，筋缩穴也。七椎下，至阳穴也。六椎下，灵台穴也。五椎下，神道穴也。三椎下，身柱穴也。一椎下，陶道穴也。一椎之上，大椎穴也。上至上发际，哑门穴也。从哑门入发际，风府穴也。从风府上行一寸五分枕骨上，脑户穴也。从脑户上行一寸五分，强间穴也。从强间上行一寸

五分，后顶穴也。从后顶上行一寸五分，直两耳尖顶陷中，百会穴也。从百会前行一寸五分，前顶穴也。从前顶穴前行一寸五分，囟会穴也。从囟会又前行一寸，上星穴也。从上星至前发际，神庭穴也。前后发际，合骨度共一尺二寸也。从前发际下至鼻端准头，素髎穴也。鼻柱下沟中央近鼻孔陷中，水沟穴也。唇上端，兑端穴也。唇内齿上龈缝中，龈交穴也。凡二十八穴，循行背之中行者也。(见图85)

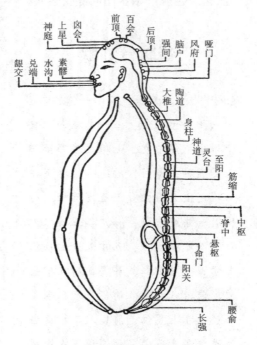

图85 督脉穴图

[按] 督脉始于长强者，本自《灵枢·经脉》曰：督脉之别名长强，夹膂上项，散头上下，当肩胛左右，别走太阳，入贯膂。《难经》二十八难曰：督脉者，起于下极之俞，并于脊里之上，至风府入属于脑。乃指穴而言也。前论督脉起于少腹者，是指循行而言也。

【提要】 本歌诀主要讲述了督脉的穴位的分寸定位。

【注释】

①尾闾骨：即骶骨。

【白话文】

骶骨的下端为长强穴，腰俞穴位于后正中线上正对骶管裂孔，腰阳关位于第四腰椎棘突下，命门位于第二腰椎棘突下，第一腰椎棘突下为悬枢，十一胸椎棘突下为脊中，第十胸椎棘突下为中枢，第九胸椎棘突下为筋缩，第七胸椎棘突下为至阳，第六胸椎棘突下为灵台，第五胸椎棘突下为神道，第三胸椎棘突下为身柱，第一胸椎棘突下为陶道。大椎位于第七颈椎棘突下、第一胸椎上，哑门为第二颈椎棘突上凹陷中，风府位于颈后区枕外隆凸直下、两侧斜方肌之间的凹陷中，脑户为枕外隆凸上缘凹陷中，强间位于后发际正中直上 4 寸，后顶为后发际直上 5.5 寸，百会为前发际直上 5 寸，前顶为前发际直上 3.5 寸，囟会为前发际正中直上 2 寸，上星为前发际正中直上 1 寸，神庭为前发际正中直上 0.5 寸，素髎在面部、鼻尖正中，水沟位于人中沟的上 1/3 与下 2/3 的交界处，兑端在面部、上唇结节的中点，龈交位于上唇内、上唇系带与上牙龈的交点。（印堂位于两眉毛内侧端中间的凹陷中。）

【解读】

督脉位于后正中线上，共 28 个穴位。以下是部分穴位分寸定位要点：尾骨端与肛门连线中点取长强；第四、二腰椎棘突下取腰阳关、命门；第七颈椎棘突下取大椎；后发际正中直上 0.5 寸、1 寸取哑门、风府；两耳尖连线中点取百会；人中沟上、中 1/3 交界取水沟。其腧穴主治要点：长强主治肛肠病；腰俞、腰阳关、命门主治腰痛及下肢痿痹；至阳主治胸胁支满；神道主治神志病；身柱主治脊背痛；大椎、陶道主治热病及外感，也是治疗疟疾的主要穴位；哑门治疗舌缓不语及中风；风府治疗中风及癫狂痫；百会、水沟、素髎等穴，均有醒脑开窍的作用，凡一切猝然昏倒、不省人事者，皆可取用；百会治疗神志病和内脏脱垂；素髎、水沟为急救要穴；上星治疗鼻病。

冲脉循行经文

【原文】

《素问·骨空论》曰：冲脉者，起于气街①，并少阴之经，夹脐上行，至胸中而散。

《灵枢·卫气》曰：请言气街。胸气有街，腹气有街，头气有街，胫气有街。故气在头者，止之于脑；气在胸者，止之膺与背俞；气在腹者，止之背俞。与冲脉在脐之左右之动脉者，气在胫者，止之于气街，与承山踝上。（见图86）

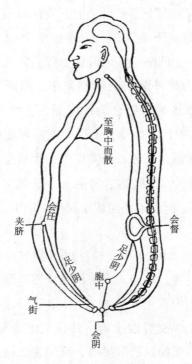

图 86　冲脉循行图

【提要】本歌诀主要阐述了冲脉的循行走向。

【注释】

①气街：是经气聚集汇通的共同通路。

【白话文】

《素问·骨空论》说：冲脉起于气街，与足少阴肾经相并，夹脐左右上行，至胸中而散。

《灵枢·卫气》说：请让我再谈谈各部气机所通行的道路。人体的胸部、腹部、头部和腿部的气都有各自通行的道路和灌注的部位。头部运行之气，输注于脑。胸部运行之气，灌注到胸部和背部十一椎以上的背俞穴。腹部运行之气，灌注到背部十一椎以下的背俞穴和脐部左侧、右侧动脉附近冲脉的腧穴肓俞与天枢等。腿部运行之气，输注到足阳明胃经的气冲穴、承山穴和足踝上下的部位。

【解读】

冲脉起于胞中。冲，有要冲、要道之意。《说文解字》释曰："冲，通道也。"《集韵》释曰："冲，要也。"冲脉行身之中，主要与足少阴肾经并行，为十二经气血同行之要冲，故称"十二经之海"。《难经》中提到："冲之为病，逆气而里急。"因此，冲脉病候表现为腹部胀满、拘急，气上逆。又因冲脉与妊产胎育、生殖功能关系密切，亦主治生殖系统疾病。

冲脉循行歌

【原文】　　　　　　冲脉起于腹气街，后天宗气①气冲来。

　　　　　　　　　　并于先天之真气，相并夹脐上胸街。

　　　　　　　　　　大气至胸中而散，会合督任充身怀。

　　　　　　　　　　分布脏腑诸经络，名之曰海不为乖。

〔注〕冲脉者，起于气街，是起于腹气之街也。名曰气街者，是谓气所行之街也。一身之大气，积于胸中者，有先天之真气，是所受者，即人之肾间动气也；有后天之宗气，是水谷所化者，即人之胃气也。此所谓起于腹气之街者，是起胃中谷气也；并于少阴者，是并于肾间动气也。其真气与谷气相并，夹脐上行，至胸中而散，是谓大气至胸中，分布五脏六腑诸经，而充身者也。《灵枢·逆顺肥瘦》曰：冲脉者，五脏六腑之海也，五脏六腑皆禀气焉。《灵枢·动俞》又曰：冲脉者，十二经之海也，与少阴之大络，起于肾下，出于气街也。《灵枢·五音五味》又曰：冲脉、任脉皆起于胞中者，即此之起于肾下之谓也。而谓起于肾下者，即并于少阴之经，肾间动气上行也。《素问·骨空论》曰：冲脉起于气冲者，即此出于气街之谓也。不曰起而曰出者，谓谷气由阳明胃经出，而会于气街也。

【提要】　本歌诀阐述了冲脉之循行分布及功能。

【注释】

①宗气：是由谷气和自然界清气相结合形成的气，属后天之气的范畴。

【白话文】

冲脉起于腹中之气街，之所以称为气街，是因为其为气血运行之通道。人一身之气皆积聚于胸中，称为宗气。宗气由自然界之清气和后天水谷精微所化生的水谷之气化生。宗气与先天之真气沿冲脉上行至胸中气街，于胸中气街四散开来，与任督二脉相会充养四肢百骸，分布于脏腑诸经。所以称之为"十二经之海"。

【解读】

冲脉的循行可归纳为：主干，起于身下胞中，出气冲部与足少阴经并行而上，沿着脐两侧抵达胸中而散布。分支一，自胸中分散后上行达"颃颡"，环绕口唇。分支二，从气冲部下行，循阴股内廉，入腘中，绕胫骨内廉，到内踝后，入足下。分支三，从内踝后，行至足背上，循行足大趾。分支四，从胞中，下出会阴，向上行于脊柱之内。

冲 脉 穴 歌

【原文】　　　　　　　冲脉夹脐起横骨[①]，大气四注肓俞同。

　　　　　　　　　　　商石阴通幽门穴，至胸散布任流行。

【提要】　本歌诀介绍了冲脉与任脉、足阳明胃经、足少阴肾经的交会腧穴。

【注释】

①横骨：冲脉与足少阴肾经的穴位，位于人体的下腹部，当脐中下 5 寸，前正中线旁开 0.5 寸。

【白话文】

冲脉夹脐上行，起于横骨穴，向上依次为大赫、气穴、四满、中注、肓俞、商曲、石关、阴都、腹通谷、幽门，经气一直上行至胸部，并于胸部散布开来渗灌四肢百骸。

【解读】

冲脉与足少阴肾经的交会穴为横骨、大赫、气穴、四满、中注、肓俞、商曲、石关、阴都、腹通谷、幽门；冲脉与任脉的交会穴为会阴、阴交；冲脉与足阳明胃经的交会穴为气冲。冲脉为"五脏六腑之海"。冲脉起于"肾下胞中"，与足阳明胃经会于气街，又并足少阴之经，夹脐上行，故言先天之精气与后天之气血均汇聚于冲脉。后天精气来源于胃，冲脉与胃经"会于气街"，"合于宗筋"，冲脉之"输"，下出巨虚上下廉。冲脉可输布后天之精气，以濡养五脏六腑，故称为"五脏六腑之海"。

冲脉分寸歌

【原文】　　　　　冲脉分寸同少阴①，起于横骨②至幽门。

　　　　　　　　　上行每穴皆一寸，穴开中行各五分。

〖注〗冲脉起于足阳明，并于足少阴腹气之街，夹脐中行左右五分，而上行自少腹下尖阴上横骨穴，从横骨穴上行大赫、气穴、四满、中注、肓俞、商曲、石关、阴都、通谷、幽门等共十一穴，每穴上行相去各一寸，中行左右各五分。（见图87）

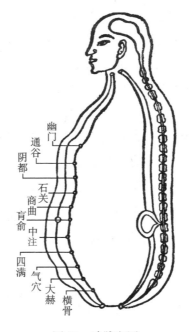

图87　冲脉穴图

［按］任、督、冲三脉，《素问·骨空论》曰：任脉起于中极之下，毛际以上，是外指少腹之分也。循腹里，是内指胞中也。督脉起于少腹以下骨中央，女子廷孔，男子阴器，合篡贯脊属肾，亦是外指少腹，内指胞中也。冲脉起于气街，并少阴之经，亦是指于胞中也；虽未明言胞中，而实未尝不起于胞中也。是以知任、督、冲三脉，皆起于胞中。然三脉皆后天水谷所化，胃气出于气街，会于胞中，与先天肾间动之真气，并行而充身者也。

197

由此观之，三脉同出一源无疑矣。故王冰《内经》注、《甲乙经》、《针灸图经》以任脉循背者谓之督脉；自少腹上谓之任脉，亦谓之督脉，则是以背腹阴阳，别为名目耳。然冲脉亦起于胞中，并足少阴而上行。是任脉、督脉、冲脉乃一源而三歧者。故人身之有腹背，犹天地之有子午；任督之有前后，犹二陆之分阴阳也。胞中者，谓男女丹田之通称也，在女子谓之女子胞，在男子即精室也。

【提要】 本歌诀阐述了冲脉的交会腧穴的分寸定位。

【注释】

①少阴：这里指足少阴肾经。

②横骨：位于脐中下 5 寸，前正中线旁开 0.5 寸，耻骨联合上缘。

【白话文】

冲脉起于胞中，与足阳明经会于气街，又并于足少阴之经，其穴位分寸与足少阴肾经相同。自少腹下会阴穴上出横骨穴，从横骨穴上行大赫、气穴、四满、中注、肓俞、商曲、石关、阴都、通谷、幽门等共 11 穴，每穴上行相距各 1 寸，中行左右各旁开 0.5 寸。

【解读】

冲脉与足阳明胃经会于腹中之气街，其穴位分寸与足少阴肾经相同，自少腹下会阴穴上出横骨穴，上行至幽门穴，每穴上行相距各 1 寸，中行左右旁开各 0.5 寸，其上行至于头，下行至于足，贯穿全身，成为气血之要冲。

带脉循行经文

【原文】

《灵枢·经别》曰：足少阴之正至腘中，别走太阳而合，上至肾，当十四椎，出属带脉。

《难经·二十八难》曰：带脉者，起于季胁，回身一周。（见图 88）

【提要】 本歌诀主要讲述了古典医籍中带脉的循行。

【白话文】

《灵枢·经别》说：足少阴肾经的正经向上行至腘窝中，别行与足太阳经相会合，上行至肾，当十四椎处，外出属于带脉。

《难经·二十八难》说：带脉起于季胁部的下面，斜向下行到带脉、五枢、维道等穴，横行绕身一周。

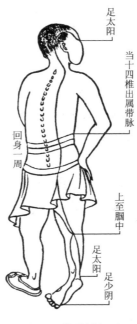

图 88　带脉循行图

【解读】

带脉横行于腰腹。带，腰带、束带，引申为约束。《广雅》释曰："带，束也。"带脉约束腰腹部纵行经脉，起到协调和柔顺的作用。腰腹部是冲、任、督三脉脉气所发之处，为胞宫和下焦之位，带脉能固摄下元，与冲、任、督三脉关系尤为密切。带脉病候主要表现为"带脉不引"，即约束无力所致的各种弛缓、遗精、痿废诸证，如腰部酸软、下肢不利及男女生殖器官病证（阳痿、遗精、崩漏、带下、少腹拘急）。

带脉循行歌

【原文】　　　　带脉足少阴经脉，上腘①别走太阳经。
　　　　　　　　合肾十四椎属带，起于季胁②绕身行。

〔注〕带脉本由足少阴经之脉，上至腘中，别走太阳而合肾，当十四椎，出属带脉，故起于季胁，绕身一周行也。

【提要】 本歌诀阐述了带脉的循行走向及与他经的联系。

【注释】

①腘：即指腘窝。

②季胁：肋尽处为季胁，当指十一肋端之章门处。

【白话文】

带脉由足少阴之脉，上行至腘中，别走足太阳膀胱经与肾相合，于第二腰椎出属带脉，起于季胁绕身一周循行。

【解读】

带脉的主要功能是"总束诸脉"。带脉从第二腰椎发出，围腰腹一周，总束纵行诸脉，起到协调和柔顺作用。《难经》杨玄操注："带之为言，束也。言总束诸脉，使得条柔也。"

带 脉 穴 歌

【原文】 带起少阳带脉穴①，绕行五枢维道间。

京门之下居髎上，周回季胁②束带然。

〔注〕足少阴之正脉，出于然谷，循内踝后。其别者入跟中，上腨内，至腘中，别走而合太阳，上至肾之气穴穴，当十四椎内，与足少阴冲脉会，外与足少阳带脉合会，而不与冲脉偕行，出于季胁，属少阳带脉穴也。故《难经》曰：带脉者，起于季胁也。回身一周者，谓起于足少阳带脉穴，循行五枢穴、维道穴，不行居髎穴，回行如带，故曰带脉也。

【提要】 本歌诀主要描述了带脉与足少阳胆经的交会腧穴。

【注释】

①带脉穴：在侧腹部，第11肋骨游离端垂线与脐水平线的交点上。

②季胁：肋尽处为季胁，当指十一肋端之章门处。

【白话文】

带脉起于季胁部的下面，斜向下行到足少阳胆经之带脉穴，绕行经过五枢穴、维道穴，位于京门穴下方与居髎穴的上方，横行绕身一周。

【解读】

带脉与足少阳胆经交会于带脉穴、五枢穴、维道穴，犹如束带，横行绕身一周。其中，带脉穴主治带下、月经不调、疝气等病证。

带脉分寸歌

【原文】　　　　带脉部分足少阳，季胁寸八是其乡。

由带三寸五枢①穴，过章五三维道②当。

〔注〕带脉部分，在足少阳经季胁之下一寸八分，即带脉穴也。从带脉穴下三寸，即五枢穴也。从五枢下行，过肝经之章门穴下五寸三分，即维道穴也。（见图89）

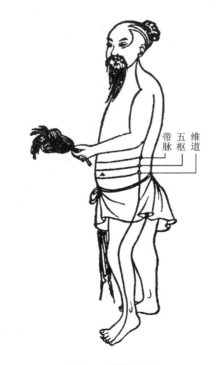

图89　带脉穴图

【提要】本歌诀主要描述了带脉的交会腧穴及其分寸。

【注释】

①五枢：经穴名，在下腹部，髂前上棘内侧。

②维道：经穴名，在下腹部，髂前上棘内下0.5寸。

【白话文】

带脉部分，在足少阳经季胁之下1.8寸，即带脉穴，从带脉穴斜向下至髂前上棘内侧，平脐下3寸处为五枢穴。从五枢穴下行，过肝经之章门穴下5.3寸，为维道穴。

【解读】

带脉循行大致为绕腰行一周，犹如束带，横行绕身一周。带脉穴在侧腹部，第11肋骨游离端垂线与脐水平线的交点上；五枢穴在下腹部，髂前上棘内侧；维道穴在下腹部，髂前上棘内下0.5寸。

阳跷阴跷脉循行经文

【原文】

《灵枢·脉度》曰：跷脉①者，少阴之别，起于然谷之后，上内踝之上，直上循阴股，入阴，上循胸里，入缺盆，上出人迎之前，入颃②，属目内眦，合于太阳、阳跷而上行。气并相还，则为濡目，目气不荣，则目不合。

《二十八难》曰：阳跷脉者，起于跟中，循外踝上行，入风池；阴跷脉者，亦起于跟中，循内踝上行，至咽喉交贯冲脉。

【提要】本歌诀描述了阴跷脉、阳跷脉的大致循行分布。

【注释】

①跷脉：此处指阴跷脉。

②颃（qiú）：指颧部。

【白话文】

《灵枢·脉度》说到：阴跷脉是足少阴经脉分出的支脉，它的循行从然谷穴后面的照海穴开始，上行到内踝的上面，然后直行向上沿着大腿内测进入前阴。再向上沿着胸部的深处进入锁骨上窝，再向上出在人迎穴的前面，进入颧部，连属眼睛的内角，并与足太阳经脉、阳跷脉会合而上行。阴与阳的经气并行往来而濡润眼睛，跷脉的经气不能濡养，眼睛就不能闭合。

《难经·二十八难》说到：阳跷脉起于足跟中，循外踝向上循行，经过风池。阴跷脉也是起于足跟之中，循内踝向上循行，至咽喉与冲脉相交。

【解读】

阳跷脉、阴跷脉是足太阳经和足少阴经的分支。"跷"，原意为"举足行高"，《素问》王冰注："跷，谓举也。"跷脉起于足部，与肢体运动有关。"跷"有活动敏捷之意，《难经》杨玄操注："跷，捷疾也。言此脉是人行走之机要，动足之所由，故曰跷脉焉。"跷脉的功能主要为"司目之开合"和主肢体运动。阴阳跷脉交会于目内眦，其脉气濡养眼目，利于目之开合，调节人体的睡眠。阳跷脉盛，主目张而不欲睡；阴跷脉盛，主目闭而欲睡。《灵枢·寒热病》有"阳气盛则瞋目，阴气盛则瞑目"的论述。

阳跷脉循行歌

【原文】　　　　　　阳跷脉起于跟中，上合三阳外踝行。

　　　　　　　　　　从胁循肩入颈颀①，属目内眦太阳经。

〔注〕阳跷之脉，起于足跟之中，上合三阳外踝上行，从胁少阳居髎之穴，上循肩，入颈颀阳明之肩髃、承泣等穴，属目内眦而会太阳也。（见图90）

【提要】　本歌诀主要阐述了阳跷脉的循行走向。

【注释】

①颀（qiú）：泛指面颊。

【白话文】

阳跷脉起于足跟中，出足太阳之申脉，与足三阳经交会，循外踝上行，沿髀胁上肩，循面，交目内眦，会睛明，入脑，下耳后，入风池。

【解读】

阳跷脉起于足跟之中，向上循外踝上行合于足三阳经，从胁下上循肩入颈，出属目内眦足太阳膀胱经。

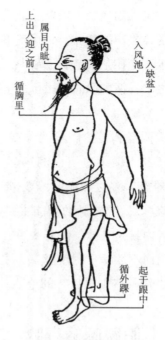

上出人迎之前
属目内眦
入风池
入缺盆
循胸里
起于跟中
循外踝

图90 阳跷脉循行图

阳跷脉穴歌

【原文】 　　　　阳跷脉起申仆阳，居髎肩髃巨骨乡。

　　　　　　　　　　臑俞地仓巨髎泣，终于睛明一穴强。

【提要】 本歌诀主要介绍了阳跷脉的交会腧穴。

【白话文】

阳跷脉起于仆参，经申脉穴、跗阳穴，沿下肢外侧上行经过居髎穴，上行至肩部肩髃、巨骨穴，途经臑俞穴，入脸颊部地仓、巨髎、承泣、睛明穴。最后入于项后部风池穴。

【解读】

阳跷脉起于足跟外侧，经外踝上行腓骨后缘，沿股部外侧和胁后上肩，过颈部上夹口角，进入目内眦，与阴跷脉相会合，再沿足太阳膀胱经上额，与足少阳胆经合于风池。其中，阳跷脉与足太阳膀胱交于仆参、申脉、跗阳；与足少阳胆经交于居髎；与手太阳小肠经交于臑俞；与手阳明大肠经交于肩髃；与足阳明胃经交于地仓、巨髎、承泣。

阳跷脉分寸歌

【原文】
　　　　　　　阳跷脉起足太阳，申脉外踝五分藏。

　　　　　　　仆参①后绕跟骨下，跗阳外踝三寸乡。

　　　　　　　居髎监骨上陷取，肩髃一穴肩尖当。

　　　　　　　肩上上行名巨骨，肩胛之上臑俞②坊。

　　　　　　　口吻旁四地仓位，鼻旁八分巨髎疆。

　　　　　　　目下七分是承泣，目内眦出睛明昂。

〔注〕跷者足也，奇经涉于足者之名也。曰阳者，以其所行阳经也。阳跷者，谓足太阳经之别脉也，起于足太阳膀胱经，足外踝下五分陷中，申脉穴也。从申脉绕后跟骨下，仆参穴也。从仆参又前斜足外踝上三寸，跗阳穴也。又与足少阳会于季胁软骨端下八寸三分，居髎穴也。又与手阳明会于膊骨头肩端上，肩髃穴也。从肩髃穴上行肩尖上两叉骨，巨骨穴也。又与手足太阳、阳维会于肩后大骨下胛上廉，臑俞穴也。又与手足阳明会于夹口吻旁四分，地仓穴也。从地仓穴行于鼻孔旁八分，巨髎穴也。又与任脉、足阳明会于目下七分，承泣穴也。又与手足太阳、足阳明、阴跷会于目内眦外一分，睛明穴也。（见图91）

【提要】本歌诀介绍了阳跷脉的交会腧穴的分寸定位。

【注释】

①仆参：经穴名，位于外踝后下方，昆仑直下，跟骨外侧，赤白肉际处。

②臑（nào）俞：经穴名，臂内收，腋后纹头直上，肩胛冈下缘凹陷中处。

【白话文】

阳跷脉起于足太阳膀胱经的申脉穴，在踝区，外踝尖直下，外踝下缘与跟骨之间的凹陷中。仆参在跟区，昆仑直下跟骨外侧赤白肉际处。跗阳位于昆仑直上3寸，上行与足少阳胆经会于季胁软骨端下8.3寸的居髎穴，上肩行于肩髃穴、巨骨、臑俞穴，沿颈上行与口角旁开 0.4 寸之地仓穴，上行经过鼻孔旁 0.8 寸的巨髎、目下 0.7 寸的承泣，入于目内眦的睛明穴。

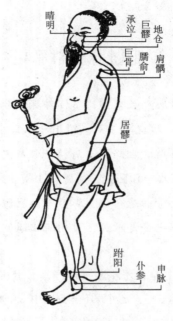

图 91　阳跷脉穴图

【解读】

阳跷脉与足太阳膀胱经、足少阳胆经交会腧穴即为本经腧穴。其中，申脉穴亦为八脉交会穴（通于阳跷脉），与阳跷脉之功能相通，主司"目之开合"及肢体运动，故主治失眠、癫狂痫、眼睑下垂及足外翻。

阴跷脉循行歌

【原文】　　　　　阴跷亦起于跟中，少阴之别内踝行。

上循阴股入胸腹，上至咽喉至睛明。

〔注〕阴跷之脉，亦起于跟中，由少阴别脉然谷之穴上行内踝，循阴股，入胸腹，上至咽喉、睛明穴，亦会于太阳也。（见图92）

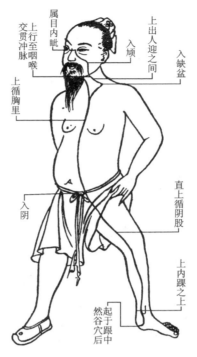

图 92　阴跷脉循行图

【提要】　本歌诀主要描述了阴跷脉的循行分布。

【白话文】

阴跷脉也起于足跟之中，沿内踝行于大腿内侧，行于胸腹部，上行过咽喉，最终交于目内眦之睛明穴。

【解读】

阴跷脉同样起于足跟之中，出于足少阴之照海，上行内踝之内，直上循阴股，入阴，上循胸里，至咽喉，交会贯通冲脉，经鼻旁，属目内眦，合于足太阳、阳跷脉而上行。

阴跷脉穴歌

【原文】　　　　阴跷起于然谷①穴，上行照海②交信③列。

　　　　　　　　三穴原本足少阴，足之太阳睛明接。

【提要】本歌诀主要介绍了阴跷脉与足少阴肾经、足太阳膀胱经的交会腧穴。

【注释】

①然谷：经穴名，在足内侧缘，足舟骨粗隆下方，赤白肉际处。

②照海：经穴名，内踝尖下 1 寸，内踝下缘边际凹陷中。

③交信：经穴名，内踝尖下 2 寸，胫骨内侧缘后际凹陷中。

【白话文】

阴跷脉起于然谷穴，沿内踝上行经照海、交信穴，此三穴原本属于足少阴肾经，上行至足太阳膀胱经之睛明穴交会。

【解读】

阴跷脉起于足少阴肾经之然谷穴，上行经过足少阴肾经之照海、交信穴，与足太阳膀胱经交于睛明穴。其中，照海穴属于八脉交会穴（通于阴跷脉），主治失眠、癫痫等神志病及咽喉干痛。

阴跷脉分寸歌

【原文】　　　　　阴跷脉起足少阴，足内踝前然谷寻。

踝下一寸照海陷，踝上二寸交信真。

目内眦外宛中取，睛明一穴甚分明。

【注】阴跷者，以其所行阴经，为足少阴之别脉也。起于足少阴肾经，足内踝前大骨下陷中，然谷穴也。从然谷穴循内踝之下一寸，照海穴也。从照海穴不循太溪穴，又郄于足内踝之上二寸直行交信穴。从交信穴上循阴股，入阴而行，上循胸里入缺盆，上出人迎之前，入頄鼻旁，属目内眦外宛宛中睛明穴，合于太阳、阳跷，上行气并相还，则为濡目之用矣。故知阴跷脉气，若不与阳跷脉气并荣于目，则目不能合也，此阴跷循行之经脉也。（见图93）

【提要】本条歌诀阐述了阴跷脉的交会腧穴的分寸定位。

【白话文】

阴跷脉起于足少阴肾经足内踝之然谷穴，内踝尖下 1 寸为照海穴，内踝尖上 2 寸为交信穴，目内眦内上方眶内侧壁凹陷中为睛明穴。

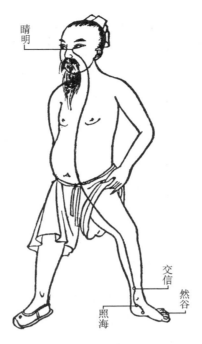

图 93　阴跷脉穴图

【解读】

奇经八脉上除任、督二脉具有本经穴位外，其余经脉上的穴位皆是与其他经脉的交会腧穴。阴跷脉与足少阴肾经交于照海穴、交信穴，与足太阳膀胱经交于睛明穴。因阴跷脉循行于阴面，经下肢内侧，故其病见内侧面痉挛、外侧面弛缓的表现，即为阳缓阴急的足内翻病候。可由照海穴透刺至申脉穴，从阴引阳，从阳引阴，使阴阳互济治疗足内翻病候。

阳维阴维脉循行经文

【原文】

《二十八难》曰：阳维阴维者，维络于身，溢蓄不能环流，灌溢诸经者也。故阳维起于诸阳之会，阴维起于诸阴交也。

【提要】　本歌诀阐述了阴维脉、阳维脉经脉之循行。

【白话文】

《难经·二十八难》说到：阳维脉、阴维脉，皆维络全身，虽能溢蓄涵养经气，却不能与其他经脉交互、流通，只能起到灌溢诸经的作用。所以阳维脉起于阳维脉与各阳经的交会穴，阴维脉起于阴维脉与各阳经的交会穴。

【解读】

阳维起于"诸阳会"，联络诸阳经以通督脉；阴维起于"诸阴交"，联络诸阴经以通任脉。维脉的"维"字，含有维系、维络的意思。《难经》杨玄操注："维者，维持之意也。此脉为诸脉之纲维，故曰维脉。"阳维病证出现阳证、表证，可见头痛、恶寒、目眩等。阴维病证出现阴证、里证，可见心腹痛、胸胁痛。

阳维脉循行歌

【原文】　　　　　　阳维脉起足太阳，外踝之下金门疆。

从腨①背肩项面头，维络诸阳会②督场。

【注】阳维之脉，起于足太阳经外踝之下金门穴也。从腨骨、背外、肩胛、项旁、面上、头后至哑门穴，维络诸阳会于督脉也。（见图94）

【提要】本歌诀主要描述了阳维脉的循行路线。

【注释】

①腨（héng）：小腿。

②诸阳会：指阳维脉与各阳经的交会穴。

【白话文】

阳维脉起于外踝下诸阳经交会处，与足少阳胆经并行，各穴分布在小腿外侧和头肩外侧，于后项与督脉交会于风府、哑门。

【解读】

阳维脉起于外踝下金门穴，与足少阳胆经并行，沿下肢外侧向上，经躯干部后外侧，从腋后上肩，经颈部、耳后，前行到额部，分布于头侧及项后，与督脉会合。

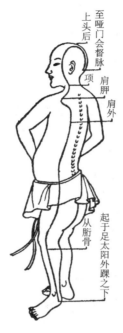

图 94　阳维脉循行图

阳维脉穴歌

【原文】　　　　　阳维脉起穴金门，臑俞天髎肩井深。

正营脑空风池巡。

风府哑门此二穴，项后入发是其根。

【提要】　本条歌诀阐述了阳维脉的主要穴位及其大致位置。

【白话文】

阳维脉起于金门穴，沿下肢外侧向上循行于阳交穴，沿臀部外侧及背部外侧上行至臑俞，经天髎、肩井穴，沿项部外侧上行经阳白、本神、头临泣，上至正营，循脑空，下至后枕部之哑门、风府、风池，与督脉相交。

【解读】

阳维脉起于金门穴，与足少阳胆经并行。由于其与诸阳经相交会，本经穴皆为阳维脉与诸阳经的交会穴，如：阳维脉与足太阳膀胱经交会于金门，与足阳明胃经交会于头维，与手少阳三焦经交会于天髎，与足少阳胆经交会于风池、肩井、本神、阳白等穴，与督脉交会于哑门、风府。

阳维脉分寸歌

【原文】　　　　阳维脉起足太阳，外踝一寸金门藏。

踝上七寸阳交位，肩后胛上臑俞当。

天髎穴在缺盆上，肩上陷中肩井乡。

本神入发四分许，眉上一寸阳白详。

入发五分临泣穴，上行一寸正营场。

枕骨之下脑空位，风池耳后陷中藏。

项后入发哑门穴，入发一寸风府疆。

〖注〗阳维起于诸阳之会者，谓起于足太阳膀胱经之足外踝下一寸金门穴也。从金门穴行于足少阳胆经之足外踝上七寸，阳交穴也。又与手足太阳及跷脉会于肩后大骨下胛上廉，臑俞穴也。又与手足少阳会于缺盆中上毖骨际，天髎穴也；又会于肩上陷中，肩井穴也。从肩井穴上头，与足少阳会于眉上一寸，阳白穴也。从阳白穴上行于目上，直入发际，本神、临泣穴也。从临泣穴上行二寸，正营穴也。从正营穴循行枕骨下，脑空穴也。从脑空穴下行，至耳后大筋外廉，风池穴也。又与督脉会于项后风府、哑门穴，此阳维脉气所发也。（见图95）

【提要】本条歌诀主要说明了阳维脉的交会腧穴的分寸定位。

【白话文】

阳维脉起于金门穴，为足太阳膀胱经之外踝下1寸处。外踝上0.7寸为阳交穴。臑俞在肩胛区，当腋后纹头直上，肩胛冈下缘凹陷中。天髎穴位于双侧锁骨中点。上肩部行经肩井穴，肩井穴位于大椎穴与肩峰最外侧点连线的中点。本神位于前发际上0.4寸，头正中线旁开3寸。眉毛中点上1寸为阳白穴。头临泣位于前发际线上0.5寸，瞳孔直上。正营穴位于前发际上2.5寸。枕骨之下为脑空穴。风池位于耳后，经项部后发际上0.5寸之哑门穴，最后入于后发际上1寸之风府穴。

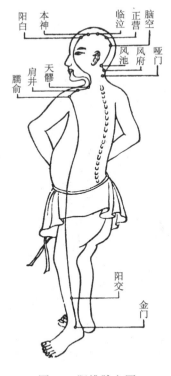

图 95　阳维脉穴图

【解读】

　　阳维脉与诸阳经交会之穴位即为本经腧穴，如阳维脉与足太阳膀胱经交会于金门，与足阳明胃经交会于头维，与手少阳三焦经交会于天髎，与足少阳胆经交会于风池、肩井、本神、阳白等穴，与督脉交会于哑门、风府。其中，风府位于后发际正中，直上 1 寸处，由于其位置较特殊，针刺操作应格外注意，应向下颌方向缓慢刺入 0.5～1 寸，不可向上深刺，以免刺入枕骨大孔，伤及延髓。

阴维脉循行歌

【原文】　　　　　　　阴维脉起足少阴，内踝上行穴筑宾。

　　　　　　　　　　　循腹至乳上结喉，维络诸阴会于任。

【注】阴维之脉，起于足少阴经内踝，上行筑宾之穴，循腹至乳上结喉，至廉泉穴，维络诸阴，会于任脉也。(见图96)

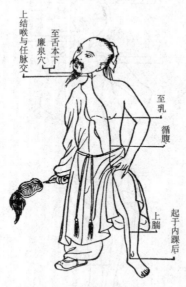

图96 阴维脉循行图

【提要】本条歌诀主要介绍了阴维脉的循行分布与交会经脉。

【白话文】

阴维脉起于足少阴肾经，从内踝上行至足少阴肾经的筑宾穴，行于大腿内侧上行至腹部，与足太阴经相合上行，过胸部，于颈部与任脉交会于结喉部天突穴和廉泉穴，维系足少阴经、足太阴经、足厥阴经。

【解读】

阴维脉起于小腿内侧足少阴经，沿大腿内侧上行至腹部，与足太阴经相合同行，过胁部、胸部，与任脉交会于颈部天突穴和廉泉穴，在腹部与足太阴经交会于府舍、大横、腹哀穴，在胁部与足厥阴经交合于期门穴。

阴维脉穴歌

【原文】　　　　　阴维之穴起筑宾，府舍大横腹哀循。

期门天突廉舌本，此是阴维脉维阴。

【提要】 本条歌诀主要介绍了阴维脉与足三阴经、任脉的交会腧穴。

【白话文】

阴维脉起于筑宾穴，与足少阴肾经相交会，沿小腿内侧、膝内侧、大腿内侧上行至府舍、大横、腹哀穴，与足太阴脾经相交会，上行至期门穴，与足厥阴肝经相交会，沿胸上行经过任脉的天突穴、廉泉穴，联系舌本。这就是阴维脉，维络全身阴经。

【解读】

阴维脉维络诸阴经，与足三阴经、任脉共交会于 7 个穴位。阴维脉与足少阴肾经交会于筑宾穴，与足太阴脾经交会于府舍穴、大横穴、腹哀穴，与足厥阴肝经交会于期门穴，与任脉交会于天突穴、廉泉穴。《难经·二十九难》："阴维为病苦心痛。"三阴皆属于里，与阴维脉交会部主要在腹，故其病证主要以心腹痛为主。

阴维脉分寸歌

【原文】　　　　　阴维脉起足少阴，内踝之后寻筑宾。

少腹之下称府舍，大横平脐是穴名。

此穴去中三寸半，行至乳下腹哀明。

期门直乳二肋缝，天突结喉下一寸。

〖注〗阴维起于诸阴之交者，谓起于足少阴肾经之足内踝后，上腨分中，名曰筑宾穴也。与足太阴交于少腹下，去腹中行三寸半，府舍穴也。又平脐去中行三寸半，大横穴也。又行至乳下二肋端缝之下二寸，腹哀穴也。又与足厥阴交于乳下二肋端缝，期门穴也。又与任脉交于结喉下一寸宛宛中，天突穴也。从天突穴上行，在颔下结喉上中央舌本下，廉泉穴，此阴维脉气所发也。(见图 97)

【提要】 本条歌诀主要介绍了阴维脉的交会穴位的分寸定位。

【白话文】

阴维脉起于足少阴肾经内踝之筑宾穴，上行至前正中线旁开 4 寸、脐中下 4.3 寸的府舍穴和平脐旁开 4 寸的大横穴，继续向上行于脐中上 3 寸、前正中线旁开4寸的腹哀穴，平乳头直下两个肋间隙、前正中线旁开4寸的期门穴，最后抵至前正中线上、胸骨上窝中央的天突穴。

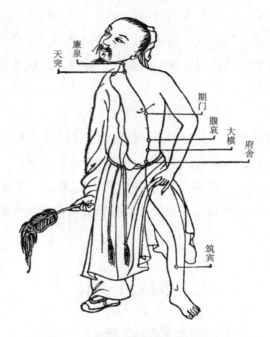

图97　阴维脉穴图

【解读】

奇经八脉除任、督二脉具有本经穴位外，其余经脉上的穴位皆是与其他经脉的交会腧穴。阴维脉与足少阴肾经交会于筑宾穴，其位于小腿内侧，太溪穴直上5寸，比目鱼肌与跟腱之间；阴维脉与足太阴脾经交会于府舍穴、大横穴、腹哀穴，三穴皆位于乳头直下的纵线上，脐中下4.3寸为府舍穴，平脐旁开4寸为大横穴，脐中上3寸为腹哀穴；阴维脉与足厥阴肝经交会于期门穴，其位于乳头直下的纵线上，第六肋间隙处；阴维脉与任脉交会于天突穴、廉泉穴，分别位于前正中线上、胸骨上窝中央，及喉结上方、舌骨上缘凹陷中。

医宗金鉴卷八十五

头部主病针灸要穴歌

【原文】　　　　　百会主治卒中风，兼治癫痫儿病惊。

大肠下气脱肛病，提补诸阳气上升。

〖注〗百会穴，提补阳气上升。主治大人中风，痰火癫痫，小儿急、慢惊风，大肠下气，脱肛等证。针二分，灸五壮。

【提要】　阐述百会穴的主治病证。

【白话文】

百会穴主治中风半身不遂，兼治癫痫、小儿急慢惊风、泄泻、脱肛等病，具有提补阳气上升的功效。

【解读】

百会穴具有开窍醒神、提举阳气的功效，在临床多用于中风、眩晕、泄泻等病。《针灸逢源》亦云："治头风闭塞，中风口噤，惊悸健忘，咳疟脱肛，小儿夜啼。"

【医案助读】

眩晕　某某，女，52岁。2007年7月21日就诊。头颈部不适半年余，加重2个月。病人于半年前无明显诱因晨起时突然出现头痛，视物旋转，伴有轻度恶心、呕吐及颈项部僵硬不适。诊断为眩晕（椎动脉型颈椎病）。百会穴长留针法治疗。病人隔日复诊时，自述针后头脑顿觉清醒，睡好。依上法再针 1 次，辅以通经活络、养血以善其后。[牛森林，娄冉，金青. 陈华德在百会穴长留针法治疗眩晕病案. 世界中医药，2008（2）：87.]

【原文】　　　　　神庭主灸羊痫风，目眩头痛灸脑空。

　　　　　　　　　　翳风专利耳聋病，兼刺瘰疬项下生。

【注】神庭穴，主治风痫，羊癫。灸三壮，禁针刺。脑空穴，主治偏正头疼，目眩。刺四分，灸五壮。翳风穴，主治耳聋及瘰疬。《针经》云：先将铜钱约二十文，令患者咬之，寻取穴中。针三分，禁灸。

【提要】　阐述神庭、脑空、翳风三穴的主治病证。

【白话文】

艾灸神庭可以治疗癫痫。头痛、眩晕灸脑空穴。翳风穴主要治疗耳聋耳鸣病，也可治疗项部瘰疬、腮腺炎。

【解读】

神庭穴艾灸可治疗癫痫，头晕、头痛可灸脑空穴，翳风穴主治耳聋及项部瘰疬等。原文注解中翳风禁灸，是指禁止艾炷灸，主要考虑的是项部颈动脉循行周围，避免灸疮影响。现代常用悬灸翳风穴，治疗耳鸣耳聋、面瘫等病，疗效亦佳。

【医案助读】

癔症　方某，女，27 岁，农民。1986 年 6 月 9 日初诊。病人癔病性情感暴发，哭笑无常、四肢不规则抽动等反复发作已 4 年，发时泪滥，记忆力逐年衰退，曾在当地医院中西医治疗无效，且症状逐年加重。本次发作于 1986 年 5 月开始，日趋频繁，至昨日白天发作 10 余次，晚上发作更频，难能入睡，于今日上午 9 时来针灸科求治。诊断为癔症。遂取神庭穴治之，用抽气法。抽提时暴发力宜强，频率宜快。留针 48 小时。病人针后症状即被控制，留针期间及针后 1 天，共计 72 小时，仅发作 2 次。[孔尧其. 神庭穴的临床应用. 中国针灸，1995，15（3）：37－38.]

【原文】　　　　上星通天主鼻渊①，瘜肉②痔塞灸能瘥。

兼治头风目诸疾，炷如小麦灼相安。

〖注〗上星、通天二穴，主治鼻渊，鼻塞，瘜肉，鼻痔。左鼻灸右，右鼻灸左，左右鼻俱病者，左右俱灸，灸后鼻中当去一块，形如朽骨状，其病自愈。兼治头风、目疾等证也。上星穴宜刺三分，留六呼；灸五壮。一云宜三棱针出血，以泻诸阳之热气。通天穴宜刺三分，留七呼；灸三壮。其壮如小麦大，始相宜也。

【提要】　阐述上星穴、通天穴的主治病证。

【注释】

①鼻渊：为病名。是指以鼻流浊涕，量多不止，常伴有头痛、鼻塞、嗅觉减退为主要表现的疾病。因涕下不止如淌水，故名。

②瘜肉：为病证名，又作"息肉"。是指寄居于人体组织上的赘生物，一般表面光滑、触之柔软而不痛，多发于鼻腔或肠腔内壁，多为良性。

【白话文】

艾灸上星、通天两个腧穴能治疗鼻渊、鼻息肉、鼻痔。也可以用麦粒灸治疗头痛、眩晕、目赤肿痛、迎风流泪等病证。

【解读】

上星穴具有清头散风功效，故能治鼻渊及头风目诸疾。《针灸甲乙经》记载，上星穴主治热病汗不出、风眩引颔痛、面腑肿、鼻出血、肿痛不能视、癫疾、瘈疭、风眩善呕烦满。《备急千金要方》记载，主治鼻中息肉，目泪出多眵曉，内眦亦病痒、生白肤翳。

【医案助读】

哮病　王某，男，30岁，工人。主诉：反复阵发性胸闷、呼吸困难2年，近1周病势加重。每遇春秋花粉季节，上症发作频繁，均需大剂量激素、抗生素控制。体检：唇绀，两肺满布哮鸣音，呼吸急促。诊断：外源性支气管哮喘。针刺上星、人中，均施泻法。针1次后即感胸闷减轻，气急缓解。当晚再针上穴1次，次日晨胸闷也缓解。又继续针此二穴，施平补平泻法，治疗30次以巩固疗效。随访5个月未复发。［朱国祥．上星穴治疗过敏性疾病．中国针灸，1993，13（1）：25－26.］

【原文】　　　　　哑门风府只宜刺，中风舌缓不能言。

颈项强急及瘛疭①，头风百病与伤寒。

【注】哑门、风府二穴，主治中风舌缓、暴喑不语、伤风伤寒、头痛项急不得回顾及抽搐等病。哑门穴针二分，不可深入；禁灸。风府穴针三分，留三呼；禁灸。

【提要】阐述哑门及风府穴的主治病证。

【注释】

①瘛疭：音 chì zòng，指痉挛的症状。

【白话文】

哑门、风府二穴只能针刺，可以治疗中风舌缓不语、音哑，外感头重头痛、颈项强急、脊强反折，痉挛、癫狂、痫证、癔病等疾病。

【解读】

哑门与风府均为督脉与阳维脉之交会穴，两者均可散风开窍以醒神，故治疗中风、暴喑、颈项等疾病。

【医案助读】

声哑　林某，62 岁，教师。2016 年 12 月自觉咽喉不适，似有痰黏卡喉之状，时有声嘶。2017 年 2 月后症状加重，声嘶，发音困难，日轻夜重。查声带色白，水肿，声带增厚，息肉根基广泛。喉间闷胀不爽，咯痰白黏量多，舌尖红苔白腻，脉弦滑。诊断：声带息肉、声哑。西医嘱开刀手术，但病人坚持中医蜂针治疗。用蜂针刺哑门、风府，配合廉泉、扶突、人迎、天鼎、列缺、通里、照海等穴交替进行，每日 2~4 针。连续治疗 1 个月后，较前有明显缓解，但仍有喉部不适感，时有声哑。嘱多喝水、少言语。后每周用蜂针治疗 3 次，配合传统辨证中药治疗，共治疗 2 个月后，诸症消失，发音如常。追踪半年，无做蜂针，未见复发。[丁顺淇，李坤伦，李万瑶.哑门穴的临床应用.蜜蜂杂志，2017，37（12）：31 - 32.]

【原文】　　　　　头维主刺头风疼，目痛如脱泪不明。

禁灸随皮三分刺，兼刺攒竹更有功。

〔注〕头维、攒竹二穴，主治头风疼痛如破，目痛如脱，泪出不明。头维穴随皮针三分；禁灸。攒竹穴刺一分，留六呼；禁灸。随皮者，针入即眠，针随皮刺去也。

【提要】 阐述头维穴主治病证及针刺手法。

【白话文】

头维穴主治头痛，目痛如脱，流泪，视物不明。此穴禁灸，沿皮刺0.3寸。配伍攒竹效果更佳。

【解读】

头维穴主治头痛，目痛流泪，视物不清。强调宜斜、平刺而禁灸，可配伍攒竹。

【医案助读】

带状疱疹后遗症 陈某，男，79岁，退休干部。1997年5月31日初诊。主诉：左侧前额及头顶前部疼痛反复发作4年余。病人4年前曾患"带状疱疹"，疱疹愈合后遗留左侧前额及头顶前部针刺样疼痛，常因情绪激动而复发，伴头晕头胀、腰酸乏力。曾多方医治未效遂求于笔者。查体：左前额散见浅红色斑痕，无明显压痛，舌质暗苔白，脉弦细。诊断：带状疱疹后遗症。辨证为年高体虚，气滞血瘀。治宜行气活血，兼益气补虚。针刺左神庭、头维、头临泣，留针30分钟，留针期间行针2次，每日1次，10次为1个疗程。针刺6次后，病人疼痛明显减轻。1个疗程后，疼痛消失。1年后随访，未复发。[赵银龙，黄建军．应用神庭、头维穴治疗顽症二例．针灸临床杂志，2000，16（10）：51-52.]

【原文】　　　　率谷酒伤①吐痰眩，风池主治肺中寒②。
　　　　　　　　兼治偏正头疼痛，颊车落颊风③自瘥。

〔注〕率谷穴，主治伤酒呕吐痰眩。刺三分；灸三壮。风池穴，治肺受风寒及偏正头风。刺四分；灸三壮、七壮，炷宜小。颊车穴，治落颊风。落颊风者，下颏脱落也。刺三分；灸三壮，炷如小麦。

【提要】 阐述率谷穴、风池穴、颊车穴的主治病证。

【注释】

①酒伤：病证名。指饮酒过度致伤者，症见头晕头痛、胸膈痞塞、恶心呕吐、躁动或昏睡等。

②肺中寒：病证名。肺受寒邪所致的病证，症见痰多、气短、恶寒、咳嗽等。

③颊风：病证名。系指上下牙床尽根中间，或左或右，初起红肿疼痛，结核如豆，轻者咀嚼不便，甚者牙紧不开的病证。

【白话文】

率谷穴治疗酒后头痛、恶心呕吐、眩晕。风池穴主要用于治疗感冒、咳嗽等肺寒症状，亦能治疗偏正头痛。颊车穴主要治疗牙痛、下颌关节炎等疾病。

【医案助读】

呕吐 李某，女，70岁。2014年5月20日初诊。呕吐1周。刻诊：面色㿠白，食欲不振，恶心，呕吐，脘腹疼痛，出虚汗，倦怠无力，大便溏薄，小便发黄，舌苔白厚腻，脉象沉滑。诊断为呕吐；辨证为脾胃虚弱、痰浊内阻之证。治宜健脾和胃，降逆止呕。给予针刺中脘、气海、合谷、内关、足三里、公孙、中魁等穴，以及率谷、印堂，留针20分钟，期间行针2~3次，并用TDP照射胃脘部，治疗结束后病人胃脘不适减轻，呕吐次数减少。连续治疗6次后，病人呕吐症状消失，精力较前充沛，胃纳好转，脘腹疼痛消失。[李明妍，王锐.针刺率谷穴治疗呕吐验案.山西中医，2014，30（9）：55.]

【原文】　　　　临泣主治鼻不通，眵矇①冷泪②云翳生。

　　　　　　　　惊痫反视卒暴厥，日晡发疟胁下疼。

〔注〕临泣穴，主治鼻塞目眩，生翳眵矇眼目诸疾，及惊痫反视、卒暴痰厥、疟疾晚发等病。刺三分，留七呼；禁灸。

【提要】阐述头临泣穴的主治病证。

【注释】

①眵矇：即眼部分泌物。

②冷泪：病证名。指以目无赤痛翳障而经常流泪、泪水清稀且有冷湿感为主要表现的眼病。

【白话文】

头临泣主要治疗鼻塞，目疾、多泪、生翳诸病，亦可治疗惊风、卒然厥逆、疟疾、胁肋疼痛等病。

【医案助读】

偏头痛 林某，男，39岁。1992年9月12日初诊。主诉有偏头痛史2年，每因劳累或情绪激动而诱发。近日自觉左侧颈部疼痛，并阵发性加剧，呈针刺样，伴面部烘热，心烦失眠，口苦纳减，大便时干，舌尖偏红、苔薄白、脉弦数。诊断为偏头痛。针刺头临泣、曲差穴配以电针治疗，使刺激量与病体相适应，留针20～30分钟。出针后病人头痛减轻，续针3日，疼痛痊愈。[栾继萍.头临泣、曲差穴临床应用体会.四川中医，1999，17（1）：53－54.]

【原文】 水沟中风口不开，中恶癫痫口眼歪。

刺治风水头面肿，灸治儿风急慢灾。

〔注〕水沟穴，主治中风口噤，牙关不开，卒中恶邪鬼击，不省人事，癫痫卒倒，口眼歪斜，风水面肿，及小儿急慢惊风等病。刺三分，留六呼；灸三壮至七壮，炷如小麦，然灸不及针。

【提要】 阐述水沟穴的主治病证。

【白话文】

水沟穴主治中风昏迷，口噤不开，口眼歪斜。针刺可治疗面肿唇动，水气浮肿。艾灸主要治疗小儿急慢惊风、休克、昏厥等。

【医案助读】

呃逆 某某，男，83岁。既往脑梗死病史1年，神志清楚，言语不利，长期卧床，鼻饲饮食，2014年1月28日因"泌尿系感染"收入院。予对症抗感染治疗，治疗3日后膀胱刺激征明显改善，但与此同时无明显诱因出现持续呃逆，不能自行缓解。考虑病人高龄，且液体及口服药物较多，给予针刺中脘、双侧内关、攒竹以及胃复安双侧足三里穴位注射，未见明显改善。此时病人呃逆已持续 24 小时以上，严重影响情绪及夜间睡眠质量。因病人鼻腔内置鼻饲导管，探鼻取嚏不便，遂予针刺水沟穴，向鼻中隔方向斜刺 0.3 寸，用雀啄法，至眼球湿润、流泪继而打嚏（针刺时间约 3 分钟），打嚏后呃逆立止。后至出院前未再发呃逆。[李康. 针刺水沟穴治疗顽固呃逆验案两则. 中医临床研究，2016，8（1）：48.]

【原文】　　　　承浆主治男七疝①，女子瘕聚儿紧唇。

　　　　　　　　偏风不遂刺之效，消渴牙疳灸功深。

〖注〗承浆穴，主治男子诸疝，女子瘕聚，小儿撮口，及偏风半身不遂、口眼㖞斜、口噤不开、消渴饮水不休、口齿疳蚀生疮等证。刺二分，留五呼；灸三壮。

【提要】　阐述承浆穴的主治病证。

【注释】

①七疝：病名。七种疝病之合称。

【白话文】

承浆穴主治男子的七疝，女子腹部包块，小儿口噤不开。针刺治疗中风半身不遂有效果；艾灸治疗糖尿病、齿龈肿痛的效果更佳。

【医案助读】

　　痛经　张某，女，19 岁。1988 年 4 月 12 日初诊。适逢经期将至，小腹疼痛难忍，得热则减，经量少、色暗，苔薄白，脉沉紧。诊断：痛经；证属寒客胞脉，气滞血瘀。治以温经散寒，通络止痛。取承浆、人中，平补平泻，留针20 分钟，每日 1 次。针 4 次而愈。随访至今未曾再发。[刘喆. 肖少卿教授运用承浆穴验案教则. 江苏中医，1989，10（4）：25.]

【原文】　　　　迎香主刺鼻失臭，兼刺面痒若虫行。

　　　　　　　　先补后泻三分刺，此穴须知禁火攻。

〖注〗迎香穴，主治鼻塞不闻香臭、浮肿风动、面痒状如虫行等证。针三分。禁灸。

【提要】　阐述迎香穴的主治病证。

【白话文】

迎香穴治疗鼻子嗅觉失灵等鼻病，也可治疗面痒若虫行等病证。先行补法后行泻法，针刺入皮三分深。此穴禁灸。

【医案助读】

呃逆 某某，男，50 岁。呃声连声短频 2 个月余，伴膈间不舒，表情痛苦，不思饮食，夜不能寐。舌质淡、苔薄白，脉细。发病前曾食生冷食物，初觉脘腹不适，继之出现呃声连声不止，便溏。诊断为呃逆。经服用丁香散、柿蒂汤，针灸足三里、膈俞、内关无效。故在迎香穴行针刺，得气后采用泻法留针，并通过行针使刺激量达到有效程度，呃逆停止，留针 15 分钟，目的降逆调气。病人经 1 次针刺后呃逆治愈，未再复发。［刘振环．针刺迎香穴治顽固性呃逆．中华中医药学刊，1990，（2）：29.］

【原文】　　　　　口眼歪斜灸地仓，颊肿唇弛牙噤强。

　　　　　　　　　失音不语目不闭，瞤动视物目眬眬。

〖注〗地仓穴，主偏风口眼歪斜、牙关不开、齿痛颊肿、目不能闭、唇缓不收、饮食难进、失音不语、眼目瞤动、视物眬眬、昏夜无见等证。刺三分，留五呼；灸七壮，或二七壮，重者七七壮俱可。

【提要】阐述地仓穴的主治病证。

【白话文】

艾灸地仓穴可治疗口眼歪斜、齿痛颊肿、唇缓不收、牙关紧闭、中风失语、眼睑闭不合、视物不清等证。

【医案助读】

口疮 邢某，女，40 岁。口腔溃疡反复发作达 3 个月，表现为舌唇颊部出现数个溃疡灶，周边有红晕，局部灼热疼痛，进食时疼痛加重。曾多次在溃疡面敷药、口服维生素、消炎药等，效果均差。诊断为口腔溃疡。采用地仓向水沟透刺，得气后留针 5 分钟，然后将针退至皮下；再由地仓透刺承浆穴，得气后留针 5 分钟，再将针退至皮下；再由地仓透刺颊车，得气后留针 10 分钟。此外，在口腔溃疡面相对应的口腔外（如颊或唇部痛处的阿是穴）直刺，将针透过面部肌肉层，并可在口腔内的溃疡面触及针尖，然后行大幅度捻转提插 10 余次。不留针，出针后在阿是穴处挤出血液数滴，以 6 滴以上为佳。2 次后痊愈，随访半年未见复发。［张德利.针刺地仓穴为主治疗顽固性口腔溃疡 65 例.上海中医药杂志，2003，37（10）：35.］

【原文】　　　　　　听会主治耳聋鸣，兼刺迎香功最灵。

中风瘛疭㖞斜病，牙车脱臼齿根疼。

〖注〗听会穴，主治耳聋耳鸣、牙车脱臼、齿痛、中风、瘛疭、㖞斜等证。针四分，灸三壮；兼泻迎香，功效如神。迎香穴，针三分，禁灸。

【提要】　阐述听会穴的主治病证及针刺方法。

【白话文】

听会穴主治耳鸣，耳聋，颞颌关节脱臼，齿痛，中风后遗症，痉挛，腮肿，口眼㖞斜，配伍迎香穴效果更佳。

【解读】

治疗时，听会穴针刺 0.4 寸，灸艾灸三壮。迎香穴针刺 0.3 寸，禁灸。

【医案助读】

耳鸣、耳聋　某某，女，32 岁。于 2015 年 1 月 6 日诊。主诉：左耳耳鸣、耳聋 2 周。病人 2 周前因工作劳累，乘坐电梯时突发左耳耳鸣、耳聋，伴有耳后疼痛、头晕。诊为"神经性耳鸣，突发性耳聋"，予输液治疗后，现左耳耳鸣明显，声如风雷，伴有听力下降，睡眠可，无心烦失眠。予针刺治疗，选取听宫穴、听会穴。病人张口取穴，两穴直刺，局部出现酸、麻、胀、痛感为度，留针 30 分钟，每日 1 次，14 次为 1 个疗程。针刺 1 个疗程后，病人耳鸣消失，听力恢复。［孙楷航，李世君.深刺听宫听会穴治疗神经性耳鸣耳聋.江西中医药，2015，（11）：55-56.］

【原文】　　　　听宫主治耳聋鸣，晴明攒竹目昏蒙。

迎风流泪眦痒痛，崔目攀睛白翳生。

〔注〕听宫穴，主治耳内蝉鸣，耳聋。刺三分；灸三壮。睛明、攒竹二穴，主治目痛视不明、迎风泪、胬肉攀睛、白翳眦痒、雀目诸证。睛明穴针分半，留六呼；禁灸。攒竹穴治证同前，刺三分，留六呼；禁灸。

【提要】　阐述听宫穴、睛明穴、攒竹穴的主治病证。

【白话文】

听宫穴主治耳鸣、耳聋等。睛明、攒竹穴主治眼目眩、目视不明、迎风流泪、目痒目痛、雀目、目赤肿痛、白内障等目疾。

【医案助读】

呃逆　刘某某，女，35 岁。2008 年 3 月 8 日初诊。3 年前，病人因上腹不适、打呃、纳差，某医院胃镜检查诊断为"慢性胃炎"。10 天前不慎感冒，表现鼻塞、畏寒、呃逆连声，每次发病约 2 小时后缓解，日发病 2 ~ 3 次，经其他中西医治疗 2 个月无效，而求愚针灸治疗。察舌淡白，脉浮弱。诊断：呃逆。辨证为脾气不足，风寒外袭，气机阻滞。宜益气疏邪，宣畅气机。予针刺风池、内关、攒竹，灸足三里，得气后，行平补平泻手法，足三里每次灸 30 分钟。治疗 3 次而愈。随访 3 个月，病无反复。［粟明兰．攒竹穴治呃逆验案 4 则．成都中医药大学学报，2008，（4）：36 － 37．］

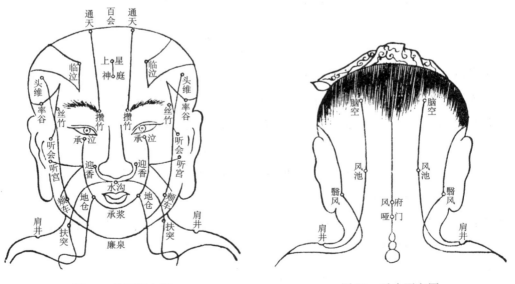

图 98　前面要穴图　　　　　　　　图 99　后头要穴图

胸腹部主病针灸要穴歌

【原文】　　　　　膻中穴主灸肺痈，咳嗽哮喘及气瘿。

巨阙九种心疼病[1]，痰饮吐水息贲[2]宁。

【注】膻中穴，主治哮喘、肺痈、咳嗽、气瘿等证。灸七壮；禁针。巨阙穴，主治九种心痛、痰饮吐水、腹痛息贲等证。针三分，留七呼；灸七壮。

【提要】阐述膻中穴及巨阙穴的主治病证。

【注释】

①九种心疼病：泛指上腹脘部和前胸部的疼痛。

②息贲：病名。指肺积。

【白话文】

艾灸膻中穴能治肺痈、咳嗽、咳痰、哮喘、甲状腺肿大等。巨阙穴主治上腹脘部和前胸部的疼痛，还能治疗痰饮、呕吐清水痰涎、息贲等疾病。

【医案助读】

肝郁气滞证　某某，女，78岁，退休。2012年1月16日初诊。20天前与人争吵后出现前胸及胁肋部胀闷。刻诊：情绪抑郁，善太息，前胸及胁肋部胀闷不适，似有气体走窜，伴有嗳气、呃逆、吞酸嘈杂，嗳气、矢气后胀闷不适可减轻。睡眠尚可，不思饮食，二便尚调。舌淡红、苔薄黄，脉弦。辨证：肝郁气滞。应调气解郁，疏肝和胃。针刺膻中、太冲（双侧）。治疗第1日，行针过程中，病人出现连续嗳气、矢气，声音响亮，前胸及胁肋部不适即刻减轻，胸中有豁然开朗之感。治疗第2日，行针过程中亦出现连续嗳气、矢气，声音不及前一天响亮，前胸及胁肋部胀闷不适已明显减轻，食欲好转。治疗3天后，一切症状消失。6个月后随访，未再复发。[田宇. 针刺太冲、膻中穴治疗肝郁气滞证1例. 中国中医急症，2014，23（1）：21.]

【原文】　　　　上脘奔豚①与伏梁②，中脘主治脾胃伤。

兼治脾痛疟痰晕，痞满翻胃尽安康。

【注】上脘穴，主治肾积奔豚、心积伏梁之证。针八分，留七呼；灸五壮。《千金》云：每日灸二七壮至百壮，孕妇不可灸。中脘穴，主治内伤脾胃、心脾痛、疟疾痰晕、痞满翻胃等证。针八分；灸七壮，一云：二七壮至百壮，孕子不可灸。

【提要】阐述上脘穴与中脘穴的主治病证。

【注释】

①奔豚：又称奔豚气，是一种中国古代的病名，隶属肾之积。症见有气从少腹上冲胸脘、咽喉，发时痛苦剧烈，或有腹痛，或往来寒热，病延日久，可见咳逆、骨痿、少气等症。

②伏梁：古病名。是指心之积证。以心下悸动、腹痛、从心下至脐有包块突起为常见症的积证。

【白话文】

上脘穴主治奔豚气与伏梁证（心下跳动并上腹疼痛）。中脘穴主治脾胃内伤、心脾痛、疟疾、痰厥、痞满、胃反等证。

【医案助读】

痞满　韩某，女，45岁，公司经理。因"胃腹胀满、不思饮食20余天"来诊。病史：病人近1个月来自觉胃腹部胀满不适，欲排气而不能，夜间常因胀满不适而不能寐，饥不欲食，舌淡红、苔薄白，脉细涩，服用3剂中药后因嫌难喝而停服。中医诊断：痞满；辨为气滞血虚证。选取中脘、大肠俞，以3寸毫针均刺入2.5寸左右，中脘小幅度捻转，得气后退至皮下1.5寸；大肠俞小幅度提插，得气后均留针30分钟，期间行针2次。当日针后夜间便少量排气，觉腹胀减轻，又针2次后排气得顺，腹胀自除。［崔晨华，徐涓．深刺中脘穴临床验案4则．光明中医，2010，（1）：78－79.］

【原文】　　　　水分胀满脐突硬，水道不利灸之良。

神阙百病老虚泻，产胀溲难儿脱肛。

【注】水分穴，主治臌胀坚硬，肚脐突出，小便不利。灸五壮；禁针。孕妇不可灸。神阙穴，主治百病及老人、虚人泄泻，又治产后腹胀、小便不通、小儿脱肛等证。灸三壮；禁针。一法：纳炒干净盐填满脐上，加厚姜一片盖定，上加艾炷，灸百壮；或以川椒代盐亦妙。

【提要】阐述水分穴和神阙穴的主治病证。

【白话文】

水分穴主治臌胀、脐部硬肿突出，水道不通利，可以艾灸此穴。神阙穴主治百病及老人虚人泄泻、产后腹胀、小便不利、小儿脱肛等病证。

【医案助读】

厥逆　某某，女，53 岁。1999 年 2 月 14 日初诊。因遭遇强烈精神刺激，卒然昏倒，不省人事，四肢厥冷，面色青白，脉微细。测血压 70/40mmHg。立即予平卧，灸神阙五大壮，手足转温，神志清醒，复测血压回升至 100/65mmHg。因卒然受惊，气血逆乱而致阳郁逆厥之危证，遵循"阳当速回"的原则。[张兴云．神阙穴临床应用举隅．中医药临床杂志，2005，17（3）：217.]

【原文】　　　　　气海主治脐下气，关元诸虚泻浊遗。

中极下元虚寒病，一切痼冷总皆宜。

【注】气海穴，主治一切气疾，阴证痼冷及风寒暑湿、水肿、心腹鼓胀、诸虚、癥瘕等证。针八分，灸五壮。关元穴，主治诸虚肾积，及虚老人泄泻、遗精、白浊等证。针八分，留七呼；灸七壮。《千金》云：妇人针之则无子。中极穴，主治下元寒冷虚损，及妇人月事不调，赤白带下。针八分，留十呼；灸三壮。孕妇不可灸。

【提要】对比阐述气海穴、关元穴、中极穴的主治病证。

【白话文】

气海穴主治脐下动气。关元穴主治各种虚证、泄泻、白浊、遗精。中极穴主治下焦一切虚寒冷痹。

【解读】

气海穴主治一切气虚证，如虚劳羸瘦、真气不足、五脏气虚、四肢厥冷、腹痛、腹胀、泄泻、胃下垂、气喘、心下痛、脱肛、遗尿、遗精、癥瘕、中风脱证等。关元穴为关藏人身元气之处，主要用于治疗一切虚证，如虚劳羸瘦、遗尿、遗精、阳痿、早泄、白浊、月经不调等病。中极穴主要用于小腹虚寒及妇人月经不调等疾患，如小腹积聚疼痛、痛经、闭经、崩漏、阴痒、胞衣不下、遗精、阳痿、早泄等。

【医案助读】

脏燥病 王某某，女，47 岁。1990 年 5 月 9 日初诊。与人不和，怀恨在心，久愤不解，时感脘闷不舒，胸胁刺痛，夜寐不香。甚则彻夜难眠，呵欠欲泣，自笑或烦躁欲泣，或向隅而泣，其症状在经期尤显，以致坐无定处，去无所向。月事迟早未定，二便尚调，舌质见瘀斑、苔略腻，脉细。诊断为脏燥病；辨为气郁肝胆，瘀痰交阻，冲任失调。取以气海穴，佐以行间、丰隆、内关二穴，针灸 1 周，症状明显改善。［傅云其. 通调气海穴在妇科临床中应用举隅. 针灸临床杂志，2005，21（3）：53.］

【原文】 膺肿乳痈灸乳根，小儿龟胸[①]灸亦同。

呕吐吞酸灸日月，大赫专治病遗精。

〖注〗乳根穴，主治胸前肿、乳痈、小儿龟胸等证。针三分，灸三壮。日月穴，主治呕吐吞酸。针七分，灸五壮。大赫穴，主治遗精。针三分，灸五壮。

【提要】 阐述乳根穴、日月穴、大赫穴的主治病证。

【注释】

①龟胸：即鸡胸。

【白话文】

艾灸乳根穴可治乳痈、乳汁分泌不足、乳癖、小儿鸡胸等病证。艾灸日月穴可治疗呕吐、反胃吞酸疾患。大赫穴主治虚劳失精、遗精。

【医案助读】

乳癖 张某，女，39 岁。病人左乳胀痛、拒按，尤以经前胀痛明显，情感不畅时疼痛加剧，伴胸闷不舒、腹胀纳差。检查见左乳大于右乳，乳头、乳晕及乳房皮色均无异常，乳头无溢液；右乳可扪及散在大小不等的肿块，压痛明显，质中等硬度，可活动，边界尚清，腋下淋巴结未触及。舌质红、苔白，脉弦。诊断为乳腺增生。取乳根穴合谷刺法治疗。针后，病人自觉胀痛明显减轻。针 5 次后，乳房肿块变软缩小，仅有轻微触痛，临经时乳房胀痛亦见明显好转。[陈佳红．合谷刺乳根穴治疗乳腺增生病 2 则．上海针灸杂志，1996，(S1)：289.]

【原文】　　　　　天枢主灸脾胃伤，脾泻痢疾甚相当。
　　　　　　　　兼灸膨胀癥瘕病，艾火多加病必康。

〖注〗天枢穴，主治内伤脾胃，赤白痢疾，脾泻及脐腹膨胀、癥瘕等证。针五分，留七呼；灸五壮。《千金》云：魂魄之舍不可针，孕妇不可灸。

【提要】阐述天枢穴的主治病证。

【白话文】

艾灸天枢穴主要用于治疗脾胃疾患、脾虚泄泻、赤白痢疾、腹部如鼓、癥瘕积聚等疾病。艾灸壮数越多效果越佳。

【医案助读】

中风　某某，男，63 岁。1996 年 12 月 3 日晚突然左侧肢体无力，继而瘫痪，伴小便失禁。CT 示脑梗死。经西医治疗后，肢体功能好转，但仍小便失禁。于 12 月 21 日接受针刺治疗。检查见神志清楚，语音低，疲乏无力。舌淡、有瘀点、苔白，脉细弱。诊断：中风（小便失禁），为气虚、膀胱气化无力所致。取天枢穴为主穴，配以人中穴针刺，治疗 1 次后小便失禁次数减少，治疗 5 次已能正常排尿。随访 1 年未复发。[党读华．天枢穴临床应用举隅．上海针灸杂志，1998，17 (6)：41.]

【原文】　　　　　章门主治痞块病，但灸左边可拔根。
　　　　　　　　若灸肾积[①]脐下气，两边齐灸自然平。

〖注〗章门穴，主治痞块，多灸左边，肾积灸两边。针六分，留六呼；灸三壮。一云百壮。

【提要】阐述章门穴的主治病证及灸治方法。

【注释】

①肾积：古病名，五积之一，又名贲豚。症见腰脊引痛、少腹里急、口干咽肿、目视晄晄、健忘、色黑等。

【白话文】

章门穴主治腹内痞块，只灸左边能够根治一切痞块，如果灸治肾积病脐下动气，则左右两边同时施灸。

【解读】

章门穴为脏会穴，主要治疗腹内肿块。又因章门是脾之募穴，五脏皆禀于脾，故多灸左边可以消除五脏肿块。如果是肾积同时艾灸两边的章门穴。

【医案助读】

溃疡性结肠炎　将符合标准的溃疡性结肠炎病人随机分为艾灸组 30 例、对照组 30 例。艾灸组每日口服美沙拉嗪肠溶片，同时隔日艾灸章门穴 1 次，每次 30 分钟；对照组每日口服美沙拉嗪肠溶片。两组疗程均为 8 周，分别于治疗前、治疗第 4 周、治疗第 8 周进行症状评分及心理状态（SAS、SDS）评分。与治疗前相比，两组总体症状积分在治疗第 4 周、治疗第 8 周显著降低；与对照组比较，艾灸组总体症状积分在治疗第 8 周显著低于对照组。两组治疗第 4 周、治疗第 8 周 SAS 和 SDS 评分均明显降低，与治疗前比较差异有统计学意义。因此艾灸章门穴能有效改善溃疡性结肠炎病人临床症状和心理状态。［罗廷威，吴小莹．艾灸章门穴治疗溃疡性结肠炎疗效观察．上海针灸杂志，2017，36（10）：1177－1180.］

【原文】　　　　　　期门主治奔豚病，上气咳逆胸背疼。

　　　　　　　　　　兼治伤寒胁硬痛，热入血室刺有功。

〔注〕期门穴，主治奔豚上气，咳逆胸满，胸背彻痛，胸痛腹硬，及伤寒热入血室。针四分，灸五壮。

【提要】　阐述期门穴的主治病证。

【白话文】

期门穴主治奔豚上气、咳嗽胸痛、胸胁支满、积聚痞块、胸中热、伤寒热入血室等病证。

【医案助读】

乳癖 万某，女，40 岁。1998 年 10 月 26 日初诊。病人诉两侧乳房有结块 6 个月，左侧明显，经诊断为乳腺增生，往治无效。胸胁胀痛，气恼忧郁时加重，伴有溢乳，精神紧张，失眠多梦，气短乏力，大便不爽，月经色暗有瘀，经行不畅，舌苔黄，舌下静脉细、淡暗，脉细弦。触诊：两乳可触及多个散在结节，质地较硬，大小不等，表面光滑，边界清楚，略有压痛。诊断：乳癖；辨证属肝气郁结，痰湿阻络。治以疏肝解郁，化痰散结。用期门、肩井、膻中、神门、三阴交、足临泣，平补平泻，留针 30 分钟，每周 3 次。经治疗 3 次后失眠、胸闷症状改善，乳胀减轻，未再溢乳，情绪好转。治疗 20 次后，乳房结节明显缩小，右侧已不显，左侧结节亦变软，触之压痛不显，睡眠安实，月经瘀块减少，经行顺畅，二便调和。继续巩固治疗 10 次，两侧乳房结节消失。[丁兆琳，姜揖君. 姜揖君教授妙用期门穴临证应用探要. 中医药学刊，2004，22（1）：12.]

【原文】 带脉主灸一切疝，偏坠①木肾②尽成功。

兼灸妇人浊带下，丹田温暖自然停。

【注】带脉穴，主治疝气偏坠木肾，及妇人赤白带下等证。针六分，灸五壮。

【提要】 阐述艾灸带脉穴的主治功效。

【注释】

①偏坠：病名，指单侧睾丸肿大者。

②木肾：病名，指睾丸肿大坚硬而麻木之病证。

【白话文】

艾灸带脉穴可治疗所有的疝气、单侧睾丸肿大、睾丸肿大坚硬且麻木、月经不调、赤白带下等病证，施灸后温通丹田，诸病自消。

【医案助读】

术后胃肠功能紊乱 孙更新等选取行腹腔镜下胆囊切除术的老年病人 90 例，随机分成 3 组，空白组、对照组和观察组各 30 例。空白组对病人施行术前术后的常规治疗方法，对照组在常规治疗基础上给予针刺双侧足三里、支沟穴，观察组在常规治疗的基础上针刺双侧带脉穴、足三里，均每日2次。观察组的肛门首次排气、排便时间要优于对照组和空白组，且有统计学意义（$P <$ 0.05）。结论：带脉穴对促进腹腔镜胆囊切除术后的胃肠功能恢复有积极意义。

[孙更新，杨兴武. 针刺带脉穴和足三里促进老年患者腹腔镜胆囊切除术后胃肠功能恢复的临床观察. 针灸临床杂志，2015，（9）：23－25.]

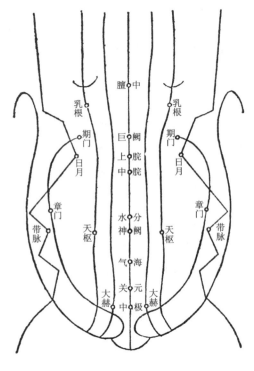

图100　胸腹部要穴图

背部主病针灸要穴歌

【原文】　　　　　　腰俞主治腰脊痛，冷痹强急动作难。
　　　　　　　　　　　腰下至足不仁冷，妇人经病溺赤痉。

〖注〗腰俞穴，主治腰脊重痛，举动不得，俯仰艰难，腰以下至足冷痹不仁，及妇人经闭、溺血等证。刺二分，留七呼；灸五壮。

【提要】 阐述腰俞穴的主治病证。

【白话文】

腰俞穴主要用于治疗腰脊强痛、不得俯仰，冷风寒痹、行走困难，自腰而下至足感觉障碍、冷痛，月经不调、闭经、带下赤白，尿血、泄泻、便血等病证。

【医案助读】

尿失禁 张某，男，于 1998 年 12 月 20 日初诊。于 15 天前无明显诱因而出现小便不能控制，点滴而下，无尿意及排尿感（大便正常），无其他不适症状，每天内裤湿透，较为痛苦，影响学习。曾在内蒙及突泉县服用过许多中西药物，均未效，遂来长春就医。诊断为尿失禁。取腰俞穴，得气后用周林频谱仪照射腰俞穴，使其局部穴位及周围有热感，皮肤潮红充血。经 1 次治疗后，即感觉小便有便意，8 次针刺治疗，完全恢复正常而告痊愈。随访 3 个月未复发。［王庆，王宇宏．针刺腰俞穴治愈尿失禁 1 例．吉林中医药，1999，19（3）：40.］

【原文】 　　　　 至阳专灸黄疸病，兼灸痞满喘促声。

　　　　　　　　 命门老虚腰痛证，更治脱肛痔肠风。

〖注〗至阳穴，主治身面俱黄，胸胁支满，喘促不宁。针五分，灸三壮。命门穴，主治老人肾虚腰疼，及久痔脱肛、肠风下血等证。针五分，灸三壮。若年二十以上者不宜灸，灸恐绝子。

【提要】 阐述至阳穴及命门穴的主治病证。

【白话文】

艾灸至阳可治疗黄疸，胸胁胀痛，咳嗽气喘。命门穴主要用于治疗年老虚损腰痛、痔疮、脱肛、久泻、痔血等病证。

【医案助读】

乳痈 郝某，女，27 岁。足月顺产后半月余，2003 年 4 月 9 日初诊。述昨起右乳部疼痛，伴发热恶寒、口苦、不思饮食、周身不适。因考虑为乳腺炎，昨自服麦迪霉素一天，今晨起觉疼痛加剧，发热不退而来求诊。查局部红肿较硬，明显压痛，按之无波动感，体温 39.6℃，脉洪大而数，舌红苔黄腻。诊为乳痈。取至阳穴，点刺后挤压放血 6～7 滴；加刺大椎穴，用泻法留针 15 分钟，并嘱停用西药，局部热敷。第二天再诊，述当天下午热已渐退，肿胀渐消，症状明显减轻，仅患部仍较重按略有压痛。再取至阳穴点刺后放血 3～4 滴。后经随访，治疗 2 次后即告痊愈。［王庆华．点刺至阳穴治乳痈．针灸临床杂志，2005，21（5）：54.］

【原文】　　　　　　膏肓一穴灸劳伤，百损诸虚无不良。

　　　　　　　　　　此穴禁针惟宜艾，千金百壮效非常。

〖注〗膏肓穴，主治诸虚百损、五劳七伤、身形羸瘦、梦遗失精、上气咳逆、痰火发狂、健忘怔忡、胎前产后、劳瘵传尸等证。灸七七壮至百壮。

【提要】阐述膏肓穴的主治病证。

【白话文】

艾灸膏肓穴治疗羸瘦虚损，五劳七伤，癫狂，健忘，梦遗失精，心悸，产后虚弱等慢性虚衰性疾病。此穴禁针只适合艾灸，常灸此穴有强壮效应，灸的壮数越多效果越好。

【医案助读】

胸痹　崔某，男，70 岁，离休干部。2001 年 7 月 23 日就诊。确诊胸膜增厚 1 个月余。有长时间胸痛病史。查：病人神清疲倦，痛苦面容，恶寒肢冷，舌苔薄白腻，脉沉迟。诊断：胸膜增厚（属胸痹证的寒痹）。应助阳、散寒、通痹。针刺膏肓、肾俞，配以电针，留针 25 分钟，每天治疗 1 次，10 次为 1 个疗程，间隔 5 天进行第 2 个疗程。针刺 1 个疗程后，病人自觉胸痛去除七成。待针刺 3 个疗程后，胸痛消失。随访 5 个月，疗效巩固。［肖俊芳．膏肓穴为主治疗胸膜增厚．中国针灸，2002，（S1）：14－15.］

【原文】　　　　　　大杼主刺身发热，兼刺疟疾咳嗽痰。

　　　　　　　　　　神道惟灸背上病，怯怯短气艾火添。

〖注〗大杼穴，主治遍身发热，疟疾，咳嗽多痰。针五分，禁灸。神道穴，主治背上冷痛，怯怯短气。灸七壮，禁针。

【提要】 阐述大杼穴及神道穴的主治病证。

【白话文】

大杼穴针刺主治发热、疟疾、咳嗽咳痰，禁灸。神道穴只能艾灸，主要用于治疗肩背冷痛、气喘、气短等气不足证。

【医案助读】

膝痹 某某，女，60岁。左膝关节反复疼痛5年，可因体位改变或天气变化而诱发，劳累时加重，休息后可缓解。1周前再发，并出现左下肢放射痛，伴左下肢乏力、活动受限，晨起出现左膝关节僵硬，时间少于30分钟，活动后改善。近一周出现静息痛，休息不能缓解，在当地医院就诊，效果欠佳，行X线提示左膝骨关节炎。西医诊断：膝骨关节炎；中医诊断：膝痹（肝肾不足，寒湿痹阻）。取双侧大杼穴，配后溪穴，用刺络拔罐法。治疗4次后，膝关节疼痛明显减轻。治疗10次后，静息痛和下肢放射痛消失，膝关节僵硬明显改善。随访6个月，膝关节疼痛未见复发。[旷秋和.大杼穴临床运用举隅.中医临床研究，2019，11（17）：124－125.]

【原文】 　　　　风门主治易感风，风寒痰嗽吐血红。

　　　　　　　　兼治一切鼻中痛，艾火多加嗅自通。

〖注〗风门穴，主治腠理不密，易感风寒，咳嗽吐痰，咯血鼻衄，及一切鼻中诸病。针三分，灸五壮。

【提要】 阐述风门穴的主治病证。

【白话文】

风门穴主治伤风感冒、咳嗽咳痰、咯血等。亦可艾灸治疗所有鼻子相关疾病。

【医案助读】

感冒 赵某，女，36岁，工人。头痛，四肢疲乏无力，鼻塞流涕，背部阵阵恶寒，无汗，脉浮紧，苔薄白。取风门穴直刺8分至1寸，留针加灸20分

钟后，症状即减。[李静. 风门穴临床应用举隅. 陕西中医，1985，（4）：173.]

【原文】　　　　肺俞内伤嗽吐红，兼灸肺痿①与肺痈②。

　　　　　　　　小儿龟背亦堪灸，肺气舒通背自平。

〔注〕肺俞穴，主治内伤外感，咳嗽吐血，肺痿，肺痈，小儿龟背。针三分，留七呼；灸三壮。

【提要】　阐述肺俞穴的主治病证。

【注释】

①肺痿：病名，是指肺叶枯萎不荣或痿弱不用，以胸憋气短、咯吐浊唾涎沫为主要表现的疾病。为肺脏的慢性虚损性疾患。

②肺痈：病名，是指以骤起发热、咳嗽、胸痛、咯腥臭脓血痰为主要表现的疾病。

【白话文】

肺俞穴主治内有郁积的咳嗽、吐血、咯血。加用艾灸可以治疗肺痿、肺痈，能够通条肺气治疗小儿鸡胸龟背。

【医案助读】

过敏性鼻炎　谭某某，女，34岁，医务工作者。病人5年来，不分四季，常感背部微恶寒，多汗，鼻腔发痒，随即连续打喷嚏，鼻塞流涕，流泪，头痛，脉浮弱，苔薄白而润。曾经五官科诊断为过敏性鼻炎，经多方治疗无效。后用艾条灸肺俞穴，1天2次，连续4次即大为好转，以后又连续灸4次，诸症告愈。随访3年多，未见复发。[周克照. 艾条灸肺俞穴治疗过敏性鼻炎. 中医杂志，1981，（12）：8.]

【原文】　　　　膈俞主治胸胁痛，兼灸痰疟痃癖攻。

　　　　　　　　更治一切失血证，多加艾灼总收功。

〔注〕膈俞穴，主治胸胁疼痛，痰疟痃癖，一切血痰。灸三壮，禁针。

【提要】　阐述膈俞穴的主治病证。

【白话文】

膈俞穴主治胸痛、胸闷、胁痛。加用艾灸可治痰饮、疟疾、腹痛积聚，更能治疗吐血、衄血、呕血、便血等一切血证。多灸效果更佳。

【医案助读】

呃逆 杨某，男，40 岁，工人。因发膈肌痉挛 2 天，于 2006 年 12 月 12 日来我院就诊，以"呃逆"收入门诊治疗。以往无类似病史。病人自述 2 天前无明显诱因出现打嗝，至今不曾停止。现症：呃逆连声，约 18 次/分钟，上冲胸胁，呼吸受阻，痛连胸背，难以忍受，纳减，食热则缓，四肢冷，夜寐难安，二便正常，苔薄腻，脉弦而滑。病人否认有其他病史。查体：颈、心、肺、腹无异常。由于呃声频发，不能自制，疼闷难忍，故取中脘、廉泉、阳白透鱼腰，予以针刺治疗。治疗起初，疗效较好，呃声渐平。留针 30 分钟后起针，呃逆复发。病人要求继续针刺，于下午 13 时 30 分来我院复诊。仍以上述处方针刺，收效甚微。遂以艾条雀啄灸膈俞穴 40 分钟，行灸法数分钟后呃逆消失，治愈后至今仍未复发。[丛越鹏，许广里. 艾灸膈俞穴治疗气滞兼胃寒型呃逆 1 例. 吉林中医药，2007，(5)：45.]

【原文】　　　　　　　肝俞主灸积聚痛，兼灸气短语声轻。

　　　　　　　　　　　更同命门一并灸，能使瞽目复重明。

〖注〗肝俞穴，主治左胁积聚疼痛，气短不语。若同命门穴一并灸之，即两目昏暗者，可使复明。肝俞穴灸七壮，禁针。命门穴针五分，灸三壮。

【提要】阐述肝俞穴的主治病证。

【白话文】

艾灸肝俞穴主治胸胁积聚痛，咳逆短气，气短不语。和命门穴一并灸之，可以使两目昏暗者更加明亮。

【医案助读】

黄斑变性 某某，女，43 岁。1998 年 9 月 25 日初诊。今年 7 月起两目酸胀，右目为甚，午后或视物加剧，闭目则舒，又每于经行第 2 天前额及两目酸胀作痛加甚，兼见烦躁易怒，时有右眼飞蚊，两眼闪光。眼科检查示右眼黄斑变性，两眼玻璃体混浊。舌质红、苔薄，脉细弦。《内经》云："年四十而阴气自半也，起居衰矣。"病人四十有余，肝血不足不能荣养空窍，治当益肝明目法。穴位注射取肝俞（双），用黄芪注射液2ml，每日1次。治疗5次明显好转，10次治疗结束时恰逢经行第2天，前症加剧，仍用前法，治疗10次而解。嘱每于经行前数天先来诊治。［丁习益．肝俞穴临床应用．上海针灸杂志，2000，（S1）：34－35，84.］

【原文】　　　　胆俞主灸胁满呕，惊悸卧睡不能安。

　　　　　　　　　兼灸酒疸目黄色，面发赤斑灸自瘥。

〖注〗胆俞穴，主治两胁胀满，干呕，惊悸，睡卧不安及酒疸、目睛发黄、面发赤斑等证。灸三壮，禁针。

【提要】　阐述胆俞穴的主治病证。

【白话文】

艾灸胆俞穴主治胸胁疼痛、脘腹胀满、呕吐胆汁、惊悸、不寐，还能治疗酒疸目黄、面色红斑等疾患。

【医案助读】

胆道结石　李某，女，36岁。1987年9月7日因右上腹绞痛放射至胸背部30分钟，伴寒战发热、恶心呕吐、不能进食而入院。经抗炎、肌内注射山莨菪碱及吗啡、阿托品、罗通定、哌替啶等反复治疗3天，止痛时间最长仅6小时，短则2小时，第4天疼痛再发作时邀会诊。病人精神紧张，哭泣不止，面色潮红、口干、心悸、烦躁。用拇指按摩右胆俞穴及其周围部位，3分钟后疼痛缓解，10分钟后疼痛消失，持续按摩30分钟后病人恢复常态。以后每日按摩治疗1次，共3天，疼痛未再发作。治疗后B超检查显示胆道有条状光亮区，印象为胆道结石（蛔虫残体?）。［梁承志．按摩胆俞穴治疗胆绞痛48例．广西中医药，1996，（2）：36.］

【原文】　　　　脾俞主灸伤脾胃，吐泻疟痢疸痕癥。

　　　　　　　　　喘急吐血诸般证，更治婴儿慢脾风①。

〖注〗脾俞穴，主治内伤脾胃，吐泻疟痢，黄疸，食积，癥瘕，吐血，喘急，及小儿慢脾风证。灸五壮，禁针。

【提要】 阐述脾俞穴的主治病证。

【注释】

①慢脾风：病证名。即慢惊风。

【白话文】

脾俞穴艾灸主治脾胃等疾患，如呕吐、泄泻、痢疾、消化不良、食不化，还可治疗积聚痃癖、黄疸、吐血、喘息、小儿慢惊风。

【医案助读】

小儿腹泻 观察艾灸脾俞穴治疗小儿慢性腹泻的临床疗效，为艾灸治疗小儿慢性腹泻提供临床证据。方法：选取 87 例慢性腹泻病人，随机分为治疗组和对照组，对照组予以常规治疗，治疗组在对照组基础上予以艾灸脾俞穴治疗，对比两组病人治疗前后血清免疫球蛋白（IgA、IgM、IgG）及肠道分泌型免疫球蛋白（sIgA）和临床疗效。结果：两组病人治疗后 IgA、IgM、IgG、sIgA 比较差异均有统计学意义（$P < 0.05$）；治疗组愈显率为 58.1%，对照组愈显率为 34.1%，治疗组愈显率高于对照组，差异具有统计学意义（$P < 0.05$）；治疗组总有效率为 100.0%，对照组总有效率为 88.6%，治疗组总有效率高于对照组，差异具有统计学意义（$P < 0.05$）。结论：艾灸脾俞穴治疗小儿慢性腹泻，可调整脾胃功能，提高机体抗病能力，达到较好的临床疗效。[张玲璐. 艾灸脾俞穴治疗小儿慢性腹泻疗效观察. 上海针灸杂志，2016，35（6）：697 - 699.]

【原文】　　　　三焦俞治胀满疼，积块坚硬痛不宁。

　　　　　　　　更治赤白休息痢，刺灸此穴自然轻。

〖注〗三焦俞穴，主治胀满积块，坚硬疼痛，及赤白痢疾不止等证。针二分，灸五壮。

【提要】 阐述三焦俞的主治病证。

【白话文】

三焦俞穴主治胸腹胀满，腹部包块坚硬疼痛，赤白痢疾，休息痢。可针刺、艾灸。

【原文】　　　　　　胃俞主治黄疸病，食毕头目即晕眩。

　　　　　　　　　　疟疾善饥不能食，艾火多加自可瘥。

〖注〗胃俞穴，主治黄疸、食毕头眩、疟疾、善饥不能食等证。针三分，灸三壮。

【提要】阐述胃俞穴的主治病证。

【白话文】

　　胃俞穴主治黄疸，饮食后头晕眼花，疟疾，饥不欲食。加用艾灸效果更佳。

【医案助读】

　　糖尿病合并胃轻瘫　王某，男，65岁。体形偏胖，糖尿病史10年。口服迪沙片、二甲双胍控制血糖，空腹血糖波动在7.8~9.0mmol/L之间。近1个月食欲明显降低，食后胃脘部胀满不适，持续3小时以上，伴便秘，大便每日2~3次、质硬，睡眠差，舌红、苔薄白，脉弦细数。曾口服胃复安等药，效果不明显。查体：神清语利；肺部无阳性体征；心音钝，律整，心率95次/分；腹软，无压痛，肠鸣音弱。空腹钡餐透视提示：胃蠕动减弱，有食物残留。诊断：糖尿病合并胃轻瘫。治疗：给予针刺双侧足三里穴，平补平泻，得气后留针20分钟，继以拇指点按双侧胃俞穴，注意手法要先轻后重，以病人微觉痛胀为度，点按10分钟，再以揉法在胃俞穴上下附近区域施术10分钟结束治疗。病人自觉胃胀明显缓解。次日来诊，自诉食后仍有轻微胃脘饱胀感。依上法施术，每日1次，共治疗10天，胃胀感完全消失，大便通畅，食欲良好，睡眠佳。随访1个月未复发。[仇绍晨．针刺足三里点按胃俞穴治愈糖尿病胃轻瘫2例．吉林中医药，2005，(4)：37.]

【原文】　　　　　　肾俞主灸下元虚，令人有子效多奇。

　　　　　　　　　　兼灸吐血聋腰痛，女疸[①]妇带不能遗。

〖注〗肾俞穴，主治下元诸虚，精冷无子，及耳聋、吐血、腰痛、女劳疸、妇人赤白带下等证。灸三壮，禁针。

【提要】 阐述肾俞穴的主治病证。

【注释】

①女疸：病证名。即女劳疸，是指肾气虚衰，以发热恶寒、身黄、额黑、腹胀、小腹满、小便不利、大便或黑或溏等为主要表现的黄疸病。

【白话文】

艾灸肾俞穴主治元气不足、虚劳、男子精少不育，还能治疗吐血、耳鸣耳聋、腰背酸痛、女劳疸、妇人赤白带下等。

【医案助读】

足跟痛 某某，女，25 岁。2012 年 11 月 10 日初诊。病人左侧足跟疼痛 1 个月余，于久立或行走之后疼痛加重，经常规针刺太溪、大钟、昆仑、三阴交等治疗后，效不显。症见：足跟外侧疼痛，疼痛部位皮肤颜色较正常发红，手按之有凹陷，深压时疼痛，患处皮肤发凉。易出冷汗，时有腰部受凉后疼痛，平素多梦、易醒，喜热饮，小便调，大便不成形。舌淡、苔白稍厚腻，脉沉细双尺弱。诊断本病为肾阳虚型，给予针刺治疗。针具选用 0.30mm×40mm 针灸针，取双侧肾俞穴，消毒后进针约 1 寸，得气后采用烧山火行针手法，先浅后深，每层依次各做紧按慢提九数，然后退至浅层，称为一度。如此反复操作数度，即将针按至深层留针 30 分钟，每隔 10 分钟行针 1 次，30 分钟后起针，消毒棉球擦干净即可。治疗 1 次后病人自述足跟部按压疼痛减轻。次日继续治疗 1 次，足跟部疼痛消失。[李谨，张中会. 运用烧山火手法针刺双肾俞穴治疗足跟痛 1 例. 上海针灸杂志，2013，32（6）：475.]

【原文】 大肠俞治腰脊疼，大小便难此可通。

兼治泄泻痢疾病，先补后泻要分明。

〖注〗大肠俞穴，主治腰脊疼痛，大小便不通，及泄泻、痢疾等证。针三分，灸三壮。

【提要】 阐述大肠俞的主治病证。

【白话文】

大肠俞主治腰脊背疼痛、小便不利、便秘，也能治疗泄泻、痢疾。针刺手法应先补后泻。

【医案助读】

便秘 钟某，女，52岁，工人。2000年9月25日初诊。病人2年前在外院行胸10硬外膜下髓外脊膜瘤摘除术，术后双下肢不完全性截瘫，曾在本院神经外科、康复科住院治疗。病人手术前曾患习惯性便秘，住院期间行针灸、中西药治疗均不显效，出院后仍便秘。诊见：便秘5~7天1次，便软，白天汗多，寐差，胃纳一般，双下肢易抽搐。舌淡红、有齿痕、苔薄，脉细弱。诊断为习惯性便秘（脾虚型）。遂在大肠俞（双）运用捻转提插补法行针，留针20分钟，每隔5分钟运针1次，当天下午病人大便自行排出。为巩固疗效，隔天按上述治疗方法行针10次。随访2年未复发。[黄顺发. 针刺大肠俞治疗脾虚便秘案1则. 新中医，2003，（1）：65.]

【原文】　　　　　膀胱俞治小便难，少腹胀痛不能安。

　　　　　　　　更治腰脊强直痛，艾火多添疾自瘥。

〖注〗膀胱俞穴，主治小便不通，少腹胀痛，及腰脊强直疼痛等证。针三分，灸七壮。

【提要】 阐述膀胱俞的主治病证。

【白话文】

膀胱俞主治小便不利、小腹胀痛及腰骶部疼痛。加用艾灸效果更佳。

【医案助读】

尿路感染 观察电针膀胱俞联合抗生素治疗绝经后妇女慢性尿路感染的临床疗效。方法：收集2013年1月至2015年6月中心门诊及住院绝经后慢性尿路感染病人80例，分为治疗组和对照组各40例。两组均每天1次口服左氧氟沙星胶囊0.5g；治疗组加用膀胱俞电针治疗，每周3次，每次30分钟，疗程为2周。治疗结束后比较两组治疗前后的临床疗效及中医证候积分。结果：治疗组和对照组的治疗有效率分别为91.89%和67.64%，差异有统计学意义（$P<0.05$）；两组治疗后中医证候积分值均有下降，与治疗前比较差异均有统计学意义（$P<0.01$）。治疗前后两组中医证候积分差值比较，治疗组高于对照组，差异有统计学意义（$P<0.01$）。结论：电针膀胱俞治疗绝经后妇女慢性尿

路感染疗效确切，有利于症状改善。[许文漪，金晓晓，邝海东，等.电针膀胱俞联合抗生素治疗绝经后妇女慢性尿路感染疗效观察.上海医药，2015，36（22）：30－31，34.]

【原文】　　　　谚语主治久疟病，五脏疟灸脏俞平。

　　　　　　　　意舍主治胁满痛，兼疗呕吐立时宁。

【注】谚语俞穴，主治久疟。若五脏疟，灸五脏俞。五脏俞者，心、肝、脾、肺、肾俞也。俱针六分，灸二七壮。意舍穴，主治两胁胀满，疼痛呕吐。针五分，灸三壮。

【提要】阐述谚语穴、意舍穴的主治病证。

【白话文】

谚语穴主治慢性疟疾，如果五脏疟疾就灸五脏俞。意舍穴主治胸胁胀满、胸痛，也能治疗呕吐。

【医案助读】

汗证　刘某，男，32 岁，工人。1985 年 8 月 15 日初诊。3 周前曾患感冒，经服用 A. P. C（复方乙酰水杨酸片）等发汗药，感冒虽痊愈，但右半身出汗，涔涔不止，昼夜无度，精神紧张或活动后汗出加重，屡服中西药未见效。查：面色㿠白，神疲乏力，四肢发凉，右侧面部、肢体汗出如珠。舌嫩红、苔薄白，脉浮细数。诊为汗证。取双侧谚语穴用艾条温和灸，每日 1 次，每次 30 分钟，5 次而愈。[郑少祥.单穴验案二则.新中医，1991，（3）：41.]

【原文】　　　　身柱主治羊痫风，咳嗽痰喘腰背疼。

　　　　　　　　长强惟治诸般痔，百劳穴灸汗津津。

【注】身柱穴，主治风痫发狂、咳嗽痰喘、腰背疼痛等证。针五分，灸七七壮。长强穴，主治诸般痔漏疼痛。针三分，灸三十壮。百劳穴，主治满身发热，虚汗、盗汗津津不止。针五分，留三呼，泻五吸；灸以年为壮。

【提要】阐述身柱穴、长强穴、百劳穴的主治病证。

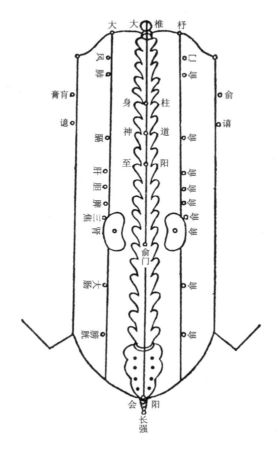

图 101　背部要穴图

【白话文】

身柱穴主要用于治疗癫、狂、痫证，咳嗽，气喘，胸脊、腰背强痛。长强穴治疗各种痔疮及痔疮疼痛。百劳穴艾灸治疗发热，骨蒸潮热，盗汗、自汗等汗证。

【医案助读】

帕金森综合征　阮某某，女，65 岁。2006 年 4 月 16 日初诊。主诉：四肢不自主抖动伴僵硬 3 年半。病人 3 年半前无明显诱因出现右上肢抖动，随后逐渐累及左上肢及双下肢，并伴肢体僵硬，行动迟缓，大便干，夜尿频。查体：面具脸，四肢肌力Ⅴ级，静止性震颤，双上肢肌张力 2 级，双下肢肌张力 1 $^+$ 级。

舌淡红、苔少，脉沉细。诊断为帕金森综合征。服用美多巴 12.5mg，4 次/日。曾先后就诊多家医院，行针灸及中药治疗，疗效不佳。初诊时考虑病人常规针刺疗效欠佳，故予粗针疗法。嘱病人取坐位，选取身柱穴，常规消毒，双手夹持粗针快速进针后，使针身与脊柱平行，沿皮向下平刺，只留针身约 0.5cm 于体外，胶布固定针柄，留针 4 小时，留针期间嘱其自由活动。次日病人即感肢体僵硬有所缓解，行动较前自如。此后逐渐延长留针时间，最长至 10 小时，针刺后病人回家，可由家人拔针。每周治疗 3～4 次，共治疗 8 周，肌强直明显改善，并将美多巴减量至 12.5mg，3 次/日。［毕颖，宣丽华. 粗针平刺身柱穴治疗肌张力增高验案举隅. 浙江中医杂志，2013，48（1）：53.］

手部主病针灸要穴歌

【原文】　　　　　尺泽主刺肺诸疾，绞肠痧①痛锁喉风②。

伤寒热病汗不解，兼刺小儿急慢风。

〖注〗尺泽穴，主治咳唾脓血，喉痹，肺积息贲，及绞肠痧痛、伤寒汗不出、小儿急慢惊风等证。刺三分，或三棱针出血。禁灸。

【提要】阐述尺泽穴的主治病证。

【注释】

①绞肠痧：霍乱病的俗称。中医病名，以心腹绞痛为主证。

②喉风：病名，系咽喉肿痛等多种疾患的泛称。

【白话文】

尺泽穴针刺主治肺部疾病，如咳嗽、气喘、少气、咯血、肺炎、支气管炎、支气管哮喘、肺结核等。也可治疗霍乱、肠炎、咽喉肿痛、外感、发热无汗、小儿急慢惊风。

【医案助读】

软骨炎　某某，男，18 岁，学生。主诉：左侧膝关节间断性疼痛不适 2

年，加重1周。自幼酷爱运动，2年前踢足球后突然出现左侧膝关节疼痛，活动后加重，休息后减轻，伴胫骨结节处肿胀。查体：患侧胫骨结节明显肿胀、有压痛，抗阻力踢腿疼痛明显，尺泽穴明显压痛。患膝X线检查：骨质未见明显异常。首先按压对侧尺泽穴并嘱病人活动患侧膝关节，当时即感轻松。遂针刺尺泽穴，得气后留针20分钟，每5分钟行针1次。第2日除针刺穴位处有少许针感外无明显不适，患膝久蹲、踏跳无任何不适。随访1年未复发。［娄红涛，蒋安红，潘子杰．巨刺尺泽穴治疗胫骨结节骨软骨炎．中国针灸，2014，34（7）：700.］

【原文】　　　　　列缺主治嗽寒痰，偏正头疼治自瘥。

　　　　　　　　男子五淋①阴中痛，尿血精出灸便安。

〖注〗列缺穴，主治咳嗽寒痰，偏正头疼，及男子淋漓、阴中疼痛、尿血精出等证。针二分；灸七壮，炷如小麦。

【提要】阐述列缺穴的主治病证。

【注释】

①五淋：气淋、血淋、石淋、膏淋、热淋。

【白话文】

列缺穴主治风寒咳嗽咳痰，偏正头痛，亦能治疗男子淋证、阴茎痛。艾灸可治疗尿血、遗精。

【医案助读】

项痹　某某，女，26岁，学生。于2012年10月"颈肩背部疼痛3个月余"为主诉来诊。病人长期伏案，3个月前因劳累后复吹空调感受寒凉致颈肩背部疼痛，低头时颈部强硬牵涉左侧头痛，活动功能受限，患处喜温怕凉，体位变化时明显。无心慌胸闷，无呕吐，无头痛耳鸣，无手指麻木疼痛。睡眠差，纳食可，二便调，舌质红、苔薄白、脉浮紧。后给予电针针灸加西医常规治疗1个月余，诉局部取穴较多，刺激量较大，而颈肩背部疼痛未见减轻。查体：颈椎生理曲度变直，颈肌僵硬；C4~7棘旁、肩外俞、肩贞、天宗穴处有明显压痛；屈颈试验（＋），双臂丛神经牵拉试验（－），双侧霍夫曼征

（一）。颈椎 CT 示未见明显异常。中医诊断：项痹（风寒阻络型）；西医诊断：颈椎病（颈型）。治宜祛风散寒、通络止痛。治法：用 0.35×40mm 规格毫针，局部常规消毒后快速刺入列缺穴皮下，针尖向肘方向以 30°角斜刺 0.8～1.2 寸，刺入拇长展肌腱沟的凹陷中，得气后行捻转泻法，留针 30 分钟，每隔 5 分钟捻转 30 秒，每日 1 次，10 次为 1 个疗程。连续针刺治疗 1 个疗程后，颈肩背部疼痛等不适症状完全消失，头颈、肩臂及手指活动正常。临床治愈后随访半年未有再发。［张立志，许能贵，孙健，等．"头项寻列缺"的中医理论发微及临床应用举隅．中国中医基础医学杂志，2019，25（7）：979－981.］

【原文】　　　　经渠主刺疟寒热，胸背拘急胀满坚。

　　　　　　　　　喉痹咳逆气数欠，呕吐心疼亦可痊。

【注】经渠穴，主治咳疟寒热、胸背拘急膨胀、喉痹、咳逆上气数欠、呕吐心疼等证。针二分，禁灸。

【提要】阐述经渠穴的主治病证。

【白话文】

经渠穴针刺主治疟疾寒热往来、胸背拘急、胸部胀满、咽喉肿痛、咳嗽、气喘、呕吐、心痛等病证。

【医案助读】

落枕　笔者对 36 例落枕病人给予艾灸经渠穴治疗，36 例均为 2007 年 2 月 16 日－11 月 25 日门诊病人，男 16 例，女 20 例；年龄最小 16 岁，最大 71 岁；病程最短 2 小时，最长 15 天；单侧落枕 30 例，双侧落枕 6 例。治疗方法：穴取经渠（在前臂掌面桡侧，桡骨茎突与桡动脉之间凹陷处，腕横纹上 1 寸）。病人取坐位，单侧落枕者将患侧手置于治疗床上，双侧落枕者将双手置于治疗床上。在寸口桡动脉搏动处放置厚约 0.5cm 并刺有小孔的姜片，将艾炷放在姜上施灸，以病人感觉舒适、不灼伤皮肤为宜，灸治 15～20 分钟。每日 1 次，共治疗 3 次。治疗效果：36 例病人全部治愈，疼痛均消失。1 次治愈 32 例，占 88.9%；2 次治愈 3 例，占 8.3%；3 次治愈 1 例，占 2.8%。［徐凤荣．隔姜温和灸经渠治疗落枕．中国针灸，2008，（9）：652.］

【原文】　　　　　　　太渊主刺牙齿病，腕肘无力或痛疼。

　　　　　　　　　　　兼刺咳嗽风痰疾，偏正头疼效若神。

〖注〗太渊穴，主治牙齿疼痛，手腕无力疼痛，及咳嗽风痰、偏正头疼等证。针二分，灸三壮。

【提要】　阐述太渊穴的主治病证。

【白话文】

　　太渊穴针刺主治牙齿疼痛、手腕无力、手腕痛，治疗风寒咳嗽、咳痰、偏头痛等效果很好。

【医案助读】

　　呃逆　张某，男，58 岁，工人。3 个月前作胃十二指肠溃疡术，近两周来呃逆频作，3 天前加重。症见：呃声低弱，连连不断，呼吸短促，每天发作十余次，每次约半小时，痛苦难忍，不得纳眠。舌质淡、苔薄白，脉沉细。证属脾胃阳虚，虚气上逆。针刺双侧太渊穴，1 次呃逆顿止，共针刺 3 次。随访未见复发。[唐丽亭．针刺太渊治呃逆．云南中医杂志，1984，(3)：15.]

【原文】　　　　　　　鱼际主灸牙齿痛，在左灸左右同然。

　　　　　　　　　　　更刺伤寒汗不出，兼治疟疾方欲寒。

〖注〗鱼际穴，主治牙齿痛、疟疾初起先觉发寒、伤寒汗不出等证。针二分。惟牙痛可灸，余证禁灸。

【提要】　阐述鱼际穴的主治病证。

【白话文】

　　艾灸鱼际穴主治牙齿疼痛，左牙痛灸左鱼际穴，右侧牙痛灸右鱼际穴。针刺鱼际穴还可治疗伤寒汗不出，疟疾初期怕冷。

【医案助读】

　　高血压　某某，男，46 岁。就诊于 2017 年 8 月 20 日。主诉：头晕、头痛 7 天，伴有胸闷心烦、失眠。测量血压 160/90mmHg。现病史：5 月份健康查体时血压 155/90mmHg，西医建议服用降压药，由于无自觉症状，未遵医嘱。由于近期工作繁忙，夜间较多，休息欠佳。无家族高血压史。刻症见：病人头痛、眩晕，血压 164/88mmHg，脉弦有力。临床诊断：高血压。采取手针针刺鱼际穴治疗，对施针处皮肤用酒精消毒，右手为刺手，直刺鱼际穴 0.8 寸，留针 20 分钟。测量血压：针刺后即刻血压 156/84mmHg，针刺后 5 分钟血压 140/80mmHg，针刺后 20 分钟后测量血压 130/78mmHg。[盖美辰，李瑞．鱼际穴降压理论探析及临床应用．环球中医药，2019，12（3）：420－421．]

【原文】 少冲主治心胆虚，怔忡癫狂不可遗。

少商惟针双鹅痹，血出喉开功最奇。

〖注〗少冲穴，主治心虚胆寒，怔忡癫狂。针一分，灸三壮。少商穴，主治双鹅风，喉痹。以三棱针刺微出血，禁灸。

【提要】 阐述少冲穴、少商穴的主治病证。

【白话文】

少冲穴主治心胆气虚证，如心悸、善惊恐、心痛、癫狂等。少商穴放血可治疗双侧咽喉肿痛，微出血即可。

【医案助读】

喉头血疱 蔡某，女，38 岁，干部。1994 年 7 月 29 日就诊。因突然出现呼吸急迫、声音嘶哑、言语困难、喉头胀痛难忍，急诊求治。体格检查发现悬雍垂下端尖头处，有 1.0cm×1.8cm 大小之紫色血疱，咽壁略红，舌红苔黄，脉弦数。诊断为喉头血疱。当即用三棱针针尖略向上方点刺左侧少商穴，并用手挤压放血数滴，病人顿觉呼吸困难减轻，张口见血疱已萎缩 2/3，再行右侧少商穴放血后，血疱完全消失，呼吸、发音、言语正常。[肖元春．少商穴性及其临床应用举例．上海中医药杂志，2003，（5）：46－47．]

【原文】 少海主刺腋下瘰，漏臂痹痛羊痫风。

灵道主治心疼痛，瘛疭暴喑不出声。

〖注〗少海穴，主治腋下瘰疬，漏臂与风吹肘臂疼痛也，及癫痫羊鸣等证。针五分，禁灸。灵道穴，主治心痛、羊痫、瘈疭、肘挛、暴喑不能言等证。针三分，灸三壮。

【提要】 阐述少海穴、灵道穴的主治病证。

【白话文】

针刺少海穴主治腋下淋巴结炎、腋下肿痛、臂麻酸痛、肩周炎、癫痫证等。灵道主治心痛、心悸怔忡、心绞痛、抽搐、暴喑、舌强不语、失音、失语等。

【医案助读】

高血压 赵某，男，59 岁，干部。1 年来常感头痛、头晕，查血压 170/120mmHg，眼底动脉硬化 Ⅱ 期，诊为高血压。长期服降压、降脂药物。近 2 个月来，头痛、头晕逐渐加重，指端麻木，四肢乏力，因剧烈头痛、眩晕呕吐而就诊。查体：烦躁不安，双瞳孔等圆，右上下肢无力，无感觉障碍，神经系统检查未见明显异常，脉沉细弦，舌质红、苔黄。中医辨证：肝阳上亢。西医诊断：高血压病 Ⅱ 期，高血压脑血管痉挛。立即针双侧曲池透少海，约 20 分钟后，病人安静舒适，头痛明显减轻，上下肢可自主活动，但仍感无力，1 小时后症状基本消失。经治疗 15 天后，血压降至 130/90mmHg。[杨志新．相对穴位临床应用之六——曲池、少海穴的应用．中国临床医生，2004，32（12）：41 – 42.]

【原文】 　　　　通里主治温热病，无汗懊侬心悸惊。

　　　　　　　　喉痹苦呕暴喑哑，妇人经漏过多崩。

〖注〗通里穴，主治温病、面热无汗、懊侬、心悸、惊恐、喉痹、苦呕、暴喑、声哑，及妇人经血过多、崩漏等证。针三分，灸三壮。

【提要】 阐述通里穴的主治病证。

【白话文】

通里穴主治温热病，无汗、心悸、怔忡、咽喉肿痛、呕吐、暴喑，及妇人月经过多、崩漏等。

【医案助读】

暴喑 某某，女，21 岁。于 1978 年 4 月 9 日晨由其父陪同来院就诊。其父代述，女儿住外学习，于 8 天前突然不会说话，随即在当地医院就诊，但无效果。后又到地区医院、长治市各医院诊治 3 天无效，亦未确诊，甚感焦虑。取心脉之络通里穴双侧（从掌后豆骨之上横纹上行 1 寸处），以泻手法，当留针 20 分钟时，问病人能否言语，即点头示意会说，让其说话，只是微笑，面带喜悦。随问姓名、年龄住址、生活等情状，病人对答如流，并叙述病史及治疗经过，如常人。留针 40 分钟时起针。随访近 3 个月无复发。[靳晋生. 针刺通里穴治疗暴喑一例. 山西医药杂志，1981，10（3）：53.]

【原文】　　　　神门主治悸怔忡，呆痴中恶恍惚惊。

　　　　　　　　兼治小儿惊痫证，金针补泻疾安宁。

〖注〗神门穴，主治惊悸怔忡，呆痴，卒中鬼邪，恍惚振惊，及小儿惊痫等证。针三分，留七呼；灸三壮，炷如小麦。

【提要】 阐述神门穴的主治病证。

【白话文】

神门穴主治惊悸怔忡，痴呆，卒中鬼邪，健忘，惊恐，及小儿癫狂痫证等疾病，针刺该穴补泻得法即可治愈疾病。

【医案助读】

恐惧症 刘某，女，37 岁。2008 年 7 月 6 日初诊。病人 4 天前因受惊恐而失眠，四肢酸软，纳减乏力，心烦易躁，口渴咽干，手心发热，不想干活。某医院诊断为强迫恐惧症，服西药镇静安神药，白天光睡觉，醒后还是幻想蛇害怕，舌质红、苔薄白，脉细数。辨证为心虚胆怯，阴虚火旺；治宜清心安神。选神门穴针刺。神门穴，皮肤常规消毒，用28 号1.5 寸不锈钢毫针，直刺0.3 ~ 0.5 寸，得气后，用泻发捻转，针刺约 1 分钟，心烦、害怕即刻消失，精神安定，神清眼亮，每 10 分钟捻转 1 次，捻转 5 次，每天治疗 1 次，停西药治疗。第 2 天复诊，睡眠转安达6 ~7 小时，已能和人交谈。巩固治疗 5 次，诸症悉除。随访 2 年未复发。[单刺神门解恐惧症. 湖南中医杂志，2016，32（9）：134.]

【原文】　　　　　　少府主治久咳疟，肘腋拘急痛引胸。

　　　　　　　　　　　兼治妇人挺痛痒，男子遗尿偏坠疼。

〖注〗少府穴，主治咳疟久不愈，臂酸，肘腋挛急，胸中痛，及妇人阴挺、阴痒、阴痛，男子遗尿、偏坠等证。针二分，灸三壮。

【提要】阐述少府穴的主治病证。

【白话文】

少府穴主治慢性咳嗽、慢性疟疾，手肘及腋下拘急疼痛、牵引胸部，还能治疗女子阴挺、阴痒、阴痛，男子遗尿、睾丸一侧肿大疼痛等证。

【原文】　　　　　　曲泽主治心痛惊，身热烦渴肘掣疼。

　　　　　　　　　　　兼治伤寒呕吐逆，针灸同施立刻宁。

〖注〗曲泽穴，主治心痛，善惊，身热烦渴，臂肘摇动、掣痛不能伸，伤寒、呕吐、气逆等证。针三分，留七呼；灸三壮。

【提要】阐述曲泽穴的主治病证。

【白话文】

曲泽穴主治心痛，善惊，热病烦躁、烦渴，肘臂筋挛疼痛；亦可治伤寒霍乱吐泻等。针刺、艾灸一起用效果更佳。

【医案助读】

心痹　辛某，女，46岁。时深秋，突然胸部憋闷，心前区疼痛，伴恶心欲吐，或口吐清黏涎，时有左上肢麻木，舌淡紫、苔白薄，脉沉涩。证属气滞血瘀、心脉痹阻的心痹病。急以曲泽穴下静脉抽血而缓解。病人后来又发作，曾去某医院做心电图，西医诊断为心绞痛。以后数次发作，均用曲泽穴下静脉抽血急救，效如桴鼓，并配合活血化瘀、祛邪止痛的中药调理。［周永锐，樊万红．曲泽穴抽血在临床急症中的应用体会．中医药研究，1993，（5）：54］

【原文】　　　　　　间使主治脾寒证，九种心疼^①疟渴生。

　　　　　　　　　　　兼治瘰疬生项下，左右针灸自然平。

〖注〗间使穴，主治脾寒证，九种心痛，脾疼，疟疾，口渴，及瘰疬久不愈。患左灸右，患右灸左，针六分，留七呼，灸五壮。

【提要】 阐述间使穴的主治病证。

【注释】

①九种心疼：是指前胸和上腹部各种痛证的合称。

【白话文】

间使穴主治脾胃虚寒证、前胸和上腹部各种痛证、疟疾、口渴、慢性瘰疬等。

【医案助读】

膝痹 某某，男，46 岁。2005 年 3 月 17 日初诊。病人左膝关节下楼时疼痛 1 个月余，局部怕冷。检查见左膝关节活动正常，诊断为膝关节炎。穴取左膝内外膝眼、鹤顶、足三里、阳陵泉、三阴交等穴，同时照射 TDP，留针 30 分钟。次日病人诉自前日针刺后，感觉左膝闷胀屈伸不适。取左侧间使穴，同时活动左膝关节，疼痛随即消失。[蒋国庆 . 间使穴在针刺不良反应中应用举隅 . 上海针灸杂志，2007，（3）：32 – 33.]

【原文】　　　　　内关主刺气块攻，兼灸心胸胁痛疼。
　　　　　　　　　劳热疟疾审补泻，金针抽动立时宁。

〖注〗内关穴，主治气块上攻心胸、胁肋疼痛、劳热、疟疾等证。针五分，灸五壮。

【提要】 阐述内关穴的主治病证。

【白话文】

内关穴针刺主要用于心痛、心悸，加用艾灸治疗胸胁疼痛、热病、疟疾等。治疗中要注意补泻手法。

【原文】　　　　　痰火胸疼刺劳宫，小儿口疮针自轻。
　　　　　　　　　兼刺鹅掌风证候，先补后泻效分明。

〖注〗劳宫穴，主治痰火胸痛，小儿口疮及鹅掌风等证。针二分，禁灸。

【提要】 阐述劳宫穴的主治病证。

【白话文】

劳宫穴主要用于中风昏迷、中暑、胸痛、小儿口舌生疮、鹅掌风等。针刺手法先补后泻。

【医案助读】

面瘫 某某，女，54 岁。2018 年 10 月 3 日就诊。患周围性面瘫 11 年，初患病时曾就医，但治疗效果不明显，继而未后续治疗。刻下症：肌肉活动无力，面色无光，口角㖞斜，讲话漏风，味觉丧失，唾液减少，自觉右面部麻木僵硬、紧张。查体：右面部额纹消失，鼻唇沟消失，不能抬额、皱眉，眼睑闭合不全。予以针刺治疗，皆取患侧穴位。主穴：劳宫、下关、太阳。本法治疗以强刺激劳宫穴为主（强刺激：常规针刺以 25mm 毫针直刺 12.5～20mm 较多见，本法使用 0.30mm×40mm 毫针循经向腕方向斜刺，进针 32～35mm，行针使用泻法至病人有循经感传为度）。配穴取患侧头面部：四白、口禾髎、颊车透地仓、翳风、风池；下肢：足三里、太冲、内庭。留针 30 分钟，每 10 分钟行针 1 次，予平补平泻。首次治疗后，病人自述右侧面部表现明显松弛，麻木僵硬感得到显著缓解，继而进行疗程治疗（隔日治疗 1 次，10 次为 1 个疗程）。治疗 2 个疗程后，病人面色、口角㖞斜、味觉及唾液分泌的情况有一定改善，面部僵硬感有明显好转。[杨京京. 针刺劳宫穴为主治疗面瘫 1 例. 中国民间疗法，2019，27（13）：96－97.]

【原文】　　　　　商阳主刺卒中风，暴仆昏沉痰塞壅。

　　　　　　　　　少商中冲关冲少，少泽三棱立回生。

〔注〕中冲穴，《乾坤生意》云：此为十井穴，凡初中风跌倒，卒暴昏沉，痰盛不省人事，牙关紧闭，药水不下，急以三棱针刺中冲、少商、商阳、关冲、少冲、少泽，使血气流通，实起死回生急救之妙诀也。

【提要】 阐述井穴的急救作用。

【白话文】

针刺商阳穴主治脑出血、脑梗死、痰涎壅盛卒然昏迷，也可用三棱针在少商、中冲、关冲、少冲、少泽穴点刺放血立马起效。

【医案助读】

肢端麻木症 某某，女，64岁。因"头晕伴左上肢麻木半年，加重1周"于2015年9月14日入院。入院后症见：头晕，劳累后加重，无天旋地转感，无恶心呕吐，左上肢肢体麻木（从左侧颈部到指尖），以清晨为甚，常因麻木而醒，持续半个多小时才能缓解，纳眠可，二便正常，舌暗有瘀点、苔白厚，脉弦滑。无高血压、糖尿病等病史。入院后查头颅MRI（核磁共振）示双侧额顶叶皮层下、双侧侧脑室周围白质区多发慢性缺血灶；MRA（核磁共振血管成像）示轻度脑动脉硬化；颈椎X线提示颈椎病；TCD（经颅多普勒）示脑动脉硬化频谱；颈动脉彩超示颈动脉硬化伴左侧斑块形成。血常规、生化、凝血功能未见明显异常。诊断：眩晕；痹证。辨证：痰蒙清窍，瘀阻脉络。治法：化痰息风，祛瘀通络。中药予半夏白术天麻汤加减；针灸：双侧：风府、颈百劳，左侧：天宗、肩井、肩髃、曲池、外关、列缺、合谷。平补平泻，留针15分钟（病人不能坚持30分钟）。西药予血塞通、桂哌齐特静脉滴注，口服尼莫地平、倍他司汀，配合颈部理疗治疗1周，病人头晕好转，仍左上肢麻木。

9月22日，予左侧手指井穴放血治疗，具体如下：分别选取左手少商、商阳、中冲、关冲、少泽5个穴位，放血前轻揉放血穴位，使局部供血尽量充盈，常规消毒，用10号注射器针头（无菌）快速点刺穴位，可见暗红色血液流出，质黏稠，每个穴位放血8～9滴。

9月23日，病人诉未见肢体麻木，继续住院治疗。

9月26日第2次放血，颜色暗红，较前稍稀。

9月29第3次放血，血色较前稍鲜红。病人住院期间未见肢体麻木发作，出院半年后电话随访，病人诉无手麻。[杨娇，郭锡全.井穴刺血治疗肢端麻木症验案1则.中医药导报，2017，23（7）：100－101.]

【原文】　　　　三里三间并二间，主治牙疼食物难。

兼治偏风①眼目疾，针灸三穴莫教偏。

〔注〕三里、三间、二间三穴，主治牙齿疼痛，食物艰难，及偏风眼目诸疾，三穴并针

灸之。三里穴针二分，灸三壮。二间穴针三分，灸三壮。三间穴针三分，灸三壮。

【提要】 阐述手阳明经三穴的联合治疗病证。

【注释】

①偏风：病证名。又称"偏枯"，即半身不遂。

【白话文】

二间、三间、手三里穴都主治牙齿痛、咀嚼难，兼治中风半身不遂、目赤肿痛等。针灸时应准确把握三穴位置。

【医案助读】

痛痹　庞某某，男，41岁，建筑工人。2014年2月16日就诊。主诉：左腿疼痛5天。病人5天前从建筑工地回家，因天气炎热，用冷水洗脚，随即出现左腿隐痛，未予重视，昨天夜间睡觉左腿又受凉，随后疼痛逐渐加重，即来诊。现查：左小腿后侧及外侧疼痛，活动时加重，余未见异常。中医诊断：痛痹。医者在病人双侧手三里穴处按压对比，找到压痛明显一侧手三里穴，行常规消毒后，用1.5寸毫针缓慢进针，行提插捻转泻法，使局部产生酸、麻、胀的感觉，同时嘱病人做腰腿部功能活动，如屈髋、屈膝、下蹲、起立，腰部前屈、后伸、左旋、右旋等功能活动，针对活动中发现的明显疼痛动作应反复多做几次，病人逐渐感到左小腿后侧及外侧发热，疼痛大为减轻。每隔10分钟按上法行针并配合腰腿部活动一次，30分钟后起针。左腿疼痛消失，活动自如，一次而愈。[李振华．针刺手三里穴治疗痛证验案3则．中国中医药现代远程教育，2015，13（18）：82-83．]

【原文】　　　　合谷主治破伤风，痹痛筋急针止疼。

　　　　　　　　兼治头上诸般病，水肿产难小儿惊。

〔注〕合谷穴，主治破伤风，风痹，筋骨疼痛，诸般头痛，水肿，产难，及小儿急惊风等证。针三分，留六呼；灸三壮。

【提要】 阐述合谷穴的主治病证。

【白话文】

合谷穴主治破伤风，针灸能治疗筋骨痹痛，同时能治疗头面部各种疾病、水肿、难产及小儿惊风等。

【医案助读】

面肌痉挛 王某，女，38 岁，工人。于 2013 年 10 月 7 日就诊。主诉：自觉阵发性右侧面肌不自主抽动 1 个月余，加重 7 天。现病史：2013 年 9 月 1 日晚入睡后感受风寒，晨起觉口角歪向左侧，双侧额纹消失，右眼不能闭合，右侧鼻唇沟变浅，口唇不能闭严，喝水时漏水。经某院诊断为周围性面瘫，予以电针加甘露醇脱水、神经生长因子营养神经、改善微循环等常规治疗 1 个月余。诉局部取穴较多，刺激量较大，导致面肌痉挛，自觉讲话、微笑及紧张时右侧面肌不自主抽动明显，严重时可呈痉挛状态。查体：右侧面肌僵硬，双侧额纹消失，双眼不能闭严，右侧鼻唇沟变浅，舌淡、苔白，脉浮取寸、关部皆弦长有力、重按却三部皆无力。诊断为面肌痉挛，属本虚标实。因病人已产生惧针心理，故扶正祛邪，仅针刺双侧合谷穴，常规消毒，先以 0.35mm × 13mm、0.35mm × 25mm、0.25mm × 40mm 三种规格毫针刺入合谷穴天、地、人三部。天部行捻转泻法、人部行平补平泻、地部行捻转补法各 1 分钟，留针 25 分钟。依法针刺 5 次后面肌痉挛症状明显缓解，后又巩固治疗 10 次后诸症消失。[张立志，许能贵，常乐．合谷穴"三才"针刺法应用举隅．中医药临床杂志，2016，28（8）：1167 – 1168.]

【原文】　　　　　阳溪主治诸热证，瘾疹痂疥亦当针。

　　　　　　　　　头痛牙痛咽喉痛，狂妄惊中见鬼神。

【注】阳溪穴，主治热病烦心，瘾疹，痂疥，厥逆，头痛，牙疼，咽喉肿痛，及狂妄、惊恐见鬼等证。针三分，留七呼；灸三壮。

【提要】 阐述阳溪穴的主治病证。

【白话文】

阳溪穴主治一切热证，身热心烦，风疹痒疥，头痛，龋齿痛，咽喉肿痛，及癫狂、惊恐等证。

【医案助读】

咳嗽 蔡汉丞等采用指针点揉阳溪穴治疗咳嗽病人 37 例，用指腹点揉阳溪穴，力度由轻到重，以病人能耐受为度，点揉此穴 15～20 分钟，然后换位对侧阳溪穴以同样的手法点揉，每日 1 次，多数病人治疗 3～5 次。5 次为 1 个疗程。在接受治疗的 37 例病人中，显效 25 例，占 67.6%；有效 10 例，占 27.0%；无效 2 例，占 5.4%；总有效率为 94.6%。程氏采用针刺阳溪穴加电针并配合肺俞穴拔罐法治疗风寒束肺型咳嗽，在接受治疗的 40 例病人中，好转 35 例，占总数的 87.5%；显效 4 例，占总数的 10.0%；无效 1 例，占总数的 2.5%；总有效率为 97.5%。［万琏，景伟，程为平．浅淡阳溪穴的穴性及临床应用．生物技术世界，2016，（2）：89.］

【原文】　　　　　曲池主治是中风，手挛筋急痛痹风。

　　　　　　　　　兼治一切疟疾病，先寒后热自然平。

〔注〕曲池穴，主治中风、手挛、筋急、痹风、疟疾先寒后热等证。针五分，灸七壮。

【提要】　阐述曲池穴的主治病证。

【白话文】

曲池穴主治中风半身不遂，手臂筋挛疼痛，臂肘疼痛，也能治疗所有的疟疾先寒后热证。

【医案助读】

带状疱疹　某某，女，18 岁，工人。浴池洗澡后自觉背部刺痛，并出现红色斑点，随即发展到左侧乳房和腋下，红肿灼痛，身热，大便秘结不通。医院皮肤科诊为带状疱疹。查：在背部灵台穴下有一片手掌大的集簇性斑点，沿腋下至乳房均有，左腋下淋巴结肿大，伴轻度发热，苔薄白，脉浮数。治疗：仰卧位屈肘直刺双侧曲池穴 1.5 寸，施以九六补泻法中的泻法，半小时行针 1 次，每次针刺皆行针 2 次。经 3 次治疗而告愈。［白桂荣，潘艳，潘刚．曲池穴之妙用．山西职工医学院学报，1997，7（1）：42－43.］

【原文】　　　　　肩井一穴治仆伤，肘臂不举浅刺良。

　　　　　　　　　肩髃①主治瘫痪疾，手挛肿肩效非常。

〖注〗肩井穴，主治仆伤，肘臂疼痛不举。针五分，灸五壮。孕妇禁针。肩髃穴，主治瘫痪，手挛肩肿。针六分，灸五壮。

【提要】 阐述肩井穴及肩髃穴的主治病证。

【注释】

①肩髃：即肩髃穴。

【白话文】

肩井穴主治跌仆闪挫，手臂疼痛不能上举，针刺宜浅。肩髃穴主要治疗瘫痪，手臂挛急疼痛，肩膀肿痛。

【医案助读】

癔病性瘫痪 张某，男，11岁，学生。1989年8月14日就诊。右侧下肢痿软无力7天。7天前在床上睡觉，其姐用报纸卷轻敲其头，唤其吃午饭，当醒来时感右侧下肢痿软无力，经多方检查，诊断为癔病性瘫痪。针刺同侧肩井，针尖微向后，捻转2分钟，并嘱活动患肢，不留针，当即患肢活动如常。半月后复发，双侧下肢完全瘫痪，为其按摩双侧肩井5分钟，边按压边令病人活动下肢，开始完全不能活动，以后开始小角度活动，5分钟后，双侧下肢活动如常。为巩固疗效，又针刺双侧肩井2次，未再复发。[王强. 肩井穴的临床应用. 针刺研究, 1998, (4): 301–302.]

【原文】　　　　少泽主治衄不止，兼治妇人乳肿疼。

　　　　　　　　大陵一穴何专主，呕血疟疾有奇功。

〖注〗少泽穴，主治鼻衄不止，妇人乳肿。针一分，灸三壮。大陵穴，主治呕血，疟疾。针六分，灸三壮。

【提要】 阐述少泽穴、大陵穴的主治病证。

【白话文】

少泽穴主治衄血不止，妇人乳痈、乳腺炎。大陵穴对呕逆、吐血、疟疾等疗效甚佳。

【医案助读】

心悸 刘某某，女，27岁。产后受惊吓不寐已数日，心悸不安，尤以入睡后有声音时心悸加重，伴烦躁、头晕、腰膝酸软，舌质红、少苔，脉细数。此为心肾不交，肾水亏虚，心阳独亢。本着壮水制火、交通心肾之法，取穴：大陵、安眠、三阴交、太溪、照海。二诊时病人夜寐少安，心悸减轻，苔脉同前，然易惊醒，仍予原方加厥阴俞、心俞、肾俞。治疗 3 次，睡眠及余症好转。针灸治疗 10 次后，睡眠复常，头晕明显减轻，余症消失。[刘红石.大陵穴的临床应用.针灸临床杂志，2003，19（7）：58.]

【原文】　　　　　前谷主治癫痫疾，颈项肩臂痛难堪。

更能兼治产无乳，小海喉龈肿痛痊。

〖注〗前谷穴，主治癫痫，颈项颊肿引耳疼痛，及妇人产后无乳等证。针一分，留三呼；灸三壮。小海穴，主治咽喉、牙龈肿痛等证。针二分，灸五壮。

【提要】　阐述前谷穴和小海穴的主治病证。

【白话文】

前谷穴主治癫狂、痫证，颈项部、肩部、手臂等疼痛难忍，还能治疗产后乳汁分泌不足等。小海穴主治咽喉疼痛、齿龈肿痛等。

【医案助读】

缺乳　林某某，女，27 岁，初产妇。初诊日期 2013 年 4 月 26 日。主诉：足月单胎顺产后乳汁分泌量少 2 天。现病史：病人自述产后乳汁清稀，分泌量少并逐渐加重。该病人形体消瘦，体质虚弱，面色少华，平素饮食欠佳，思虑过度，神疲乏力，乳房柔软，无胀满感，舌淡白、少苔，脉细无力。中医诊断：缺乳（气血虚弱）；西医诊断：产后缺乳。治则：调理气血，疏通乳络。取穴：双侧前谷穴。采用指针针刺双侧前谷穴，每次捻转 2 分钟，间隔 2 分钟，共捻转 5 次，总计 10 分钟。因该病人为气血虚弱型缺乳，故依顺经为补的原则施以补法而使气血充溢。10 分钟后病人自觉乳房胀感，用手挤压可有乳汁溢出。依上法连续治疗 3 天，该病人面色光泽红润，食欲大增，乳房胀满，乳汁分泌正常而痊愈。嘱其保证充足睡眠，掌握正确哺乳方法，多食高蛋白流质食物。[任晋玉，程为平.从《针灸大成》浅析前谷穴的穴性及临床应用.针灸临床杂志，2014，30（7）：68 – 69.]

【原文】　　　　　腕骨主治臂腕疼，五指诸疾治可平。

后溪能治诸疟疾，能令癫痫渐渐轻。

【注】腕骨穴，主治臂、腕、五指疼痛。针二分，灸三壮。后溪穴，主治疟疾，癫痫。针一分，灸一壮。

【提要】阐述腕骨穴和后溪穴的主治病证。

【白话文】

腕骨穴主治腕、肘、臂及五指疼痛。后溪穴能治疗所有疟疾，并能逐渐减轻癫痫发病症状。

【医案助读】

1. 肩胛痛　某某，男，46岁，农民。1958年3月15日初诊。主诉：1年前不慎扭伤右肩，致右肩脚部沉重、疼痛，劳动或阴雨天加重，虽经多方治疗无效。近1个月梅雨季节，症状加重，疼痛累及肩关节及上臂外侧，影响劳动。查：右肩胛区天宗穴处明显压痛，肩胛冈上方肌肉紧张，压痛明显，肩关节活动度尚可。治疗：针腕骨穴。针刺得气后，病人右肩脚区沉重、疼痛顿止，天宗及肩胛冈上方压痛点亦随之消失，1次痊愈。[姚辉. 针刺腕骨穴治疗肩胛痛53例. 中国针灸，1994，（S1）：207-208.]

2. 癫病　金某，28岁，工人。平素性格内向，有癫病史多年。2002年7月26日就诊。因与同事争吵后癫病发作，见默默不语、表情淡漠、目光呆滞、问话不答，并伴有不同程度的肌肉抽搐。体格检查无明显阳性体征。直刺双侧后溪穴1寸，强刺激，留针10分钟，隔日1次。共针3次，至今未复发。[李相昌，王莉. 后溪穴性及临床应用举例. 上海中医药杂志，2004，38（5）：44-45.]

【原文】　　　　　阳谷主治头面病，手腕诸疾有多般。

兼治痔漏阴痿疾，先针后灸自然瘥。

【注】阳谷穴，主治头面项肿，手腕疼痛不举，及痔漏、阴痿等证。针二分，灸三壮。

【提要】阐述阳谷穴的主治病证。

【白话文】

阳谷穴主治头面五官诸病，以及手臂疼痛的疾病，亦能治疗痔疮、崩漏、男性阳痿。采用先针后灸的方式疗效甚好。

【医案助读】

热痹　陆某，女，77岁。左侧手腕红肿痛3天。就诊时腕痛明显，活动受限，不能拧毛巾、弯曲。局部热感明显，痛不堪言，夜间痛甚，睡眠不安，口干欲饮，口苦心烦，大便硬结，舌尖红、苔薄黄，脉沉细微弦。查：血沉快，类风湿因子阳性。辨证为热痹；属于风热内蕴，经络闭阻。第一次治疗用阳溪、阳谷各一蜂针直刺，当日安寝痛减。隔日复诊时见局部已潮皮，肿胀消退明显，再针阳池、阳溪穴后，第三次复诊时再针二穴后肿痛全无，活动如常而达到近期治愈。［李万瑶，贺必梅．阳溪、阳池、阳谷三穴及其效用．蜜蜂杂志，2003，（9）：18－19.］

【原文】　　　　　支正穴治七情郁，肘臂十指尽皆挛。

　　　　　　　　　兼治消渴饮不止，补泻分明自可安。

〖注〗支正穴，主治七情郁结不舒，肘臂十指筋挛疼痛，及消渴饮水不止等证。针三分，灸三壮。

【提要】　阐述支正穴的主治病证。

【白话文】

支正穴主治七情郁结不畅，肩臂肘挛痛，手不能握，手指痛，以及消渴口干等疾患。针刺当明补泻。

【医案助读】

胸胁迸伤　张某，男，51岁。2004年5月16日来诊。病史：因与人抬重物引起右侧胸壁疼痛、牵掣至背。检查：局部无明显固定压痛点，软组织亦无明显肿胀，做深吸气、咳嗽时疼痛明显加重。诊断为胸胁迸伤（伤到胆经，致使胆经气机不利）。治疗：针刺左侧支正穴，同时嘱病人做深吸气，疼痛很快减轻至消失。1次治愈。针刺方法：左病刺其右，右病刺其左，两侧病刺双侧。取穴后，用40～50mm毫针刺穴位，运用呼吸补泻法中的泻法，

吸气时进针，呼气时出针。〔张继先．支正穴临床应用．中国针灸，2005，(S1)：118－119.〕

【原文】 液门主治喉龈肿，手臂红肿出血灵。

又治耳聋难得睡，刺入三分补自宁。

〖注〗液门穴，主治咽喉外肿、牙龈痛、手臂红肿、耳暴聋、不得眠等证。针三分，留二呼；灸三壮。

【提要】 阐述液门穴的主治病证。

【白话文】

液门穴主要用于治疗咽喉肿痛、齿龈肿痛及手背红肿疼痛出血，又能治疗耳鸣、耳聋、失眠。用补法针刺 0.3 寸。

【原文】 中渚主治肢木麻，战振蜷挛力不加。

肘臂连肩红肿痛，手背痛毒治不发。

〖注〗中渚穴，主治四肢麻木、战振、蜷挛无力、肘臂连肩红肿疼痛、手背痛毒等证。针二分，灸三壮。

【提要】 阐述中渚穴的主治病证。

【白话文】

中渚穴主要用于治疗四肢麻木、手指握力下降、手指不能屈伸、肩背肘臂红肿疼痛、手背疮疡肿毒等。

【原文】 阳池主治消渴病，口干烦闷疟热寒。

兼治折伤手腕痛，持物不得举臂难。

〖注〗阳池穴，主治消渴，口干烦闷，寒热疟，或因折伤手腕、持物不得、臂不能举等证。针二分，禁灸。

【提要】 阐述阳池穴的主治病证。

【白话文】

阳池穴主要用于治疗糖尿病口干、烦闷，疟病寒热，同时也能治疗手腕扭伤、腕痛无力或红肿不可屈伸、臂肘疼痛不能举等疾患。

【医案助读】

急性踝扭伤　应用针刺阳池穴治疗急性踝扭伤病人 80 例，均为男性，年龄 24～50 岁，病史 1 天～2 周，左踝伤 46 例，右踝伤 34 例。表现为局部疼痛、肿胀、瘀血及压痛，行走困难，X 线片无骨折征象。治疗方法：病人坐位，取健侧手腕背面横纹终点、尺总伸肌腱尺侧凹陷处的阳池穴，常规消毒皮肤后，用 28 号 1 寸毫针直刺半寸左右，用泻法，得气后留针 20～30 分钟。留针时让病人试着慢走，每 10 分钟行针 1 次，每日治疗 1 次，5 次为 1 个疗程。治疗期间卧床休息，抬高患肢。经过 1 个疗程的治疗，61 例症状全部消失，达到痊愈，占 76.2%；19 例症状减轻，占 23.8%；经一次治疗即达到显效的 52 例，占 65.0%。讨论：阳池穴是手少阳三焦经的原穴，在此穴进行针刺治疗可用中医"下病上治"的理论解释。本治疗方法简便易行，疗效可靠，无副作用，适合在基层部队推广应用。［刘思赤，葛桂敏．针刺阳池穴治疗急性踝关节扭伤．航空军医，2000，28（1）：42.］

【原文】　　　　外关主治脏腑热，肘臂胁肋五指疼。

　　　　　　　　瘰疬结核连胸颈，吐衄不止血妄行。

〔注〕外关穴，主治五脏六腑结热，鼻衄吐血不止，及肘臂胁肋手指节痛，瘰疬结核、绕颈连胸、肿痛不消等证。针三分，留七呼；灸三壮。

【提要】　阐述外关穴的主治病证。

【白话文】

外关穴主要用于治疗五脏六腑的热病、手肘手臂疼痛、胸胁痛、五指痛不能握物、瘰疬结核绕颈连胸等疾患，同时能够治疗吐血、衄血、流血不止等血证。

【医案助读】

肩周炎　普通针刺配合手法治疗（对照组）和三寸针平刺外关穴配合手法

治疗（试验组）肩周炎粘连期（冻结肩）在临床上皆可取得较好的疗效。由于对照组针刺穴位多（7个：肩前、肩髃、肩髎、肩贞、臑俞、阳陵泉、中平穴），针刺的频率高（每天1次，10天为1个疗程），较试验组操作复杂；对照组针刺时频繁带来的疼痛刺激、耗时耗神等影响病人治病心理，导致依从度和耐受性降低，造成临床疗效打折扣。试验组则依从度和耐受性皆优于对照组，故临床疗效显著优于对照组。[李平元，李民，林淑芳，等．三寸针平刺外关配合手法松解治疗肩周炎45例．江西中医药，2014，45（12）：52－54．]

【原文】　　　　支沟中恶①卒心痛②，大便不通胁肋疼。

　　　　　　　　能泻三焦相火盛，兼治血脱晕迷生。

〖注〗支沟穴，主治鬼击、卒心痛，凡三焦相火炽盛及大便不通，胁肋疼痛，妇人产后血晕、不省人事等证。针二分，留七呼；灸七壮。

【提要】　阐述支沟穴的主治病证。

【注释】

①中恶：古病名。指神气不足，卒感秽浊不正之气，以突然头晕呕恶、呼吸困难、不省人事、移时或经治而解为主要表现的疾病。

②卒心痛：病证名。指突发心胸剧痛为主要表现的危急重证。

【白话文】

支沟穴具有清利三焦，通腑降逆的功效。主要用于治疗突然昏迷、心肌梗死、心绞痛、胸胁痛、便秘、产后血晕不醒人事等疾患。

【原文】　　　　天井主泻瘰疬疹，角孙惟主目翳生。

　　　　　　　　耳门耳聋聤耳病，丝竹空穴治头风。

〖注〗天井穴，主治瘰疬，瘾疹。针三分，灸五壮。角孙穴，主治目中生翳，针三分，灸三壮。耳门穴，主治耳聋，聤耳脓汁。针三分，留三呼；禁灸。丝竹空穴，主治头痛，目赤目眩，视物眈眈。针三分，留三呼；禁灸。

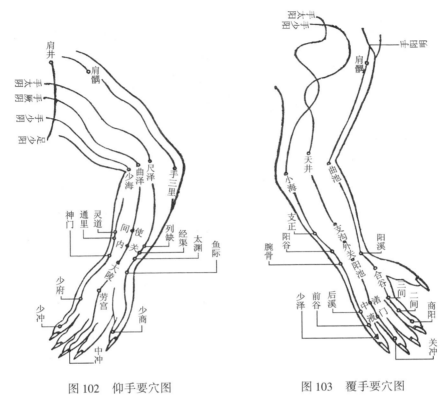

图 102　仰手要穴图　　　　　　　图 103　覆手要穴图

【提要】阐述手少阳三焦经天井穴、角孙穴、耳门穴、丝竹空的主治病证。

【白话文】

天井穴主要治疗瘰疬、荨麻疹。角孙穴主要用于目痛、目翳等疾患。耳门穴主要用于耳部疾患，如耳鸣、耳聋、聤耳等。丝竹空穴主要治疗头痛。

【医案助读】

带状疱疹　闫某某，女，工人，58 岁，香坊区居民。1995 年 8 月 16 日患病，经哈尔滨医大一院确诊为"带状疱疹"。曾口服中药龙胆泻肝丸、双黄连口服液，静脉滴注青霉素，病情未见好转，在患病第五日，用针把水疱挑开，又用点燃的白酒来回使劲揉搓，当日晚发病部位红肿、疼痛剧烈，后经中西医治疗，病情逐渐加重。

1995 年 9 月 21 日到门诊要求针灸治疗。现病人神志清，体温 39.4℃，不欲穿衣，心烦，坐卧不安。右侧上半身及上肢沿第七肋间神经处无带状疱疹，但患处呈青紫色，终日剧痛，痛颤不止，每日疼痛大发作 3～6 次。发作时患部像火烧和刀割样不止，病人大声喊叫和跳跃，要 1～2 人压住右侧上肢，几分钟后疼痛渐轻。此病人全身浮肿，右侧上肢肿甚，右手肿、屈伸困难，双脚肿胀，脚底针刺感，舌质红绛、舌苔黄腻，脉弦数。诊断：带状疱疹，继发感染。

治疗：一诊，取穴：主穴神道穴透至阳穴，大椎穴透身柱穴（沿皮透刺）。配穴：头维穴、肩髃穴、天井穴、外关穴、阳陵泉穴（配穴均取右侧穴）。每 5 分钟捻转 1 次，均用泻法，留针 4 小时。针刺 3 次后，病人已体温正常，疼痛明显减轻，头痛消失，疼痛大发作减少到每日 1～2 次，患部皮肤已转变成深红色，已能安静入睡。针刺第 5 次，取穴：主穴同前，配穴取肩髃穴、天井穴、外关穴、中渚穴（右侧穴位）。疼痛大发作基本消失，全身浮肿明显消退，右侧上肢浮肿好转，手指已能活动，双脚底针刺感消失，行走自如。针刺第 7 次，疼痛基本消失，遗留有轻微疼痛，右上肢浮肿消失，手部肿胀明显好转。针刺第 10 次，患部有轻微疼痛，手部肿胀消失，手指活动自如，右侧腋下淋巴结恢复正常。针刺 15 次，症状消失，疾病痊愈。2 个月后随访无复发。[向莉，杜家忠. 针刺治疗带状疱疹 160 例临床疗效观察. 针灸临床杂志，1997，14（3）：28－29.]

足部主病针灸要穴歌

【原文】　　　　　　　隐白主治心脾痛，筑宾能医气疝[①]疼。
　　　　　　　　　　　照海穴治夜发痓，兼疗消渴便不通。

〖注〗隐白穴，主治心脾疼痛。针一分，灸三壮。筑宾穴，主治气疝。针三分，灸五壮。照海穴，主治夜发痓证，及消渴，大便闭。针三分，灸三壮。

【提要】阐释隐白、筑宾、照海穴的主治病证。

【注释】

①气疝：病名，是指气怒郁于下焦，以腹部及外阴部疼痛为主要表现的

疾病。

【白话文】

隐白穴主治心脾胃脘疼痛。筑宾穴能够治疗疝气、外阴疼痛。照海穴主要治疗失眠、癫痫及糖尿病、便秘等。

【医案助读】

崩漏 毓某，女，26 岁，机关干部。2014 年 6 月 20 日晨就诊于本院门诊。主诉：阴道出血月余。病人近半年来月经周期紊乱，经期不定，经量时多时少。2014 年 5 月 18 日突然月经来潮，势如泉涌，曾于半月前就诊于病人单位医院门诊，诊断为"功能失调性子宫出血"，予以雌激素口服治疗 2 日，经量稍减。1 周后再次经血暴下，且历久不净，经色淡红、质稀，伴有少腹拘急不适，经休息调养无效。刻诊见：面色萎黄，口唇爪甲色淡，神疲气短乏力，四肢不温，纳少。舌质淡、苔薄白，脉细弱。诊断：崩漏。辨证：脾不统血，冲任不固。治则：健脾益气，固冲摄血。

处理：①艾炷直接灸隐白穴，用补法；②固冲汤（颗粒剂）内服。将黄豆大小的艾炷放在左右隐白穴上，直接灸，勿吹其火，当病人感到灼痛难忍时，更换艾炷再灸，左右各灸 7 壮。固冲汤颗粒剂，嘱病人每日 2 次、饭后冲服。同时忌生冷，注意保暖。病人电话谓，当日下午经血即减少大半，感少腹拘急不适消失。次日，继续同法灸治加固冲汤内服。第 3 日晨病人来诊时面色明显转红润，诉经血已完全停止，精神、睡眠均好转，食欲增加。同法再灸治 1 次加固冲汤内服，以巩固疗效，并嘱病人避风寒，勿劳累，调畅情志，回家饮食调养。［胡靳乐，杨化冰．隐白穴艾灸联合固冲汤内服治疗脾虚崩漏．湖北中医杂志，2016，38（10）：113－114.］

【原文】 　　　大都主治温热病，伤寒厥逆呕闷烦。

　　　　　　　胎产百日内禁灸，千金主灸大便难。

〖注〗大都穴，主治温热病汗不出，伤寒手足逆冷，腹满，呕吐，闷乱，及大便难等证。针三分，留七呼；灸三壮。凡妇人怀孕，及生产后未满百日，俱不宜灸。

【提要】阐述大都穴的主治病证。

【白话文】

大都穴主要治疗温热病，外感伤寒，手足厥冷，脘腹胀满，呃逆，呕吐，心痛，心烦。产后百日之内禁灸。《千金方》认为艾灸大都穴能治疗便秘。

【医案助读】

痢疾 笔者于午时 11：00 抢救的沙门杆菌中毒的病人，症状为呕吐、腹泻、脱水严重等，笔者采用纳子法于 11：00 - 13：00 间全部补脾经大都穴，控制了失水、昏迷的局面。脾经大都穴控制脱水昏迷的机制：因为食物中毒是胃实（脾经属土）、脾虚不能制水才脱水昏迷。尤其在午时补脾经之火穴大都，正是补脾虚的主穴，然后配足三里、曲池、内关、中脘、下脘、天枢，灸关元、神阙，故获良效。[刁文鲳.漫谈"子午流注针法"的临床疗效.世界卫生组织传统医学大会——针灸与人类健康卫星研讨会论文摘要汇编，2008：93.]

【原文】 太白主治痔漏疾，一切腹痛大便难。

痞疸寒疟商丘主，兼治呕吐泻痢痉。

【注】太白穴，主治痔漏、腹中疼痛、大便不利等证。针三分，留七呼；灸三壮。商丘穴，主治痞气，黄疸，寒疟及呕、吐、泻、痢等证。针三分，留七呼；灸三壮。

【提要】阐述太白穴和商丘穴的主治病证。

【白话文】

太白穴主治痔疾，痔漏，腹胀腹痛，便秘。商丘穴主要治疗痞满，黄疸，寒疟以及呕吐、泄泻、痢疾等疾患。

【医案助读】

呕哕 某某，男，51 岁，本院外科住院病人。1999 年 11 月 3 日初诊。主诉：食后则呕伴呃逆 10 天。病人因胰腺肿物手术后即发食后则呕吐，口不知味，呃逆，上腹部胀满。西医诊断为"胃瘫"。查：脉象细弱，舌苔白厚。诊断：呕哕。辨证：脾气虚弱，痰湿内生，运化无力，浊气上逆。取穴：内关、太白、足三里。同时嘱喝温米粥、面汤等易消化流食。治疗 6 次后，病人自述从针灸后一直没有呕吐，能进多种流食，腹部胀满消失。后巩固治疗 2 次而停止。[熊大昌.太白穴在临床中的应用.中国中医药信息杂志，2009，16（6）：87 - 88.]

【原文】　　　　　公孙主治痰壅膈，肠风下血积块疴。

　　　　　　　　　　兼治妇人气蛊病，先补后泻自然瘥。

〖注〗公孙穴，主治痰壅胸膈，肠风下血积块，及妇人气蛊等证。针四分，灸三壮。

【提要】　阐述公孙穴的主治病证。

【白话文】

公孙穴主治痰阻胸满，肠风便血，妇人血晕、胎衣不下等疾患。施针时应先补后泻。

【医案助读】

术后腹胀　胸腹部术后常出现腹胀不适，影响病人术后恢复。轻者出现恶心、胀痛；重者可引起膈肌升高，运动受限，影响呼吸功能，也可压迫下腔静脉，影响血液回流，还会影响胃肠吻合口和腹壁切口愈合。作者采用循经导气法针刺足三里、公孙穴改善胸腹部术后腹胀，取得了良好的疗效。[崔飞，阚德新，黄海波，等. 循经导气法针刺足三里、公孙改善胸腹部术后腹胀 34 例. 内蒙古中医药，2009，（8）：41.]

【原文】　　　　　三阴交治痞满坚，痃冷疝气脚气缠。

　　　　　　　　　　兼治不孕及难产，遗精带下淋沥痊。

〖注〗三阴交穴，主治痞满，痃冷，疝气，遗精，及妇人脚气、月信不调、久不成孕、难产、赤白带下淋沥等证。针三分，灸三壮。

【提要】　阐述三阴交的主治病证。

【白话文】

三阴交穴主治腹胀，腹痛，胸腹胀满，疝气，遗精，兼治不孕、难产、月经不调、崩漏、赤白带下、淋证、癃闭等。

【原文】　　　　　血海主治诸血疾，兼治诸疮病自轻。

　　　　　　　　　　阴陵泉治胁腹满，刺中下部尽皆松。

〔注〕血海穴，主治女子崩中漏下，月信不调，带下，及男子肾脏风、两腿疮痒湿痛等证。针五分，灸五壮。阴陵泉穴，主治胁腹胀满，阴痛，足膝红肿，小便不通，小便失禁不觉，下部等证。针五分，留七呼；灸三壮。

【提要】 阐述血海穴及阴陵泉的主治病证。

【白话文】

血海穴主治一切血证，同时能够治疗疮疥癣痒等病证。阴陵泉穴主治胸胁疼痛、腹胀满及脾经下肢循行部位的疾患。

【原文】 　　　　涌泉主刺足心热，兼刺奔豚疝气疼。

　　　　　　血淋气痛[①]疼难忍，金针泻动自安宁。

〔注〕涌泉穴，主治足发热、奔豚、疝气疼痛、血淋、气痛等证。针三分，留三呼；灸三壮。

【提要】 阐述涌泉穴的主治病证。

【注释】

①气痛：病证名。是气滞三焦所致的疼痛，症见攻痛无常、时感抽掣、喜缓怒甚的表现。

【白话文】

针刺涌泉穴主治足心热，还能治疗奔豚气、疝气疼痛、血淋疼痛难忍等证。

【原文】 　　　　然谷主治喉痹风，咳血足心热遗精。

　　　　　　疝气温疟多渴热，兼治初生儿脐风。

〔注〕然谷穴，主治喉痹，唾血，遗精，温疟，疝气，足心热，及小儿撮口脐风。针三分，留三呼；灸三壮。凡针不宜见血。

【提要】 阐述然谷穴的主治病证。

【白话文】

然谷穴主治喉痹，咯血，足心热，遗精，疝气，黄疸，兼治小儿脐风牙关

274

紧闭等。

【原文】　　　　　太溪主治消渴病，兼治房劳不称情。

　　　　　　　　　妇人水蛊胸胁满，金针刺后自安宁。

〖注〗太溪穴，主治消渴，房劳不称心意，及妇人水蛊、胸胁胀满等证。针三分，留七呼；灸三壮。

【提要】阐述太溪穴的主治病证。

【白话文】

针刺太溪穴主治糖尿病、性生活不和谐、妇人水肿、胸胁支满等疾患。

【原文】　　　　　阴谷舌纵①口流涎，腹胀烦满小便难。

　　　　　　　　　疝痛阴痿及痹病，妇人漏下亦能痊。

〖注〗阴谷穴，主治舌纵涎下，腹胀，烦满，溺难，小腹疝急引阴，阴股内廉痛为痿痹，及女人漏下不止。针四分，留七呼；灸三壮。

【提要】阐述阴谷穴的主治病证。

【注释】

①舌纵：病证名。指舌体伸长吐出口外，回缩困难或不能回缩，流涎不止的舌象。

【白话文】

阴谷穴主治舌纵、流涎、少腹胀满疼痛、小便不利、疝气阴中痛、阳痿、膝股内侧痛、子宫出血等。

【原文】　　　　　复溜血淋宜乎灸，气滞腰疼贵在针。

　　　　　　　　　伤寒无汗急泻此，六脉沉伏即可伸。

〖注〗复溜穴，主治血淋，气滞腰痛，伤寒无汗，六脉沉匿者。针三分，留三呼；灸五壮。

【提要】 阐述复溜穴的主治病证。

【白话文】

复溜穴治疗血淋证适合艾灸，气滞型腰痛适宜针刺。外感伤寒无汗应立即泻复溜，可使沉伏的脉象回复。

【原文】　　　　　大敦治疝阴囊肿，兼治脑衄破伤风。

小儿急慢惊风病，炷如小麦灸之灵。

〖注〗大敦穴，主治诸疝，阴囊肿，脑衄，破伤风，及小儿急慢惊风证。针二分，留十呼；灸三壮。

【提要】 阐述大敦穴的主治病证。

【白话文】

大敦穴主治一切疝气，阴挺阴缩，阴中痛，睾丸肿痛；同时可以治疗脑出血后遗症、破伤风、小儿急慢惊风等疾患，采用麦粒灸进行治疗。

【原文】　　　　　行间穴治儿惊风，更刺妇人血蛊癥。

浑身肿胀单腹胀，先补后泻自然平。

〖注〗行间穴，主治小儿急慢惊风，及妇人血蛊癥瘕、浑身肿、单腹胀等证。针三分，留十呼；灸三壮。

【提要】 阐述行间穴的主治病证。

【白话文】

行间穴主治小儿急慢惊风，妇人血蛊，癥瘕积聚，全身浮肿，少腹肿。针刺手法宜先补后泻。

【原文】　　　　　太冲主治肿胀满，行动艰辛步履难。

兼治霍乱吐泻证，手足转筋灸可瘥。

〖注〗太冲穴，主治肿满，行步艰难，及霍乱吐泻、手足转筋等证。针三分，留十呼；

灸三壮。

【提要】阐述太冲穴的主治病证。

【白话文】

太冲穴主治浮肿，胸肋胀痛，腹满腹胀，下肢痿痹无力、行走艰难，还能治疗霍乱，呕吐，泄泻。艾灸太冲可治手足痉挛。

【医案助读】

痿证　黄某某，女，7岁。1964年8月来诊。其母代述：患儿在3岁时曾患脑膜炎，经住院诊治痊愈。平时饮食较差，身体发育不甚好。数天前始发觉其走路经常跌跤，右手不能握物，右足不能站立并不时摆动，穿衣吃饭及一切行动均不能自理。诊见：患儿体质脆弱，饮食不好，右手足无力并不时摆动，二便正常，脉浮而弱，舌苔薄白。诊为风邪湿热侵及肺胃，壅阻经络，气血运行不利，筋骨肌肉失养，肝肾虚损所致；证属痿证夹风。治宜健脾化湿、祛风通络。针刺取穴：太冲透涌泉、足三里、阳陵泉、风池、曲池、申脉等穴。隔日针治1次，针治15次即告痊愈。经访视，至今16年来，病人发育正常，身体较好，其病未再复发。[杨题栋. 针刺太冲透涌泉穴治疗经验. 贵阳中医学院学报，1987，（2）：34－36.]

【原文】　　　　　中封主治遗精病，阴缩①五淋溲便难。

　　　　　　　　　䐜胀瘕气随年灸，三里合灸步履艰。

〖注〗中封穴，主治梦泄遗精，阴缩，五淋，不得尿，䐜胀，瘕气。此穴合足三里并灸治行步艰辛。中封穴针四分，留七呼；灸三壮。足三里穴针五分，留七呼；灸三壮。

【提要】阐述中封穴的主治病证。

【注释】

①阴缩：病证名。指前阴内缩，包括男子阴茎、阴囊、睾丸上缩，及妇人阴户急、痛引少腹。

【白话文】

中封穴主治遗精，前阴内缩，淋证、小便不利，䐜胀，瘕气，每年艾灸效果佳。配伍足三里穴艾灸可以治疗下肢痿痹、脚软无力等行走困难病证。

【原文】　　　　　曲泉癀疝阴股①痛，足膝胫冷久失精。

　　　　　　　　　兼治女子阴挺痒，少腹冷痛血瘕癥。

〔注〕曲泉穴，主治癀疝，阴股痛，男子失精，膝胫冷痛，及女子阴挺出、少腹疼痛、阴痒、血瘕等证。针六分，留七呼；灸三壮。

【提要】阐述曲泉穴的主治病证。

【注释】

①阴股：即大腿内侧。

【白话文】

曲泉穴主治疝气腹痛，大腿内侧痛，膝胫冷痛，遗精阳痿，亦可治妇人阴挺、阴痒、少腹冷痛、血瘕等疾患。

【原文】　　　　　伏兔主刺腿膝冷，兼刺脚气痛痹风。

　　　　　　　　　若逢穴处生疮疖，说与医人莫用功。

〔注〕伏兔穴，主治腿膝寒冷，脚气痛痹。针五分，禁灸。凡此穴处生疮疖者危。

【提要】阐述伏兔穴的主治病证。

【白话文】

针刺伏兔穴主治腿膝冷痛，亦可治寒湿脚气、下肢痹痛。如果伏兔穴长了疮疖则说明医者不可治。

【原文】　　　　　阴市主刺痿不仁，腰膝寒如注水侵。

　　　　　　　　　兼刺两足拘挛痹，寒疝少腹痛难禁。

〔注〕阴市穴，主治痿痹不仁、不得屈伸、腰膝寒如注水、两足拘挛痛、寒疝、少腹疼痛等证。针三分，留七呼；禁灸。

【提要】阐述阴市穴的主治病证。

【白话文】

针刺阴市穴主治肢体痿痹不用，下肢不遂，腰腿冷痛像浸在水中；针刺阴市穴亦可治两足拘急、屈伸不利、寒疝、小腹疼痛难忍等疾患。

【原文】　　　　　足三里治风湿中，诸虚耳聋上牙疼。

　　　　　　　　　噎膈臌胀水肿喘，寒湿脚气及痹风。

〔注〕足三里穴，治中风，中湿，诸虚，耳聋，上牙疼，水肿，心腹臌胀，噎膈哮喘，寒湿脚气，上、中、下三部痹痛等证。针五分，留七呼；灸三壮。此穴三十外方可灸，不尔反生疾。

【提要】　阐述足三里穴的主治病证。

【白话文】

足三里主治中风、中湿以及一切虚证，耳聋耳鸣，上牙痛，噎膈，腹部臌胀，水肿，哮喘，寒湿脚气，风湿痹证。

【原文】　　　　　解溪主治风水气，面腹足肿喘嗽频。

　　　　　　　　　气逆发噎头风眩，悲泣癫狂悸与惊。

〔注〕解溪穴，主治风气面浮、腹胀、足肿、喘满、咳嗽、气逆发噎、头痛、目眩、悲泣癫狂、惊悸、怔忡等证。针五分，留五呼；灸三壮。

【提要】　阐述解溪穴的主治病证。

【白话文】

解溪穴主治风水水肿、头面水肿、腹胀、足踝肿痛、咳喘咳嗽、气逆噎膈、头痛眩晕、惊悸、谵语、惊风、癫痫、精神病等。

【原文】　　　　　陷谷主治水气肿，善噫痛疝腹肠鸣。

　　　　　　　　　无汗振寒①痰疟病，胃脉得弦泻此平。

〔注〕陷谷穴，主治面目浮肿，及水病善噫、疝气少腹痛、肠鸣腹痛、疟疾振寒无汗等证，或胃脉得弦。皆宜针五分，留七呼；灸三壮。

【提要】　阐述陷谷穴的主治病证。

【注释】

①振寒：发冷时全身颤动。

【白话文】

陷谷穴主治面目浮肿、喜嗳气、肠鸣腹痛、疝气腹痛胀满、寒战无汗、疟疾等病证，关脉弦则应泻该穴。

【原文】　　　　　内庭主治痞满坚，左右缪灸腹响宽。

　　　　　　　　　兼刺妇人食蛊胀，行经头晕腹疼安。

〖注〗内庭穴，主治痞满坚硬。针三分，留十呼；灸三壮，患右灸左，患左灸右，但觉腹响是其效验。兼治妇人食蛊、行经头晕、少腹痛等证。

【提要】阐述内庭穴的主治病证及灸治要点。

【白话文】

内庭穴主治腹部痞满，腹胀，消化不良，经期头晕，痛经。艾灸此穴时，患右灸左，患左灸右，直至感觉腹部有响声。

【原文】　　　　　厉兑主治尸厥证，惊狂面肿喉痹风。

　　　　　　　　　兼治足寒膝膑肿，相偕隐白梦魇灵。

〖注〗厉兑穴，主治尸厥口噤气绝、状如中恶、面肿、喉痹、惊狂、好卧足寒、膝膑肿痛等证。针一分，留一呼；灸一壮。此穴合隐白穴同针，治梦魇不宁。针一分，灸三壮。

【提要】阐述厉兑穴的主治病证。

【白话文】

厉兑穴主治昏厥，休克，中风牙关紧闭，脏气衰竭败绝，面目浮肿，咽喉肿痛，多惊好卧，癫狂，膝膑肿痛，足背肿痛，多梦。梦魇不宁配伍隐白穴同针效更佳。

【原文】　　　　　飞阳①主治步艰难，金门能疗病癫痫。

　　　　　　　　　足腿红肿昆仑主，兼治齿痛亦能安。

〖注〗飞扬穴，主治步履艰难。针三分，灸三壮。金门穴，主治癫狂，羊痫风。针一分，灸三壮。昆仑穴，主治足腿红肿，牙齿疼痛。针三分，灸三壮。

【提要】 阐述飞扬穴、金门穴、昆仑穴的主治病证。

【注释】

①飞阳：同飞扬穴。

【白话文】

飞扬穴主治腰、腿、踝等疾患，如腰腿痛、下肢瘫痪、腿软无力等。金门穴主治癫痫、惊风。昆仑穴主治下肢红肿热痛、足跟肿痛、牙齿疼痛、齿痛颊肿等疾患。

【原文】 　　　　　昼发痉证治若何，金针申脉起沉疴。

　　　　　　　　　　上牙疼兮下足肿，亦针此穴自平和。

〖注〗申脉穴，主治昼发痉证，足肿牙疼。针三分，留七呼；灸三壮，灸不及针。

【提要】 阐述申脉穴的主治病证。

【白话文】

申脉穴主治偏正头痛，目赤肿痛，眩晕，足踝关节痛，下肢浮肿，牙齿疼痛等。

【原文】 　　　　　环跳主治中风湿，股膝筋挛腰痛疼。

　　　　　　　　　　委中刺血医前证，开通经络最相应。

〖注〗环跳穴，主治腰、胯、股、膝中受风寒湿气，筋挛疼痛。针一寸，留十呼；灸三壮。委中穴治证同环跳穴，但此穴禁灸，针五分。

【提要】 阐述环跳穴、委中穴的主治病证。

【白话文】

环跳穴主治腰腿痛，下肢不遂，下肢痿痹，膝胫酸痛，冷风湿痹，水肿。委中穴放血治证同环跳穴，配伍治疗疏通经络效果更佳。

【原文】　　　　　　阳陵泉治痹偏风，兼治霍乱转筋疼。

承山主针诸痔漏，亦治寒冷转筋灵。

〖注〗阳陵泉穴，主治冷痹偏风，霍乱转筋。针六分，灸三壮。承山穴，主治痔漏疼痛，寒冷转筋。针七分，灸五壮；灸不及针。

【提要】　阐述阳陵泉及承山穴的主治病证。

【白话文】

阳陵泉主治下肢寒痹，半身不遂，下肢麻木，脚胫酸痛，霍乱，肌肉痉挛。承山穴主治各种痔疮，下肢寒痹，腰腿拘急疼痛，腿肚转筋。

【原文】　　　　　　阳辅主治膝酸痛，腰间溶溶似水浸。

肤肿筋挛诸痿痹，偏风不遂灸功深。

〖注〗阳辅穴，主治膝胻酸疼、腰间寒冷、肤肿筋挛、百节酸疼、痿痹、偏风不遂等证。针三分，留七呼；灸三壮。

【提要】　阐述阳辅穴的主治病证。

【白话文】

阳辅穴主治膝关节酸痛，腰部冷痛，腰腿痛，下肢痿痹，膝关节炎，肌肉酸胀，肌肉痉挛，中风半身不遂。艾灸效果佳。

【原文】　　　　　　风市主治腿中风，两膝无力脚气冲。

兼治浑身麻瘙痒，艾火烧针皆就功。

〖注〗风市穴，主治腿中风湿、疼痛无力、脚气、浑身瘙痒麻痹等证。针五分，灸五壮。

【提要】　阐述风市穴的主治病证。

【白话文】

风市穴主治下肢风痹，下肢痿痹，麻木不仁，中风半身不遂，脚气，以及浑身瘙痒、荨麻疹等。针刺、艾灸效果都很好。

【医案助读】

神经性耳鸣　王某某，女，32 岁。2004 年 5 月上旬前来就诊。主诉：耳鸣响伴失眠 1 个月余。病人自诉前段时间因连续熬夜加班，导致精神紧张，经常失眠。某晚一直加班至凌晨 3 点，睡醒后突然自觉左耳听力明显下降，耳中鸣响不停，闭胀感明显，耳中如裹厚物，颈项强痛。经第一军医大学附属南方医院耳鼻喉科诊断为神经性耳鸣，经中西药治疗后症状无明显改善。后经介绍到广东省第二中医院针推科就诊，经检查发现颈椎环枢关节紊乱，经手法复位配合常规针灸治疗 1 周后仍无明显效果。此外，病人症见头晕头痛，口苦咽干，心烦失眠，舌尖边红、苔黄腻、脉弦滑。

治疗：对病人施行针刺治疗。方法：单刺患侧风市穴。进针后施行缓慢的提插捻转手法，待病人得气后，改用强刺激的子午捣臼法，以病人耐受为度。在得气感渐强的同时，施行迎随补泻手法。在针刺过程中不加电，单纯以手法施术。第 1 次针刺时，病人即感到针感强烈，如有一股暖流隐隐从躯干向上传入耳中。第 2 天来诊时，诉针刺后当晚自觉左耳闭胀感及耳鸣响减轻，但下午 2 时左右病情有反复及加重的现象。继用上法针刺 2 次。第 3 次针刺后，诉耳中鸣响及原有异物闭阻感明显减轻。1 周后，病人由从化出差回来，诉感觉良好，耳鸣耳响等现象基本消失，并未有出现病情反复。［李冠豪，何新芳，赖新生. 针刺风市穴治疗神经性耳鸣耳聋. 针灸临床杂志，2006，(5)：36－37.］

【原文】　　　　悬钟主治胃热病，腹胀肋痛脚气疼。

　　　　　　　　兼治脚胫湿痹痒，足趾疼痛针可停。

〔注〕悬钟穴，主治胃热、腹胀、肋痛、脚气、脚胫湿痹、浑身瘙痒、趾疼等证。针六分，灸五壮。

【提要】阐述悬钟穴的主治病证。

【白话文】

悬钟穴主治胃脘部嘈杂，胃痛，腹胀，胸胁胀痛，亦可治脚气、下肢痿痹、腰腿疼痛、四肢关节酸痛、浑身瘙痒、足趾疼痛等。

【医案助读】

腰痛 某某，女，49 岁。3 日前，病人于家中洗澡时不慎滑倒跌伤，初起未觉不适，渐感腰部两侧疼痛，曾喷涂云南白药气雾剂、贴敷膏药等，病情未见好转，遂于社区医院就诊。X 线检查示未见腰椎骨质异常，行推拿手法治疗 1 次，症状渐进加重，遂由家人搀扶于本院门诊就诊。中医诊断：腰痛，证属血瘀；西医诊断：急性腰扭伤。针刺取悬钟穴。得气后令病人起身站立，行捻转泻法 5 分钟，施术过程中嘱病人慢速、小幅度进行腰部前屈、后伸、侧屈及旋转运动，在病人可耐受的条件下，逐渐增加运动速度及幅度。留针 15 分钟后，继续如前法捻转数分钟，至病人感到悬钟穴处酸麻胀感甚强、腰痛减轻且活动幅度增加，即停止针刺，缓慢出针。针刺治疗 1 次/日。治疗期间嘱病人卧硬板床，保持腰部适当活动，注意保暖防寒。治疗过程：病人初次治疗后，疼痛稍缓解，可主动进行腰部各方向轻微活动；治疗 2 次后，疼痛大为减轻；治疗 4 次后，患处疼痛消失，活动恢复。[张琴明，房敏. 急性腰扭伤推拿治疗现状. 颈腰痛杂志，2003，24（4）：248－250.]

【原文】　　　　丘墟主治胸胁痛，牵引腰腿髀枢中。

　　　　　　　　小腹外肾脚腕痛，转筋足胫不能行。

〔注〕丘墟穴，主治胸胁满痛不得息，牵引腰、腿、髀枢中疼痛，少腹外肾痛，脚腕转筋痛，足胫难行等证。针五分，灸三壮。

【提要】阐述丘墟穴的主治病证。

【白话文】

丘墟穴主治胸胁痛，气喘，腰腿疼痛，下肢痿痹，疝气，外踝肿痛，手脚抽筋，下肢无力行走困难。

【医案助读】

左踝关节扭伤 李某，女，65 岁。2011 年 9 月 15 日初次就诊。主诉：左足外踝疼痛 2 天。2 天前，病人因不慎扭伤而致左外踝关节疼痛，当时未到医院就诊，后疼痛加重，并开始出现肿胀，后来我院门诊就诊。症状：跛行，左足外踝关节疼痛，活动时疼痛加重。查体：痛苦面容，左足外踝关节疼痛，活动受限，活动时疼痛加重，踝关节肿胀，肿胀处压痛明显，肤温升高。行左踝关节 X 线示无明显异常。诊断为左踝关节扭伤。予蜂针刺丘墟、昆仑，治疗后疼痛较前稍有缓解，但活动仍受限。后每周行蜂针治疗 3 次，配合传统针灸，随证加申脉、昆仑、解溪、太冲、阿是穴等，嘱多喝水，制动。1 周后诉疼痛基本消失，肿消，可进行基本的日常活动，3 周后痊愈。[阮波，李万瑶，黄志毅．丘墟穴的临床应用．蜜蜂杂志，2012，（1）：34.]

【原文】　　　　　颈漏腋下马刀疮，连及胸胁乳痈病。
　　　　　　　　　妇人月经不利病，下临泣穴主治良。

〖注〗临泣穴，主治颈漏，腋下马刀，连乃胸胁，妇人乳痈、月信不调等证。针二分，灸三壮。

【提要】　阐述足临泣的主治病证。

【白话文】

足临泣主治瘰疬、颈淋巴结结核、乳房胀痛、胁肋疼痛、月经不调等疾患。

【原文】　　　　　侠溪主治胸胁满，伤寒热病汗难出。
　　　　　　　　　兼治目赤耳聋痛，颔肿口噤疾堪除。

〖注〗侠溪穴，主治胸胁支满，伤寒热病汗不出，目赤、耳聋、胸痛、颔肿、口噤等证。针三分，灸三壮。

【提要】　阐述侠溪穴的主治病证。

【白话文】

侠溪穴主治胸胁痛，胸水，外感伤寒，热病汗不出，及目赤肿痛、耳鸣耳聋、颊颔肿、牙关紧急、口不能张等。

【原文】　　　　　窍阴主治胁间痛，咳不得息热躁烦。
　　　　　　　　　痈疽头痛耳聋病，喉痹舌强不能言。

【注】窍阴穴，主治胁痛、咳逆不得息、发热躁烦、痈疽口干、头痛喉痹、舌强耳聋等证。针一分，灸三壮。

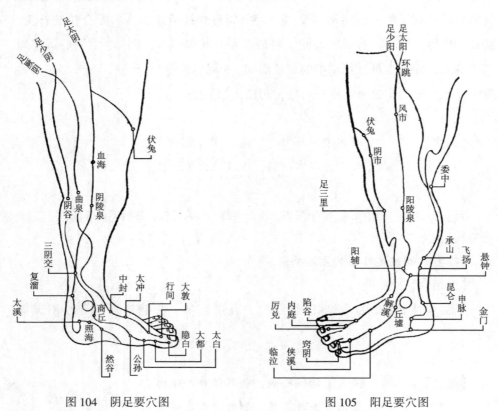

图104　阴足要穴图　　　　　　　　图105　阳足要穴图

【提要】阐述足窍阴穴的主治病证。

【白话文】

足窍阴穴主治胸胁疼痛、咳逆喘息、热病、烦心、疮痈、口干、头痛、眩晕、咽喉肿痛、舌强、耳鸣耳聋等病证。

【医案助读】

头痛　周某，女，72岁。2013年8月初诊。主诉：阵发性头痛12年，加重1个月。自述于12年前因劳累感受风寒而致头痛，此后反复发作，曾在某院诊断为"血管性头痛"，口服西比灵、镇脑宁等药效果不佳。1个月前因遇大风致头痛加剧，以前额为甚，痛如棒击、锥刺，夜间尤甚。舌质暗红、有瘀斑，苔薄白，脉弦紧。头颅CT检查无异常。证属风寒侵袭，血瘀阻络。针刺双侧足窍阴，强刺激，得气后留针 1 小时。起针后顿觉头痛大减，头清目明，当夜卧安。二诊头痛未发作。为巩固疗效，又续针 2 次而愈。随访至今未复发。[林汉芳，周少林，谢中灵. 针刺足窍阴穴治疗头痛疗效观察. 上海中医药杂志，2008，（1）：41.]

医宗金鉴卷八十六

灸难产穴歌

【原文】　　　　　横逆难产①灸奇穴，妇人右脚小趾尖。

　　　　　　　　　炷如小麦灸三壮，下火立产效通仙。

【注】妇人横产，子手先出，诸符药不效者，灸此。其穴在右脚小趾爪甲外侧尖上，即至阴穴②也。灸三壮，艾炷如小麦，下火立产。（见图106）

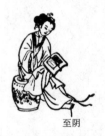

至阴

图 106　灸难产穴图

【提要】阐述麦粒灸至阴穴对胎位不正所致的难产的奇效。

【注释】

①横逆难产：指胎位不正所致的难产。

②至阴穴：在足小趾外侧趾甲根角旁0.1寸。足太阳膀胱经的井穴。

【白话文】

胎儿或横或逆等胎位不正可艾灸特效穴，它在孕妇右脚小趾尖外侧。用小麦粒形状大小的艾绒灸三壮，灸后立马能够娩出，疗效如神仙。

【解读】

产妇横逆难产，胎儿手脚先出，立刻麦粒灸至阴穴能够取得奇效。《神农本草经》记载："艾叶苦辛，生性熟热，纯阳之性，能回垂绝之元阳，通十二经，走三阴，理气血，逐寒湿，暖子宫，通经安胎。"《寿世保元》载："妇人难产及胞衣不下，急于产妇右脚小趾尖口，灸三壮，炷如小麦大，立产。"随着 B 超等现代医学检查手段的普及应用，人们能够清楚地观察到胎儿在腹中的健康状况，麦粒灸至阴穴已经从难产的应用转移到产前胎位纠正。

针子户穴歌

【原文】　　　　子户①能刺衣②不下，更治子死在腹中。

穴在关元③右二寸，下针一寸立时生。

〔注〕胞衣不出、子死腹中，宜刺子户穴，针入一寸。其穴在任脉经之关元穴旁右二寸。（见图 107）

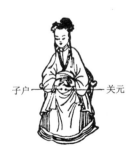

子户━━━━━━关元

图 107　针子户穴图

【提要】　阐述胎死腹中、胞衣不下应针刺子户穴。

【注释】

①子户：当在前正中线右侧 2 寸，脐中下 3 寸。现代定位认为子户即肓俞，当脐中旁 0.5 寸。

②衣：胞衣、胎衣。

③关元：在前正中线上，脐下 3 寸。属于任脉。

【白话文】

针刺子户穴能治疗产后胞衣不下，也能治疗胎死腹中。子户穴在关元穴右侧旁开 2 寸，针刺入 1 寸，则死胎立产。

【解读】

本歌诀主要描述胎死腹中、胎衣不下的针刺位置及针刺深度。子户穴的描述与现代腧穴定位有所不同，需要大家在临床中探索。

【医案助读】

不孕症 张某某，女，31 岁，农民，已婚，8 载未孕。男方年逾 40 岁。症见：胸胁胀满，烦躁易怒，常与家人邻里吵架甚至厮打，时有噩梦，暴怒时常引起昏厥抽搐。经期先后不定，行经不畅，夹有血块或血丝。乳房胀痛，唇色淡紫无华，脉弦细。治则：理气疏肝，活血化瘀。取穴及手法：中极、太冲、归来、气海、肝俞、膈俞、风池、内关、胞门、子户。每选 8～10 穴，留针 40～50 分钟，用泻法、平补平泻法交替使用。效果：针刺 16 次（未用药物），于 1986 年夏生一男婴。

按：气为血帅。气行则血畅，气滞则血凝。该病人平素肝气郁结，气机失调导致经血不畅，久则瘀阻胞宫，诸症蜂起。泻太冲、归来、肝俞以理气疏肝，针中极、气穴以调理冲任，泻膈俞、胞门、子户以化瘀生新、疏导胞宫脉络，取风池、内关以息风止痉。[杨挺宇．针刺治疗不孕症 50 例的体会．北京中医，1987，(4)：33－35.]

灸遗精穴歌

【原文】　　　　　精宫①十四椎②之下，各开三寸是其乡。

左右二穴灸七壮，夜梦遗精效非常。

〔注〕遗精灸精宫穴，其穴在脊之十四椎下，左右旁开各三寸。灸七壮。（见图108）

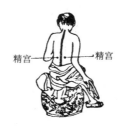

图108　灸遗精穴图

【提要】 阐述精宫穴的定位和灸治梦遗的灸量。

【注释】

①精宫：即志室穴，在第二腰椎棘突下，旁开3寸。属于足太阳膀胱经。

②十四椎：指第二腰椎。

【白话文】

精宫穴在第二腰椎棘突下，左右旁开各3寸，即志室穴。于双侧精宫穴各灸七壮，治疗男子夜梦遗精，效果显著。

【解读】

遗精灸精宫穴能够取得良好的效果。精宫穴即志室穴，《经穴探源》认为：精宫，精，肾之精气也；宫，宫殿也，即精宫穴乃肾精之所藏也。故灸精宫穴能够涩精止遗，治疗遗精。

灸痨虫穴歌

【原文】　　　鬼眼一穴灸痨虫①，墨点病人腰眼②中。

　　　　　　　择用癸亥③亥时④灸，勿令人知法最灵。

【注】劳瘵⑤日久不愈，互相传染，因内有痨虫，宜灸鬼眼穴。穴在腰间两旁，正身直立，有微陷处，用墨点记，合面而卧，以小艾炷灸七壮，或九壮十一壮，多寡量人，虫即吐泻而出，急取烧毁远弃，可免复传。择癸亥日夜半，六神⑥皆聚，亥时灸之，勿使病人预

知，恐尸神有觉也。（见图 109）

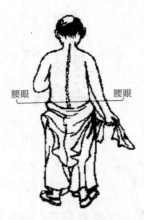

图 109　灸痨虫穴图

【提要】 阐述鬼眼穴的定位和艾灸鬼眼穴治疗痨瘵的时辰、灸量。

【注释】

①痨虫：即现代之结核杆菌。

②腰眼：即腰眼穴、鬼眼，在腰部，当第 4 腰椎棘突下，旁开约 3.5 寸凹陷中。

③癸亥：即癸亥日，是中国干支历法中的第六十天，前一位是壬戌，后一位是甲子。论阴阳五行，天干之癸属阴之水，地支之亥属阴之水，两者结合达到阴阳平衡。

④亥时：夜间 21 时至 23 时。

⑤劳瘵：指肺结核病。

⑥六神：道教术语，指人的心、肺、肝、肾、脾、胆各有神灵主宰，故称为"六神"。

【白话文】

鬼眼穴能够治疗痨虫病，用墨在腰眼处做标记，于癸亥日亥时艾灸该处，若能在病人睡着不知情的情况下施灸效果最好。

【解读】

患肺结核日久不愈，互相传染，宜灸鬼眼穴。鬼眼穴在腰部两侧，身体直立，微有凹陷处，用墨做好标记，于癸亥日亥时，取俯卧位，用小艾炷灸七壮、九壮或十一壮，灸量因人而异。灸后病人或吐或泻，急将其排泄物烧毁、丢弃至远处，以防病人病情复发、相互传染。在癸亥日的半夜，主宰心、肺、肝、肾、脾、胆之神皆聚集，择癸亥日亥时艾灸，勿提前告知病人更好。

灸痞根穴歌

【原文】　　　　　十二椎①下痞根穴，各开三寸零五分。

　　　　　　　　　二穴左右灸七壮，难消痞块②可除根。

〖注〗痞块灸痞根穴，其穴在脊之十二椎下，旁开三寸半。痞块多在左则灸左，在右则灸右，如左右俱有，左右俱灸之。（见图110）

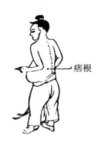

图110　灸痞根穴图

【提要】阐述痞根穴的定位和灸治痞块的灸量。

【注释】

①十二椎：指第十二胸椎。

②痞块：指腹内有形结块。

【白话文】

痞根穴在第十二胸椎棘突下，左右旁开3.5寸，共2穴。左右两穴各灸七壮，可以根治腹内有形结块。

【解读】

本歌诀对痞块的治疗描述清晰，要求对痞根穴两侧施灸各七壮，疗效显著。

灸肘尖穴歌

【原文】　　　　　肘尖端①处是奇穴，男女瘰疬②堪灸也。

左患灸右右灸左，并灸风池③效更捷。

〖注〗肘尖奇穴灸瘰疬，左患灸右，右患灸左。如初起时男先灸左，女先灸右，兼灸风池穴尤效。风池在脑后颞颥穴后，发际陷中。（见图111）

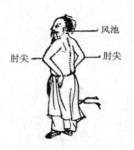

图 111　灸肘尖穴图

【提要】阐述肘尖穴的的功效和灸治方法。

【注释】

①肘尖端：指肘尖穴，在肘后部，屈肘当尺骨鹰嘴的尖端。

②瘰疬：瘰疬又称老鼠疮，生于颈部的一种感染性外科疾病。在颈部皮肉间可扪及大小不等的核块，互相串连，其中小者称瘰，大者称疬，统称瘰疬。相当于现代医学的淋巴结核。

③风池：即风池穴，属足少阳胆经。在项部，当枕骨之下，与风府相平，胸锁乳突肌与斜方肌上端之间的凹陷处。

【白话文】

肘尖末端有一奇穴，不论男女，患有瘰疬者都可以施灸，左侧患病灸右侧，右侧患病灸左侧。加灸风池穴效果更佳。

【解读】

肘尖穴是治疗瘰疬的特效穴，施灸时应按左病取右、右病取左，或男先灸左、女先灸右的治疗原则，加灸风池穴能够加强疗效。

灸鬼哭穴歌

【原文】　　　　　中恶振噤鬼魅病，急灸鬼哭神可定。

　　　　　　　两手大指相并缚，穴在四处之骑缝^①。

〔注〕鬼哭穴，灸鬼魅狐惑、恍惚振噤等证。取穴：将两手大指相并缚定，用艾炷于两甲角反甲后肉四处骑缝，着火灸之，则患者哀告我自去为效。（见图112）

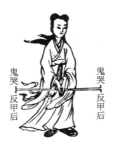

图112　灸鬼哭穴图

【提要】阐述鬼哭穴的的功效及定位。

【注释】

①骑缝：即两大拇指相并拢时，桡侧交界处。

【白话文】

癫狂病、哭闹不休等神志异常疾病，急灸鬼哭穴可安定神志。鬼哭穴在手大指桡侧爪甲根角处，两指相并取穴。灸时将病人双手大拇指绑在一起，用麦粒大小的艾绒放于穴上，点燃灸之。

【解读】

鬼哭穴对各种神志疾病具有良好的效果，本歌诀介绍了鬼哭穴的具体定位及艾灸操作方法。

【医案助读】

小儿夜啼 李某，男，7 岁。1996 年 4 月 3 日初诊。患儿因麻疹合并脑炎、肺炎，收入本院儿科治疗。麻疹已退，无发热、咳嗽等症状，但发病后每天深夜均出现惊惧哭闹。儿科用多种镇静药物治疗无效，请针灸科会诊。取鬼哭穴用米粒大艾炷直接灸 3 壮，每天 1 次。当天即效，哭闹声明显减弱，连灸 3 天愈。半年后复诊再无发作。[黄东勉.鬼哭穴刍议.新中医，2008，40（1）：107 – 108.]

灸中恶穴歌

【原文】　　　　尸疰①客忤中恶②病，乳后三寸量准行。

　　　　　　　　男左女右艾火灸，邪祟驱除神自宁。

〖注〗灸尸疰、客忤、中恶等证。其穴在乳后三寸，男左女右灸之。（见图 113）

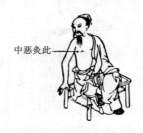

中恶灸此

图 113　灸中恶穴图

【提要】阐述尸疰、客忤、中恶等病的灸治部位和方法。

【注释】

①尸疰：痨瘵病，即肺结核。

②客忤中恶：古人所谓中邪恶鬼祟致病者。此病来势凶猛，起病突然，民间称"中恶候"、"绞肠痧"、"中邪"，实属中医学"干霍乱"、"中暑"、"厥证"之类。

【白话文】

患尸疰、客忤、中恶等病，应灸乳后 3 寸，男性灸左侧，女性灸右侧，祛除邪气后，神志即可恢复正常。

【解读】

本歌诀对中恶的艾灸的位置及艾灸方式进行了详细介绍，认为男女在灸治过程中应区分治疗，以男左主气，女左主血。

灸疝气穴歌

【原文】　　　　疝气①偏坠灸为先，量口两角折三尖。

　　　　　　　　一尖向上对脐中，两尖下垂是穴边。

〖注〗灸疝痛偏坠奇穴法，用秆心一条，量患人口两角为则，折为三段如△字样，以一角安脐中心，两角安脐下两旁，尖画处是穴。左患灸右，右患灸左，左右俱患，左右俱灸，艾炷如粟米大，灸四壮。(见图 114)

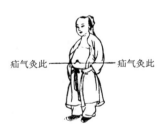

疝气灸此　　　　　　　　疝气灸此

图 114　灸疝气穴图

【提要】阐述疝气的灸治穴位定位和灸疗方法。

【注释】

①疝气：这里指的是腹外疝，是腹内脏器或组织，经腹壁或盆壁的薄弱点或缺损向体表突出形成。

【白话文】

病人患疝气，在腹股沟或阴囊附近可见偏坠的包块，应优先选择艾灸的方法。用一枝秆心，测量病人两口角之间的距离，以此长度为标准，折三段树枝，构成等边三角形，上角顶点置于肚脐中心，两个边角的尖端即是艾灸的穴位。

【解读】

本歌诀重点讲述灸治疝气的取穴，以口角为长度折为三段作等边三角形，以脐中为定点，两边角即施灸部位，左侧发病灸右侧，右侧发病灸左侧。艾炷只需如粟米大小，灸四壮即可。

灸翻胃穴歌

【原文】　　　　　翻胃①上下灸奇穴，上在乳下一寸也。

下在内踝之下取，三指稍斜向前者。

〖注〗灸翻胃奇穴，上穴在两乳下一寸，下穴在内踝下用手三指稍斜向前排之，即是穴也。（见图115）

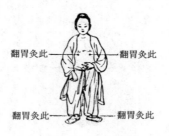

图115　灸翻胃穴图

【提要】阐述翻胃的灸治方法和穴位定位。

【注释】

①翻胃：一指反胃，亦称胃反，指饮食入胃，宿谷不化，经过良久，复由胃反出之病；一指大便溏利，每食必吐之膈证。

【白话文】

病人患翻胃，当灸上下对应的一组穴位，上穴在乳头下1寸处，下穴在内踝下三指稍斜前方。

【解读】

胃反皆因胃气上逆。本歌诀治疗胃反，上选乳下 1 寸，对应现代定位之乳根穴，足阳明胃经腧穴；下取内踝下斜向前三指，约在冲阳穴，乃胃经之原穴。两穴相合对胃气上逆疗效显著。

灸肠风穴歌

【原文】　　　　　肠风①诸痔灸最良，十四椎下奇穴乡。

各开一寸宜多灸，年深久痔效非常。

〔注〕灸肠风诸痔奇穴，其穴在脊之十四椎下，旁各开一寸，年深者，灸之最效。（见图 116）

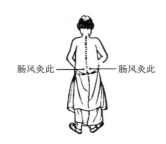

肠风灸此 ———　　　——— 肠风灸此

图 116　灸肠风穴图

【提要】　阐述艾灸治疗肠风和痔疮的穴位定位。

【注释】

①肠风：肠风为便血的一种，指因外感得之，血清而色鲜，多在粪前，自大肠气分而来的便血。临床所见多为实证，常用凉血泻热、息风宁血法治疗。

【白话文】

患肠风或各种痔疮，艾灸治疗是最适宜的。穴位在第十四椎下，左右各旁开 1 寸，共 2 穴。治多年的久痔，效果显著。

【解读】

肠风、痔疮等证多因寒热湿瘀等邪壅滞下焦，久病则阳气不足。灸十四椎旁开 1 寸以振奋下焦阳气而达到作用。

灸暴绝穴歌

【原文】　　　　　鬼魇暴绝①最伤人，急灸鬼眼可回春。

　　　　　　　　　穴在两足大趾内，去甲韭叶鬼难存。

〖注〗凡一切鬼魇暴绝，当灸奇穴。在足两大趾内，去爪甲如韭叶许，名鬼眼穴。灸之则鬼邪自去，而病可愈也。（见图 117）

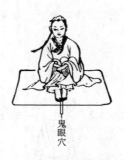

鬼
眼
穴

图 117　灸暴绝穴图

【提要】　阐述艾灸治疗鬼魇暴绝的穴位定位。

【注释】

①鬼魇暴绝：迷信者称人在梦中惊叫，或觉得有重物压身不能动弹，造成神志异常或昏厥的病证。

【白话文】

梦见鬼神压身导致神志异常或厥证对人体伤害很大，予急灸鬼眼穴可治，穴位在双侧足大趾内侧，在趾甲后如韭菜叶宽的距离处。

【解读】

艾为纯阳之品，灸鬼眼穴可以治疗邪祟相关疾病，鬼眼穴在足大趾内侧距趾甲一韭叶距离。

灸鬼眼穴歌

【原文】　　　　肿满①上下灸奇穴，上即鬼哭②不用缚。

下取两足第二趾，趾尖向后寸半符。

〖注〗灸肿满奇穴，上穴即两手大指缝，鬼哭穴也；下穴在两足第二趾趾尖向后一寸五分，即是也。（见图118）

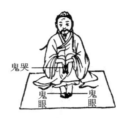

图118　灸鬼眼穴图

【提要】　阐述艾灸治疗肿满的取穴和定位。

【注释】

①肿满：水湿潴留所引起的四肢浮肿、腹部胀满等病证。

②鬼哭：即前条所指鬼哭穴，在双手大拇指内侧缘指甲脚根处。

【白话文】

四肢浮肿、腹部胀满的病证，可上灸鬼哭穴，不用绑住手指；下灸第二足趾趾尖向后1.5寸处的穴位。

【解读】

"诸湿肿满皆属于脾"，采用艾灸鬼哭穴与第二趾尖后穴位上下相应以消水肿。

【医案助读】

肠易激综合征　蔡丽等观察加味四逆散配合针刺鬼眼穴治疗腹泻型肠易激

综合征（肝郁脾虚证），发现中医单项症状改善情况比较，治疗组腹痛或（和）腹胀、情志诱发、急躁易怒及排便不爽改善更为显著，且近期复发率低。［蔡丽，邱承智，郑帆，等．加味四逆散配合针刺鬼眼穴治疗腹泻型肠易激综合征（肝郁脾虚证）临床观察．亚太传统医药，2017，13（23）：148.］

灸赘疣穴歌

【原文】　　　　　赘疣[①]诸痣灸奇穴，更灸紫白二癜风[②]。

手之左右中指节，屈节尖上宛宛中。

〖注〗灸癜风及赘疣诸痣奇穴，其穴在左右手中指节宛宛中，俗名拳尖是也。（见图119）

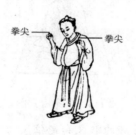

图119　灸赘疣穴图

【提要】阐述艾灸治疗赘疣、痣、紫白癜风等皮肤病的取穴和定位。

【注释】

①赘疣：指皮肤上长的良性肉瘤。

②二癜风：指紫癜风、白癜风。紫癜风是因先天禀赋因素，或邪毒壅遏脉络，致使血溢脉外，以皮肤出现瘀点、瘀斑、腹痛、肌肉关节痛及尿常规异常等为主要表现的出血性疾病，西医学称之为过敏性紫癜。白癜风是一种皮肤色素脱性皮肤病。

【白话文】

患赘疣、痣、紫癜风、白癜风等皮肤病，可灸双手中指背面、第二指关节横纹中点凹陷处。

【解读】

白癜风及赘疣诸痣多因痰湿郁结而成，对双手中指第二指节即俗名拳尖处施灸，灸效显著。

灸瘰疬穴歌

【原文】　　　　　瘰疬隔蒜灸法宜，先从后发核灸起。

　　　　　　　　　灸至初发母核止，多着艾火效无匹。

〔注〕瘰疬隔蒜灸法，用独蒜片先从后发核上灸起，至初发母核而止，多灸自效。（见图 120）

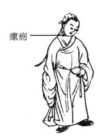

图 120　灸瘰疬穴图

【提要】阐述隔蒜灸治疗瘰疬的具体操作方法。

【白话文】

治疗瘰疬宜用隔蒜灸。从后发的瘰核开始，逐渐灸至初发的母核，施灸次数越多越好。

【解读】

瘰疬乃肝郁气滞痰凝所致。运用麦粒灸温通理气，从之后出现的瘰疬核开始施灸，灸至最初发现的母核为止。病灶消失后亦可继续施灸以进一步地温化痰湿，故歌诀云"多着艾火效无匹"。

【医案助读】

颈淋巴结核　石某，男，12 岁。1982 年 7 月，患儿因颈淋巴结核在本院儿科住院治疗，经抗结核及支持疗法，颈淋巴结核逐渐缩小，44 天后出院。1984 年 1 月复发，右侧颈淋巴结肿大如前，左侧则已溃口。因小儿身体羸弱，且左侧颈淋巴结已破溃，只能速令其愈，不可延误病情，以艾炷隔姜灸瘰疬穴的方法，对患儿进行治疗。一天后，颈淋巴结核迅速消散，左侧溃口亦逐渐收口。数日后恢复正常，迄今未见复发。[刘茂南. 艾炷灸瘰疬穴治疗颈淋巴结核一例. 中成药研究，1985，（4）：44.]

灸 腋 气 歌

【原文】　　　　腋气①除根剃腋毛，再将定粉水调膏。

　　　　　　　　涂搽患处七日后，视有黑孔用艾烧。

〖注〗凡腋气，先用快刀剃去腋毛净，乃用好定粉水调搽患处，六七日后，看腋下有一点黑者，必有孔如针大，或如簪尖，即气窍也。用艾炷如米大者灸之，三四壮愈，永不再发。（见图 121）

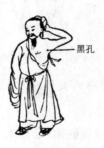
黑孔

图 121　灸腋气图

【提要】　阐述艾灸治疗狐臭的具体操作方法。

【注释】

①腋气：即狐臭，指病人腋下分泌的汗液有特殊的臭味或汗液经分解后产生臭味。

【白话文】

治疗狐臭，首先将腋毛剃除，再用淀粉调水成糊状涂搽腋下，连续涂搽七天；若见腋下出现黑孔，似针尖大小，即是腋臭分泌处；再用米粒大小的艾炷灸黑孔处即可痊愈。

【解读】

狐臭多因中焦湿热所致。剔除腋毛，用淀粉调膏涂擦腋下，数日后对出现的黑孔进行麦粒灸三四壮，能够根除狐臭，永不再发。

【医案助读】

狐臭 廖某，男，33岁。1978年5月3日诊。患右腋狐臭10余年，冬轻夏重，于3年前做过1次腋下病区部分汗腺切除术，但每至夏天，腋下仍有臭味。诊见：腋下有手术痕迹，黑色汗腺可见，汗多且臭。按隔蒜灸施灸5次后，病人腋下汗出较前更少，臭味亦减。继续施灸2个疗程后，病人腋下排汗正常，已无臭味。半年后随访，未见复发。［伍国建．艾灸治狐臭．新中医，1995，（11）：29.］

灸疯犬咬伤歌

【原文】　　　　疯犬咬伤先须吮，吮尽恶血不生风。

次于咬处灸百壮，常食炙韭不须惊。

〔注〕疯犬咬伤之处，急急用大嘴砂酒壶一个，内盛干烧酒，烫极热，去酒以酒壶嘴向咬处，如拔火罐样，吸尽恶血为度，击破自落。上用艾炷灸之，永不再发。炙韭，炒韭菜也。

【提要】　阐述狂犬咬伤的治疗方法。

【白话文】

狂犬咬伤，首先吸尽伤口受污染的血液，吸干净恶血则不会生风；在伤口局部艾灸百余壮。并于平常多食炒韭菜。

【解读】

古人在没有疫苗的条件下探索出预防狂犬病的治疗方法，先用拔火罐的原理将毒血吸出，之后在咬伤处进行麦粒灸，平时多吃韭菜以助阳，则风象不生。

灸蛇蝎蜈蚣蜘蛛咬伤歌

【原文】　　　　蛇蝎蜈蚣蜘蛛伤，即时疼痛最难当。

急以伤处隔蒜灸，五六十壮效非常。

〖注〗凡蛇、蝎、蜈蚣、蜘蛛咬伤，痛急势危者，急用艾火于伤处灸之，拔散毒气即安；或用独蒜片隔蒜灸之，二三壮换一片，毒甚者，灸五六十壮。

【提要】阐述艾灸治疗蛇、蝎、蜈蚣、蜘蛛等咬伤的具体方法。

【白话文】

凡蛇、蝎、蜈蚣、蜘蛛咬伤，痛甚、病势急迫者，立即艾灸伤口，拔散毒气；或者用独蒜片置于伤口上，做隔蒜灸，灸量要大，灸五六十壮。

【解读】

本歌诀介绍毒虫咬伤的施灸方法，隔蒜灸能够拔毒化腐生肌，因此此处运用隔蒜灸治疗各种毒虫咬伤疗效甚佳。

【医案助读】

蝮蛇咬伤　喻文球等对 60 例蝮蛇咬伤病人随机用隔蒜艾灸治疗，以观察隔蒜艾灸治疗蝮蛇咬伤的疗效。发现治疗组总有效率为 76.67%，对照组为 40%，两组比较有显著性差异；局部症状积分治疗组治疗前后差异有显著性，对照组治疗前后差异无显著性，两组治疗后差异有显著性。认为隔蒜艾灸治疗蝮蛇咬伤有较好的临床效果和改善局部症状的作用。[喻文球，王万春，严张仁，等．隔蒜艾灸治疗蝮蛇咬伤30例疗效观察．江西中医药，2006，37（2）：7.]

足三里穴歌

【原文】　　　　三里膝眼[①]下，三寸两筋间。

能除胸胁痛，腹胀胃中寒。

肠鸣并泄泻，眼肿膝胫酸。

伤寒羸瘦损，气蛊②证诸般。

年过三旬后，针灸眼光全。

〔注〕三里，足三里穴也。其穴在膝眼下三寸，胻骨外廉，大筋内宛宛中。针五分，留七呼；灸三壮。主治胸胁疼痛，腹胀，胃寒，肠中雷鸣，脾寒泄泻，眼目红肿，膝胫酸痛，伤寒热不已，瘦弱虚损，小肠气痛，与水气、蛊毒、鬼击诸证，悉宜针灸。但小儿忌灸，恐眼目不明，惟三十以外方可灸之，令眼目光明也。（见图122）

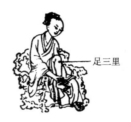

足三里

图122　足三里穴图

【提要】 阐述足三里穴的定位和主治病证。

【注释】

①膝眼：即犊鼻穴。屈膝，在膝部，髌骨与髌韧带外侧凹陷中。

②气蛊：又称"气臌"，腹部肿胀的病证。俗称气臌胀。

【白话文】

足三里穴，在膝眼下 3 寸，胫骨外一横指。主治胸胁疼痛，腹胀，胃寒，肠鸣，脾虚泄泻，眼睛红肿疼痛，膝关节、小腿酸痛，伤寒发热，身体瘦弱虚损，气臌，神志癫狂等证，皆可针灸足三里。年龄超过 30 岁后施灸，使眼睛光明。

【解读】

足三里，在小腿外侧，犊鼻下 3 寸，犊鼻与解溪连线上；《灵枢·五邪》："邪在脾胃，则病肌肉痛，阳气有余，阴气不足，则热中善饥；阳气不足，阴气有余，则寒中肠鸣、腹痛；阴阳俱有余，若俱不足，则有寒有热，皆调于三里。"《外台秘要》："凡人年三十以上，若不灸三里，令人气上眼暗，所以三里下气也。"《四总穴歌》："肚腹三里留。"足三里为胃之合穴、下合穴，具有重要的作用。

【医案助读】

胃痛 徐某，男，22 岁，干部。就诊日期：1986 年 1 月 12 日晚 8 时。病人胃脘隐痛 2 周，9 天前在我院门诊做胃镜检查示：①浅表性胃炎急性活动；②十二指肠球部黏膜慢性炎症。给服西药（药及量不详），痛未止。晚饮后，因胃脘疼痛而逐渐加重、呈牵扯样剧痛，由家属扶着来就诊。治疗：嘱病人坐立，取双足三里穴针刺，中等刺激，疼痛消失后即出针。继用自拟脘痛汤 6 剂。一年半后随访，病情稳定，未见复发。［唐仕勇. 足三里穴临床应用案例. 针灸临床杂志，1994，10（3）：48－49.］

内 庭 穴 歌

【原文】　　　　　　内庭次趾外，本属足阳明。

　　　　　　　　　　能治四肢厥，喜静恶闻声。

　　　　　　　　　　瘾疹①咽喉痛，数欠②及牙疼。

　　　　　　　　　　疟疾不思食，耳鸣针便清。

〔注〕内庭穴，在足之大趾次趾外间陷中，属足阳明胃经穴也。主治四肢厥逆、喜静恶闻人声、瘾疹不快、咽喉肿痛、数欠、牙龈疼、疟疾、不思饮食、耳内蝉鸣等证。针三分，留十呼；灸三壮。（见图 123）

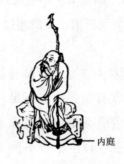

图 123　内庭穴图

【提要】 阐述内庭穴的定位和主治病证。

【注释】

①瘾疹：是一种皮肤出现红色或苍白风团，时隐时现的瘙痒性、过敏性皮肤病。

②数欠：病证名，指频繁地打呵欠，又名善欠。

【白话文】

内庭穴，在第二脚趾旁，属于足阳明胃经。主治四肢厥冷、喜好安静厌恶声响、瘾疹瘙痒、咽喉肿痛、频打呵欠、牙龈肿痛、疟疾、不欲饮食、耳鸣等。

【解读】

内庭穴，在足背第2、3趾间，趾蹼缘后方赤白肉际处，足阳明胃经荥穴。主治足阳明胃经诸热证，并治足趾部疾病。《针灸甲乙经》："四厥，手足闷者使人久持之，厥热胫痛，腹胀，皮痛，善伸数欠，恶人与木音，振寒，嗌中引外痛，热病汗不出，下齿痛，恶寒目急，喘满寒栗，龂口噤僻，不嗜食，内庭主之。"

【医案助读】

牙痛 徐某，女，71岁。2004年10月28日就诊。右上侧第二门牙牙龈红肿疼痛并放射到四白穴，呈触电样疼痛，手不能触摸。诊断：牙痛（阳明经热证）。治疗：立即取左侧内庭穴，针刺约3分钟，用手触摸牙疼痛缓解，留针15分钟，针毕用三棱针点刺放血。[蒋国庆.内庭穴治疗实火牙痛10例.上海针灸杂志，2005，24（4）：33.]

曲 池 穴 歌

【原文】　　　　　　　曲池拱手取，屈肘骨边求。

善治肘中痛，偏风①手不收。

挽弓开不得，臂瘫怯梳头。

喉痹促欲死，发热更无休。

遍身风癣癞，针着即时瘳。

【注】曲池穴，其穴在肘辅骨屈肘屈骨之中，以手拱胸取之。主治肘中疼痛，偏风半身不遂，臂痛拉弓不开，两臂瘫痪不能举手向发，喉痹喘促欲死，伤寒振热、余热不尽，皮肤干燥、痂疥等证。刺七分，留七呼；灸三壮。（见图124）

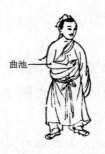

曲池

图 124　曲池穴图

【提要】阐述内庭穴的定位和主治病证。

【注释】

①偏风：病名，又称"偏枯"，即半身不遂。

【白话文】

曲池穴，在手肘，屈肘90°，在肘横纹外侧端与肱骨外上髁连线中点处。主治手肘疼痛，半身不遂，手臂疼痛，手臂抬举障碍，喉痹喘促，外感发热不降，遍身风疹、癣等。

【解读】

曲池穴，在肘区，尺泽与肱骨外上髁连线的中点，手阳明大肠经合穴。《备急千金要方》："瘾疹，灸曲池二穴，随年壮。"《治病十一证歌》："肘膝疼时刺曲池，进针一寸是便宜，左病针右右针左，依次三分泻气奇。"

【医案助读】

荨麻疹　吴某，女，32岁，干部。1989年6月初诊。病人自述遍体皮肤痛痒3天，经手抓后渐起散在性小丘疹。查：颈项及四肢皮肤潮红，丘疹密集，舌质红、苔黄腻、脉浮。诊断：荨麻疹。用针灸并用法治疗，取穴曲池，得气后用艾条温和灸5分钟。治疗4次，痒停疹退，病告痊愈。［刘云，刘其值．曲池穴临床举隅．河北中医学院学报，2015，1（1）：40.］

合 谷 穴 歌

【原文】 合谷在虎口，两指歧骨间。

头疼并面肿，疟病热还寒。

体热身汗出，目暗视茫然。

齿龋鼻衄血，口噤不能言。

针入深三分，能令人病安。

〖注〗合谷穴，其穴在手大指次指歧骨间陷中。主治偏正头疼、面目浮肿、疟疾寒热、身体发热、汗不收、目翳视物不明、齿蠹朽痛、鼻中流血不止、口噤不开等证。针三分，留六呼；灸三壮。（见图125）

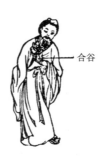
————合谷

图125 合谷穴图

【提要】 阐述合谷穴的定位和主治病证。

【白话文】

合谷穴，在虎口，位于第一、第二掌骨之间，第二掌骨桡侧中点。主治偏正头疼、面目浮肿，疟疾寒热往来，发热、汗出不止，眼睛翳障、目视不明，齿痛、牙龈出血、鼻出血，牙关紧闭不能言等证。针刺时针入0.3寸，可治诸疾。

【解读】

合谷穴，手阳明大肠经原穴，在手背第2掌骨桡侧中点处。合谷穴主治阳明经诸证、妇科疾病、外感及上肢疾病。《四总穴歌》："面口合谷收。"《千金翼方》："产后脉绝不还，针合谷三分，急补之。"

【医案助读】

痤疮 王某，女，22岁，大三学生。2011年10月12日初诊。以"面部反复发作性丘疹5年余"为主诉求治。病人从高二时面部出现丘疹样痤疮，主要集中在前额及双面颊，时多时少、时轻时重。因影响容貌，痛苦不堪，多年来寻求各种方法治疗，效果均不显著。现查：前额及双面颊布满大小不等的丘疹、脓疱和愈后的暗红色瘢痕，触之颜面油腻，舌红苔黄腻，脉濡数。诊断：痤疮（脾胃湿热）。治宜行气活血、清热化湿。取合谷、内庭配局部穴位或阿是穴。操作：局部常规消毒，直刺双合谷、双内庭，得气后行捻转泻法；面部穴位平刺，针尖均指向病所。留针30分钟，隔日1次，10次为1个疗程。治1个疗程后，丘疹减去一半，又治1个疗程，皮损全部消失，皮肤光滑润泽。随访1年无复发。[马向丽. 李永峰教授临床运用合谷穴配伍经验举隅. 陕西中医学院学报，2013，6（6）：82.]

委 中 穴 歌

【原文】　　　　委中曲䐐里，横纹脉中央。

　　　　　　　　腰痛不能举，酸沉引脊梁。

　　　　　　　　风痛及转筋，疼痛难移向。

　　　　　　　　风痹痛无比，热病久在床。

　　　　　　　　足膝难伸屈，针入即安康。

【注】委中穴，其穴在腘中央，约纹动脉陷中。主治腰夹脊沉坠疼痛、瘰疬、癫疾，及两腿肚转筋、疼痛难动，风痹疼痛、流注不定，热病难愈，两足膝疼痛难伸屈等证。针五分，留七呼；禁灸。（见图126）

【提要】阐述委中穴的定位和主治病证。

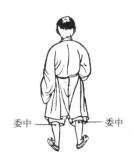

图 126 委中穴图

【白话文】

委中穴，位于腘窝处，在腘横纹中点。主治腰部不能伸直、酸重疼痛，癫痫，下肢抽筋、疼痛不能转动，风湿痹痛、游走不定，热病久治不愈，膝关节疼痛不能屈伸等，刺入该穴即能安康。

【解读】

委中穴，足太阳膀胱经合穴，在膝后区，腘横纹中央。委中穴善治腰腿疼痛，《四总穴歌》："腰背委中求"；亦治小便不利、遗尿等。《灵枢》："膀胱病者，小腹偏肿而痛，以手按之，即欲小便而不得，肩上热若脉陷，及足小趾外廉及胫踝后皆热若脉陷，取委中央。"

【医案助读】

急性腰扭伤 王某，男，45 岁。主诉及现病史：因抬重物用力过度，出现腰部剧痛，坐、立困难。检查：右手扶于腰部，身体前屈，强迫体位，不能直腰。右侧腰部压痛明显，局部肌肉紧张。双侧委中穴处有充盈静脉，高出皮肤。诊断：急性腰扭伤。治则：泻血通络，祛瘀止痛。治疗：令病人站位，双腿直立，暴露双侧委中穴。于委中穴处轻轻拍打使局部静脉愈加充盈。局部常规消毒，用三棱针点刺委中穴处之静脉，在血液流出后挤压穴位局部静脉，同时用 75% 乙醇棉球擦拭。放血期间嘱病人反复活动腰部，幅度由小到大，在病人疼痛减轻或消失时用干棉球按压针孔 2～3 分钟。病人经过 1 次治疗后，疼痛明显减轻。[衣华强，马玉侠，方剑乔. 委中穴临床应用举隅. 山东中医杂志，2012，31（6）：451.]

承 山 穴 歌

【原文】　　　　承山名鱼腹，腨肠分肉间。

善治腰疼痛，痔疾大便难。

脚气并膝肿，两足尽寒酸。

展转成时疫，战栗疟热寒。

霍乱及转筋，刺之立便安。

【注】承山穴，其穴在腿肚下尖分肉间。主治腰背疼痛、痔肿、大便难、脚气膝肿、胫酸跟痛、伤寒时疫、寒热疟疾、战栗不能行立、霍乱转筋等证。针五分，灸五壮。（见图127）

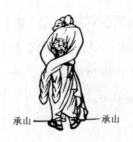

承山————————承山

图127　承山穴图

【提要】阐述承山穴的定位和主治病证。

【白话文】

承山穴又名鱼腹，小腿后正中、两分肉之间。主治腰背疼痛、痔疮肿痛、便秘、脚气、膝关节肿痛、小腿酸痛、足跟痛、外感病、疟疾、霍乱转筋等，刺此穴即得效。

【解读】

承山穴，在小腿后区、腓肠肌两肌腹与肌腱交角处。《针灸大成》：承山主治"脚气膝肿，胫酸脚跟痛"。《铜人腧穴针灸图经》：承山主治"霍乱转筋，大便难"。

太冲穴歌

【原文】　　　　　太冲足大趾，节后二寸中。

　　　　　　　　　动脉知生死，能医惊痫风。

　　　　　　　　　咽喉并心胀，两足不能动。

　　　　　　　　　七疝偏坠肿，眼目似云朦。

　　　　　　　　　亦能疗腰痛，针下有神功。

〖注〗太冲穴，其穴在足大趾本节后二寸陷中，动脉应手，病者有此脉生，无此脉者死。主治急慢惊风，羊痫风证，及咽喉疼痛，心胀胀满，寒湿脚气痛、行步难，小腹疝气、偏坠疼痛，两目昏暗，腰背疼痛等证。针三分，留十呼；灸三壮。（见图128）

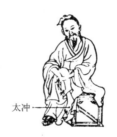

太冲

图128　太冲穴图

【提要】　阐述太冲穴的定位和主治病证。

【白话文】

太冲穴，在足趾关节后2寸。候其动脉能测生死。主治急慢惊风，咽喉疼痛，心胀胀满，两脚疼痛不能动，小腹疝气、偏坠疼痛，两目昏暗，也可以治疗腰背痛，下针后有神效。

【解读】

太冲穴，足厥阴肝经原穴，在足背第1、2跖骨间、跖骨底结合部前方凹陷中，或触及动脉搏动。《铜人腧穴针灸图经》："胸胁支满，足寒大便难，呕血，女子漏血不止，小儿卒疝吐逆，太冲主之。"《神应经》："女子漏下不止，太冲、三阴交。"

【医案助读】

气滞血瘀证 魏某，女，50岁。1999年7月6日就诊。因2年前头部外伤，愈后遗留巅顶痛，呈针刺样，部位固定不移，可摸到皮下肿块，伴胸满胁痛，郁郁寡欢。多因情绪恶劣引发，发作时头痛欲裂。辨证为气滞血瘀。取穴太冲、百会，得气后施以泻法，留针30分钟，中间运针2次，针刺10次后症状有所减轻，但仍发作频繁。遂改用梅花针重叩太冲、百会及阿是穴出血，隔日1次，治疗5次痊愈。随访半年未复发。［谢占清，吴中秋，张丽虹．太冲穴应用举隅．河北中医药学报，2001，16（2）：37.］

昆仑穴歌

【原文】　　　　昆仑足外踝，跟骨上边寻。
　　　　　　　　转筋腰尻痛，膊重更连阴。
　　　　　　　　头痛脊背急，暴喘满冲心。
　　　　　　　　举步行不得，动足即呻吟。
　　　　　　　　若欲求安乐，须将此穴针。

【注】昆仑穴，在足外踝后五分跟骨上陷中。主治腰尻疼痛，膊重不能举，及前阴肿痛、偏正头痛、脊背拘急、暴咳喘促、足腨肿不得履地等证。针三分，留七呼；灸三壮。（见图129）

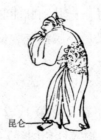

图129　昆仑穴图

【提要】阐述昆仑穴的定位及主治病证。

【白话文】

昆仑穴在足外踝后5分、跟骨向上凹陷处。主治小腿抽筋，腰臀疼痛，膊重不能上举，前阴肿痛，偏正头痛，脊背拘急，暴咳喘促，足肿不得步行、行走则痛呼，如果想缓解，应该针刺该穴。

【解读】

昆仑穴，足太阳膀胱经经穴，在外踝尖与跟腱之间的凹陷中，对头痛、项强等足太阳病证、腰痛及难产均有疗效。《针灸大成》："主腰尻脚气，足腨肿不得履地，肮䯒，腘如结，踝如裂，头痛肩背拘急，咳喘满，腰脊内引痛……妇人孕难，胞衣不出。"

【医案助读】

项痹 王某，女，31岁。于2016年8月9日就诊。主诉：颈部疼痛不适1个月余。现病史：病人平素怕冷，易受风寒。1个月余前夜间受寒，次日晨起出现颈部疼痛不适，经热敷后稍缓解，自行贴膏药治疗，未见明显改善。刻诊：神清，精神可，颈部疼痛不适，局部发凉，劳累、长时间低头后加重，不耐风寒，偶有左手麻木，纳可，寐安，二便调。诊断：项痹（寒湿证）。予针刺治疗，取穴：昆仑、风池、完骨、天柱、大椎。操作：诸穴平补平泻，得气即可，昆仑穴进针得气后行烧山火针法，留针30分钟。3次治疗后，病人颈部疼痛不适较前减轻，皮温较前稍改善。8次治疗后诸症明显改善，可较长时间工作，且平素怕冷现象亦明显改善。12次治疗后病人痊愈。3个月后随访未见复发。[林碧云，傅立新，倪国栋，等.昆仑穴烧山火针法治疗脊柱疾病验案举隅.湖南中医杂志，2018，34（1）：97.]

环 跳 穴 歌

【原文】　　　　　　环跳在髀枢[①]，侧卧屈足取。

　　　　　　　　　　能针偏废躯，折腰返顾难。

　　　　　　　　　　冷风并湿痹，身体似绳牵。

腿胯连腨痛，屈转重吁叹。

若人能针灸，顷刻病消痊。

〖注〗环跳穴，其穴在髀枢中，侧卧伸下足屈上足取之。主治半身不遂、闪挫腰痛不能回顾、冷风湿痹、周身拘急、腿胯腿肚疼痛不能动转等证。针一寸，留十呼；灸三壮。（见图130）

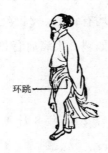

环跳

图130　环跳穴图

【提要】　阐述环跳穴的定位及主治病证。

【注释】

①髀枢：髀骨外侧的凹陷部分，又指臀部。

【白话文】

环跳穴在臀部，侧卧位将腿弯曲取该穴。主治半身不遂，腰部扭伤难以回顾，冷风湿痹，全身拘急，腿胯部疼痛不能弯曲转侧。如果有人针灸环跳，疾病立马就好了。

【解读】

环跳穴，足太阳与足少阳经交会穴，在臀区、股骨大转子最凸点与骶管裂孔连线的外 1/3 与内 2/3/交点处。环跳主要治疗下肢痿痹、半身不遂及腰腿痛。《铜人腧穴针灸图经》："治冷风湿痹，风疹，偏风半身不遂，腰胯痛不得转侧。"《席弘赋》："冷风冷痹疾难愈，环跳腰间针与烧。"

【医案助读】

膝痹　某某，女，63岁。因"右膝关节疼痛、屈伸不利 10 余年"就诊。病人 10 余年前受凉后出现右膝关节疼痛，屈伸不利。查体：右膝关节略肿胀，曲泉、犊鼻处有压痛，单膝下蹲试验（＋），弹响试验（＋），研磨试验

（－），舌淡红、苔白厚腻，脉弦。西医诊断：膝骨关节炎；中医诊断：膝痹病（风寒袭络证）。治疗：先令病人侧卧屈股，用 3 寸毫针针刺患侧环跳，使针感向下肢传导，至少到达膝关节以下，行平补平泻，不留针；然后仰卧位常规针刺内外膝眼、阴陵泉、阳陵泉、足三里、曲泉、血海、太冲，配合红外线神灯照射，留针 20 分钟。每天 1 次，治疗 3 次后疼痛明显减轻，治疗 9 次肿胀基本消失，关节活动明显改善。[郑渝凡，王锐. 环跳穴临床应用举隅. 湖南中医杂志，2017，33（8）：117－118.]

阳陵泉穴歌

【原文】　　　　　　阳陵居膝下，外廉一寸中。

膝肿并麻木，冷痹及偏风。

起坐腰背重，面肿满胸中。

举足不能起，坐卧似衰翁。

针入六分止，神功妙不同。

〖注〗阳陵泉穴，其穴在膝下一寸，外廉陷中，尖骨前筋骨间。主治两膝肿痛，及冷痹不仁，半身不遂，腰背重痛、起坐艰难，面目浮肿，胸中胀满，两足疼痛难移、起坐不能支持等证。针六分，留十呼；灸七壮。（见图 131）

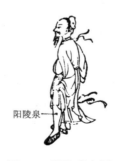

阳陵泉

图 131　阳陵泉穴图

【提要】阐述阳陵泉的定位及主治病证。

319

【白话文】

阳陵泉在膝外侧、膝外廉下 1 寸凹陷中。主治双膝肿痛麻木，寒痹疼痛以及半身不遂，腰背重痛、起坐困难，面目浮肿，胸中胀满，双脚抬起困难、坐下及躺下时动作缓慢。进针刺入 6 分就停止，有神效。

【解读】

阳陵泉，足少阳胆经合穴、八会穴，在小腿外侧、胫骨小头前下方凹陷处。治疗肝胆疾病、下肢疾患、小儿惊风等。《针灸甲乙经》："胁下支满，呕吐逆，阳陵泉主之。"《铜人腧穴针灸图经》："治膝伸不得曲，冷痹脚不仁，偏风半身不遂，脚冷无血色。"

【医案助读】

网球肘 谢晓娟等采用缪刺阳陵泉加运动针法治疗网球肘 39 例，参照 1994 年国家中医药管理局颁布的《中医病证诊断疗效标准》，治愈 29 例，好转 9 例，无效 1 例，总有效率达 97.4%。[谢晓娟，兰昌桂，吕建中. 缪刺阳陵泉加运动针法治疗网球肘. 中国针灸，2012，32（9）：797.]

通 里 穴 歌

【原文】　　　　　通里腕侧后，去腕一寸中。

欲言声不出，懊恼及怔忡。

实则四肢重，头腮面颊红。

声平仍数欠，喉痹气难通。

虚则不能食，暴喑面无容。

毫针微微刺，方信有神功。

〔注〕通里穴，其穴在腕侧后一寸陷中。主治声哑，心烦极甚，怔忡不宁，四肢重痛，头腮面颊红肿，倦言，数欠，喉咽疼痛，气息不通，虚损不思食，暴喑面无润泽。针三分，灸三壮。（见图 132）

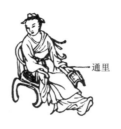

图 132　通里穴图

【提要】　阐述通里穴的定位及主治病证。

【白话文】

通里穴在手腕内侧后缘、距腕横纹 1 寸。主治暴喑，心烦怔忡不宁，四肢困重，头、口、面颊红肿，倦怠懒言，频繁打哈欠，咽喉疼痛，呼吸不畅，虚损不欲饮食，暴喑而面无光泽。用毫针刺入 3 分即可，疗效显著。

【解读】

通里穴，手少阴心经络穴，在手腕尺侧缘、腕横纹上 1 寸。主治暴喑，舌强不语，心悸怔忡，腕臂痛。《铜人腧穴针灸图经》："治悲恐，目眩，头痛。"

【医案助读】

运动性失语症　吴芳等通过观察针刺通里穴配合言语康复训练对脑梗死后运动性失语的影响发现，针刺通里穴治疗失语症能明显改善失语症病人失语严重程度，并且能明显提高语言沟通能力及说、读能力，使失语症病人总体语言功能等得到很大程度的提高，有效地改善脑梗死后运动性失语症病人的病情，并总结通里穴是治疗脑梗死后运动性失语症的有效穴位。［吴芳，杨万章，赵宁，等．针刺通里穴结合言语康复训练对脑梗死后运动性失语患者言语功能的影响．中西医结合心脑血管病杂志，2010，（3）：290 - 292.］

列　缺　穴　歌

【原文】　　　　　　　　列缺腕侧上，次指手交叉。

善疗偏头患，遍身风痹麻。

痰涎频上壅，口噤不开牙。

若能明补泻，应手即能瘥。

〖注〗列缺穴，其穴在腕后侧上一寸五分，两手交叉，当食指末筋骨罅中。主治偏风头痛、遍身风痹麻木、痰壅气堵、口噤不开等证。针二分，留三呼；灸三壮。（见图133）

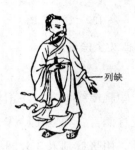

——列缺

图 133　列缺穴图

【提要】 阐述列缺穴的定位及主治病证。

【白话文】

列缺穴在手腕侧面上方，两手虎口交叉、食指指尖所在即是该穴。主治偏头痛，遍身风痹疼痛、麻木，痰壅气堵、口闭不能开。针刺须明补泻，疾病立马痊愈。

【解读】

列缺穴，八脉交会穴，手太阴与手阳明的络穴，在前臂、腕掌侧远端横纹上1.5寸、拇短伸肌腱与拇长伸肌腱之间、拇长展肌腱沟的凹陷中。主治外感头痛，项强，咳嗽，气喘，咽喉肿痛，口㖞，齿痛，尿血，小便热，阴茎痛。《针灸甲乙经》："主汗出，四肢暴肿。"《备急千金要方》："男子阴中疼痛溺血，精出，灸列缺五十壮。"

【医案助读】

颈性枕大神经痛 某某，男，42岁，工人。2014年6月就诊。主诉：左侧偏头痛1个月余。头痛呈阵发性剧痛，痛掣左眼，视物模糊，伴有恶心、项背痛。有长时间低头及侧卧高枕沙发看电视史。始用活血镇痛类药物有效，后日渐变差，遂来就诊。症见：颈椎前屈、旋转受限，颈3～6压痛、椎旁压痛，左风池处压痛且放射至颞、眶部，左肘窝压痛，瞳孔等大等圆，双霍夫曼征

（－），舌质红、苔薄，脉弦。颈椎 X 线片：颈椎生理曲度变直，寰齿关节间隙不等大，颈 4 列线不齐。诊断：颈性枕大神经痛。取穴：右列缺。操作：列缺，向肘侧斜刺 0.5 寸，同时嘱病人摇头及后仰。起针后即刻头清目明，左侧头、眼拘束感消失，疼痛减轻 50%，计 7 次治愈。随访半年未复发。［秦秀荣．针刺列缺穴临证举隅．内蒙古中医药，2017，36（13）：82.］

四季针灸坐向歌

【原文】　　　　　　四季针灸坐向理，宜从四季顺自然。
　　　　　　　　　　东南西北四维向，以迎生气本乎天。

〖注〗针灸坐向，避忌之理，《医学入门》："春坐东向西，夏坐南向北，秋坐西向东，冬坐北中向南。"皆背四季生气之向，不可为法。宜从春向东，夏向南，秋向西，冬向北，四土旺月向四维，以迎生气，本乎天理，顺其自然为是也。

【提要】阐述针灸坐向随四时变化的具体规律。

【白话文】

四季中不同季节针灸的坐向有理可依，应顺应四季变化。东南西北四个方向，应遵循四季生气的方向。

【解读】

针灸的坐向与四时变化存在一定规律，四季生气方向有定法，不可不遵循其规律，此顺应自然、法天象地。《医学入门》："春坐东向西，夏坐南向北，秋坐西向东，冬坐北向南。"

灸法点穴用火歌

【原文】　　　　　　点穴坐卧立直正，炷用薪艾火珠①良。
　　　　　　　　　　灸病古忌八木火②，今时通行一炷香。

【注】凡灸法，坐点穴则坐灸，卧点穴则卧灸，立点穴则立灸。须四体平直，毋令倾侧，若倾侧穴即不正。其炷所用之艾，必用蕲艾，艾令干燥，入臼捣去净尘屑，作炷坚实，置穴上，用葱涎黏固。上古用火珠映日取火点之，忌松、柏、枳、橘、榆、枣、桑、竹八木之火；今时惟用香火灼艾，亦通行简便之法也。

【提要】 阐述艾灸时的体位与点穴体位的要求以及用火原则。

【注释】

①火珠：上古用火珠映日取火点之。

②八木火：松、柏、枳、橘、榆、枣、桑、竹，八木之火。

【白话文】

艾灸时，坐点穴则坐灸，卧点穴则卧灸，立点穴则立灸；须四肢平直，不能倾斜。艾草用蕲艾，通过火珠聚焦太阳光来点火，禁忌用木引燃。今时流行用香火引燃艾草。

【解读】

不同体位下探得穴位会随体位变化而发生位置的偏移，因此，在固定体位下探得穴位应保持该体位进行艾灸治疗。艾灸所用之艾，必用蕲艾，艾令干燥，入臼捣净尘屑，作炷坚实，用葱涎黏在穴上。忌用木火灼艾，宜用火珠。

灸法早晚次序歌

【原文】　　　　灸法温暖宜于午，上下阳阴先后分。

　　　　　　　　脉数新愈不宜灸，欲灸三里过三旬。

【注】凡灸百病，原为温暖经络，宜在午时阳盛之时。火气易行，必分上下先后：上下经皆灸者，先灸上，后灸下；阴阳经皆灸者，先灸阳，后灸阴。若脉数有热，新愈气虚，俱不宜灸，恐伤气血。但人有病，欲灸足三里者，须三十年以上，方许灸之，恐年少盛伤目。故凡灸头，必灸足三里者，以三里能下火气也。

【提要】 阐述艾灸的适宜时间及对阴阳经的施灸顺序。

采用艾灸温通经络宜在中午，上下皆要艾灸先灸上后灸下，阴阳经则须先灸阳经后灸阴经。若脉数又热，疾病刚刚痊愈则不宜施灸。欲灸足三里者，必须年过30岁。

【解读】

经络分阴阳，上下亦分阴阳，年、月、日皆有阴阳消长之规律。艾乃纯阳之品，正午乃阳气最旺盛的时候，此时施灸助阳气、通经络、消阴翳的功效最佳。施灸时应先上后下，先阳后阴；脉数有热，新愈气虚者，俱不宜灸，恐伤气血；欲灸足三里须30岁以上，恐年少盛伤目。

灸法大小多少歌

【原文】　　　　头骨手足皮薄瘦，巨阙鸠尾小少宜。

背腹脐下皮肉厚，大多方能起痼疾。

〖注〗凡灸诸病，必火足气到，始能求愈。然头与四肢，皮肉浅薄，若并灸之，恐肌骨气血难堪，必分日灸之，或隔日灸之，其炷宜小，壮数宜少。有病必当灸巨阙、鸠尾二穴者，必不可过三壮，艾炷如小麦，恐火气伤心也。背腹下皮肉深厚，艾炷宜大，壮数宜多，使火气到，始能去痼冷之疾也。

【提要】　阐述不同部位的适宜灸量。

【白话文】

头骨及四肢末端等位置皮肉浅薄，巨阙、鸠尾二穴，施灸恐火气伤心，故其炷宜小，壮数宜少；腰背肚腹肌肉丰厚，艾柱宜大，壮数宜多，才能去顽疾。

【解读】

凡施灸者，必火足气到方为灸，而头面与四肢末端皮肉浅薄，过灸则肌骨气血难堪，灸量必小且少，而腰背肚腹肌肉丰厚，适宜重灸。

灸法调养歌

【原文】　　　　　灸后风寒须谨避，七情过极慎起居。

生冷醇酒诸厚味，惟茹蔬淡适其宜。

〔注〕凡灸后，须谨避风寒，慎其起居，养其气血，其喜、怒、忧、思、悲、恐、惊不可过极，和其情志，及禁食一切生冷醇酒厚味等物，即食蔬淡，亦当适宜，不可过度，以调养脾胃也。

【提要】　阐述艾灸过后的饮食起居注意事项。

【白话文】

艾灸后须避风寒，怒、喜、忧、思、悲、恐、惊七情不能过于激烈，起居有度，禁饮酒，忌食生冷及一切肥甘厚腻，宜食蔬菜等清淡饮食。

【解读】

艾灸后阳气浮越于表，腠理开泄，故应避风寒、慎起居，以养其气血；饮食当忌生冷肥甘厚腻，宜清淡饮食，以调养脾胃也。

灸疮调治歌

【原文】　　　　　灸疮不发气血竭，七日发脓病必除。

发后膏贴防外袭，薄连葱荽净疮污。

〔注〕凡灸诸病，灸疮应发不发，是其气血大亏，不必复灸，即灸亦多不能愈。过七天之后，艾疤发时，脓水稠多，其病易愈，以其气血充畅，经络流通也。发后贴膏药者，防其六淫外袭也。如灸疮黑痛，脓汁污秽，及艾火毒盛，必用薄荷、黄连、葱皮、芫荽煎汤，洗之自愈也。

【提要】　阐述灸疮的调治。

【白话文】

灸疮应发不发，是因为气血亏虚；7天之后，灸疮化脓后，其病易痊愈。疮发后贴膏药以防止外感六淫；若灸疮黑痛，必须用薄荷、黄连、葱皮、芫荽煎汤冲洗。

【解读】

凡艾灸过后，皆有灸疮（古时多为麦粒灸等直接灸）。若灸疮应发而不发，是因为其气血大亏；7天后，灸疮出脓水是邪去的表现，疾病自然康复。待脓水干净后应该用膏药贴敷防止六淫外袭，之后用薄荷、黄连、葱白、芫荽煎汤冲洗伤口。

灸疮膏药歌

【原文】　　　　　芩连白芷金星草，乳香淡竹当归好。

薄荷川芎与葱白，香油煎药粉成膏。

〔注〕以上药味各等份，用香油煎药去渣，再下铅粉熬成膏，专贴灸疮。

【提要】阐述灸疮膏的药物组成及制作方法。

【白话文】

黄芩、黄连、白芷、金银花、胆南星、甘草、乳香、淡竹叶、当归、薄荷、川芎、葱白，各等份，磨粉，用香油煎药去滓，用铅粉熬成膏。

【解读】

麦粒灸拔毒于表而成灸疮的，邪气从灸疮发出，然人有体弱体强，体弱者须借助膏药将邪气排除，故作此膏。以黄芩、黄连、金银花、薄荷散热邪，白芷、胆南星化痰散结，当归补益气血，乳香、川芎活血通经，葱白助卫阳，使疮内邪气尽而正气复，荣卫自调，气血自和。

行针避忌歌

【原文】　　　　行针避忌雨大风，饥饱醉怒渴劳惊。

　　　　　　　　男内外女犹坚守，更看人神不可逢。

　　　　　　　　行针避忌虽如此，还推病之缓急行。

　　　　　　　　缓病欲针择吉日，急病行针莫稍停。

〖注〗按行针避忌，于未刺之先，如风雨晦暝，人之气血，即凝滞而不调。大饥者气虚，新饱者气盛，大醉者气乱，大怒者气逆，大渴者液少，大劳者气乏，大惊者气散，凡此者脉乱气散，行针须当避忌，俟其必清必静，聚精会神，方保无误也。既刺之后，尤当戒慎，男子忌内，女子忌外，忌外者坚拒勿出，忌内者谨守勿内，则邪气必去，正气必复，是谓得气，理固然矣。犹有达变之法存焉，缓病须择神吉；急病岂可待时哉。

【提要】　阐述针灸避忌的时机。

【白话文】

未刺之时，若遇风雨交加，过饥、过饱、醉酒、过怒、过渴、过劳、过惊等情况，应当避忌；既刺之后，男子忌内，女子忌外。避讳施针原则虽然如此，还要看病情轻重缓急，病情缓慢当挑选合适的时机施针，病情危重则应立即施针。

【解读】

行针之前，要等到病人气血平和，《针灸大成·三衢杨氏补泻》亦阐述："凡下针，要病人神气定，息数匀，医者亦如之，切不可太忙。"故风雨晦暝，人之气血凝滞不调，大饥者气虚，大饱者气盛，大醉者气乱，大怒者气逆，大渴者液少，大劳者气乏，大惊者气散，凡此者脉乱气散，故行针须当避忌；男子忌内，女子忌外，忌外者坚拒勿出，忌内者谨守勿内，则邪气必去，正气必复，是谓得气。

四季人神所在禁忌针灸歌

【原文】　　　　四季人神所在处，禁忌针灸莫忘施。

春在左胁秋在右，冬在于腰夏在脐。

〔注〕四季人神所在之处，谓人之神气初动之处，同乎天之流行也，禁针灸者恐伤生气也。人神常在心，春在左胁者肝主升也，秋在右胁者肺主降也，冬在腰者神主藏也，夏在脐者脾主化也。

【提要】　阐述不同季节，人神之所在，针灸当避讳此处。

【白话文】

天人相应，经络气血随季节变化而变化，这称为"人神"。不同季节里，经络气血正好运行至某些部位，即谓人神所在。"人神所在，针刺则亡"，故应避开针刺。春季避开左胁，夏季避开脐部，秋季避开右胁，冬季避开腰部。

【解读】

经络与天地六气相应，季节变化，经络气血也变化。春季肝气升发，应避免针灸左胁部，恐伤肝气。夏季脾胃运化旺盛，应避免针灸脐部，恐针刺伤脾。秋季主肃降，肺气亦主降，避开右胁部，不伤肺气。冬主收藏，阳气藏于两肾间，避免针刺腰部，有利于固护阳气。

逐日人神所在禁忌针灸歌

【原文】　　　　一日足大二外踝，三日股内四在腰。

五口六手七内踝，八腕九尻十背腰。

十一鼻柱二发际，三牙四胃五遍身。

六胸七气八股内，九足二十内踝寻。

廿一手小二外踝，三日肝足四手明。

五足六胸七在膝，八阴九胫晦趺停。

【注】足大，足之大趾也。气，气冲也。手小，手之小指也。手明，手阳明也。足，足阳明也。阴，男女前阴中也。晦，月尽也。趺，足十趾歧骨也。

【提要】阐述每个月之中，人神之所在。

【白话文】

每月一号在足大趾，二号外踝部，三号大腿内侧，四号在腰部，五号在口，六号在手，七号内踝部，八号手腕部，九号在臀部，十号在背腰部，十一号在鼻柱，十二号在发际，十三号在牙齿，十四号在胃，十五号遍布全身，十六号在胸部，十七号在气冲，十八号在大腿内侧，十九号脚部，二十号内踝部，二十一号在手小指，二十二号在外踝部，二十三号在足厥阴肝经，二十四号在手阳明经，二十五号在足阳明经，二十六号在胸部，二十七号在膝部，二十八号在前阴部，二十九号在足胫部，三十号在足歧骨。

【解读】

每月不同日期里，经络气血运行到达的部位不同，注意避开这些部位针刺，以免损伤气血。

十二时人神所在禁忌针灸歌

【原文】　　　　子踝丑头寅耳边，卯面辰项巳乳肩。

午胁未腹申心主，酉膝戌腰亥股端。

【注】子踝，左、右内踝、外踝也。寅耳边，左右两耳也。辰项，颈项也。巳乳肩，两乳两肩也。午胁，左右胁也。未腹，大腹、少腹也。申心主，胸膈也。酉膝，左右两膝也。戌腰，腰背也。亥股，两股内外也。

【提要】阐述十二时辰中，人神之所在，禁忌针灸的部位。

【白话文】

子时在踝，丑时在头，寅时在耳边，卯时在面部，辰时在颈项，巳时在乳房及肩部，午时在胁肋部，未时在腹部，申时在心胸部，酉时在膝关节，戌时在腰部，亥时在大腿。

【解读】

十二时辰中，经络气血运行到达部位不同，亦应避免针刺这些部位，以免损伤经络气血。

禁 针 穴 歌

【原文】　　　　禁针穴道要先明，脑户囟会及神庭。

络却玉枕角孙穴，颅息承泣随承灵。

神道灵台膻中忌，水分神阙并会阴。

横骨气冲手五里，箕门承筋及青灵。

乳中上臂三阳络，二十三穴不可针。

孕妇不宜针合谷，三阴交内亦通论，

石门针灸应须忌，女子终身无妊娠。

外有云门并鸠尾，缺盆客主人莫深。

肩井深时人闷倒，三里急补人还平。

刺中五脏胆皆死，冲阳血出投幽冥。

海泉颧髎乳头上，脊间中髓伛偻形。

手鱼腹陷阴股内，膝膑筋会及肾经。

腋股之下各三寸，目眶关节皆通评。

【提要】阐述禁针穴位。

【白话文】

关于古代针刺的禁忌需要事先说明，尤其是头面部皮薄处、靠近重要脏器和神经、血管等处的穴位禁针，比如，禁止针刺23个穴位有脑户、囟会、神庭、络却、玉枕、角孙、颅息、承泣、承灵、神道、灵台、膻中、水分、神阙、会阴、横骨、气冲、手五里、箕门、承筋、青灵、乳中、上臂三阳络等穴。

孕妇不宜针刺的穴位有合谷穴和三阴交穴。女性的石门穴不宜针刺，有避孕作用，针刺后可能导致终身无法妊娠。云门穴、鸠尾穴、缺盆穴、客主人等穴针刺宜浅勿深。针刺肩井穴过深伤及肺脏，导致气胸时则使人胸闷而倒，针刺急补足三里穴可使人恢复正常。针刺刺中脏腑器官时情况十分危险，针刺冲阳穴后，若出现大出血难以止住为危象。海泉穴、颧髎穴、乳头上，脊间中髓，手鱼腹陷阴股内，膝膑筋会及肾经，腋股之下各3寸，目眶关节等部位，都要小心针刺。

【解读】

古代的穴位禁针主要是以下几点原因：①古代针具粗，容易造成较大损伤，比如风府、哑门等，针具过粗而又操作不当的话，易伤及脊髓；会阴等穴位下密布神经、血管，操作不当亦有损伤可能。②古代消毒措施较差，某些血管丰富的穴位，如消毒不严格易造成感染，久而久之，亦演变为禁针处。③临近脏腑、胸腹部某些穴位如不注意针刺角度和深度，易伤及内脏，如肩部的肩井穴，如果自后向前刺较为安全，如从上向下刺则易伤及肺尖。④孕妇及小儿的特殊情况，小儿囟门未闭、骨骼未及成人坚硬，针头部穴位宜注意；而某些穴位有活血化瘀作用，孕妇当禁，如合谷有促进宫缩作用，孕妇针之不慎，有流产之虞；石门穴有避孕作用，所以古人认为女子不宜针此穴。

编者认为，现在的针具较细，消毒也比过去严格，许多穴位已不是禁针穴位，只要操作得当，一般头部、四肢的穴位都很安全，至于胸腹、背部、项后的穴位，只要角度得当，问题也不大。另外，毫针进入人体后，宜缓慢进针，因为人体的内脏及神经、血管能自然的对外来的物体进行"躲避"，缓慢进针，能有效减少事故。针尖触到人体各种组织时，医者手下的感觉是不同的，用针的人平时要努力锻炼手感，不但对把握针感有特殊意义，也能减少针刺事故。

禁灸穴歌

【原文】　　　　　禁灸之穴四十七，承光哑门风府逆。
　　　　　　　　　睛明攒竹下迎香，天柱素髎上临泣。
　　　　　　　　　脑户耳门瘈脉通，禾髎颧髎丝竹空。
　　　　　　　　　头维下关人迎等，肩贞天牖心俞同。
　　　　　　　　　乳中脊中白环俞，鸠尾渊腋和周荣。
　　　　　　　　　腹哀少商并鱼际，经渠天府及中冲。
　　　　　　　　　阳池阳关地五会，漏谷阴陵条口逢。
　　　　　　　　　殷门申脉承扶忌，伏兔髀关连委中。
　　　　　　　　　阴市下行寻犊鼻，诸穴休将艾火攻。

【提要】　阐述禁灸穴位。

【白话文】

由于一些穴位邻近人体重要器官或动脉周边，故不宜直接施灸。古代禁用直接灸（瘢痕灸）的穴位有47个，承光、哑门、风府、睛明、攒竹、迎香、天柱、素髎、头临泣、脑户、耳门、瘈脉、禾髎、颧髎、丝竹空、头维、下关、人迎、肩贞、天牖、心俞、乳中、脊中、白环俞、鸠尾、渊腋、周荣、腹哀、少商、鱼际、经渠、天府、中冲、阳池、阳关、地五会、漏谷、阴陵泉、条口、殷门、申脉、承扶、伏兔、髀关、委中、阴市、犊鼻。这些穴位都是不宜用直接灸。

【解读】

本歌诀列举一些禁灸的穴位，或为颜面部位，或为关节部位，或为重要器官、大动脉部位，避免灸疮导致不利影响。如悬灸操作，可酌情选用。

制 针 法 歌

【原文】　　　　　制针须用马衔铁，惟有金针更可嘉。

　　　　　　　　　煅炼涂酥插腊肉，煮针之药有多法。

〖注〗制针用马嚼环铁者，以马属午，午为火，火克金，取克制之义也。若以真金制针，用之更佳。其煅炼之法：将铁丝于火中煅红，截为二寸，或三寸或五寸，长短不拘，次以蟾酥涂针上，入火中微煅，取起，复照前涂酥，煅三次，乘热插入腊肉皮之里、肉之外，将后药用水三碗煎沸，次入针肉在内，煮至水干，倾于水中，待冷将针取出，于黄土中插百余下，以去火毒，其针要光圆，不可用尖峰，次以铜丝缠其柄。

【提要】阐述制针之法。

【白话文】

制作针具需要用马衔铁，要是用真金制作针具会更好。将铁丝煅炼烧红，涂以酥油再插入腊肉的皮肉之间，当然，煮针的药方也有很多。

【解读】

介绍了制作针具的材质、方法等。现临床用针多为标准化工业生产，可不作文中要求了。

煮 针 药 方

【原文】

麝香五分　胆矾一钱　石斛一钱　穿山甲三钱　朱砂三钱　没药三钱

川芎三钱　细辛三钱　甘草节五钱　沉香五钱　磁石一两

以上诸药气味，能引入针内。

【提要】阐述煮针的药方。

【白话文】

麝香用五分，胆矾用一钱，石斛用一钱，穿山甲用三钱，朱砂用三钱，没药用三钱，川芎用三钱，细辛用三钱，甘草节用五钱，沉香用五钱，磁石用一两。以上这些药的性味都可以放入针具进行熬煮，使药效进入针内。

【解读】

介绍针具消毒之法。现用一次性针具，酒精消毒，如为重复使用针具，则高压灭菌消毒。